实用检验医学与疾病诊断

主 编 唐恒锋 等

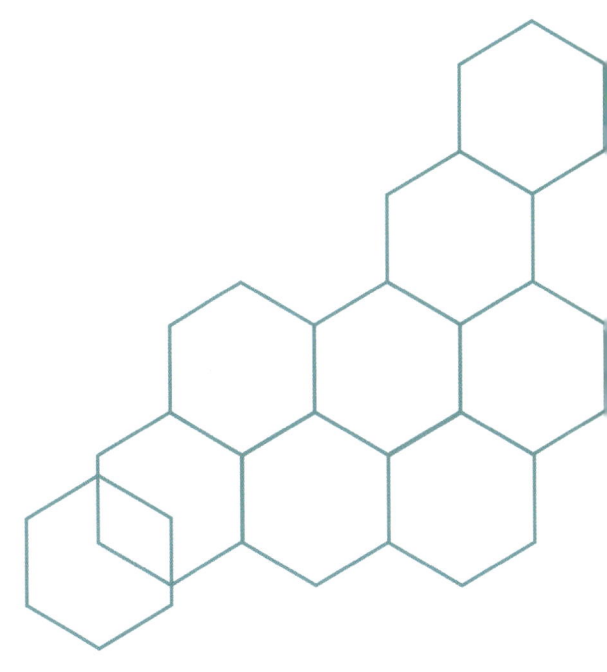

河南大学出版社
HENAN UNIVERSITY PRESS

·郑州·

图书在版编目（CIP）数据

实用检验医学与疾病诊断 / 唐恒锋等主编 . -- 郑州：河南大学出版社，2021.8
ISBN 978-7-5649-4826-9

Ⅰ.①实… Ⅱ.①唐… Ⅲ.①医学检验 Ⅳ.① R446

中国版本图书馆 CIP 数据核字 (2021) 第 168453 号

责任编辑：李亚涛
责任校对：柳　涛
封面设计：陈盛杰

出版发行：	河南大学出版社
	地址：郑州市郑东新区商务外环中华大厦 2401 号
	邮编：450046
	电话：0371-86059750（高等教育与职业教育出版分社）
	0371-86059701（营销部）
	网址：hupress.henu.edu.cn
印　　刷：	广东虎彩云印刷有限公司
版　　次：	2021 年 8 月第 1 版
印　　次：	2021 年 8 月第 1 次印刷
开　　本：	880 mm×1230 mm　1/16
印　　张：	10.25
字　　数：	332 千字
定　　价：	62.00 元

（本书如有质量问题，请与河南大学出版社营销部联系调换）

编 委 会

主　编　唐恒锋　张　洁　邓　莉　高裕城
　　　　　杨凤真　赵　微　耿新惠

副主编　付　娟　刘　芳　孙　欢　孙　颖　杨发达
　　　　　张兵锋　马宏伟　高　洁　郑丽丽

编　委　（按姓氏笔画排序）
　　　　　马宏伟　新疆医科大学附属哈密市中心医院
　　　　　邓　莉　深圳大学总医院
　　　　　付　娟　山西医科大学第一医院
　　　　　刘　芳　新疆医科大学第二附属医院
　　　　　刘　媛　中国人民解放军联勤保障部队第九八九医院
　　　　　刘　珮　郑州大学第三附属医院
　　　　　阮燕如　江门市妇幼保健院
　　　　　孙　欢　新疆医科大学第二附属医院
　　　　　孙　颖　河南中医药大学
　　　　　杨凤真　烟台毓璜顶医院
　　　　　杨发达　佛山市南海区妇幼保健院
　　　　　张　洁　广州医科大学附属中医医院（广州市中医医院）
　　　　　张兵锋　长治市潞州区人民医院
　　　　　罗燕玲　东莞市人民医院
　　　　　郑运周　中国人民解放军联勤保障部队第九八〇医院
　　　　　　　　（白求恩国际和平医院）
　　　　　郑丽丽　南阳医学高等专科学校
　　　　　赵　微　锦州医科大学
　　　　　耿新惠　新疆医科大学第七附属医院
　　　　　聂　静　中国人民解放军联勤保障部队第九八九医院
　　　　　高　洁　山东中医药大学附属医院
　　　　　高裕城　惠州市第一人民医院
　　　　　唐恒锋　深圳市龙华区中心医院

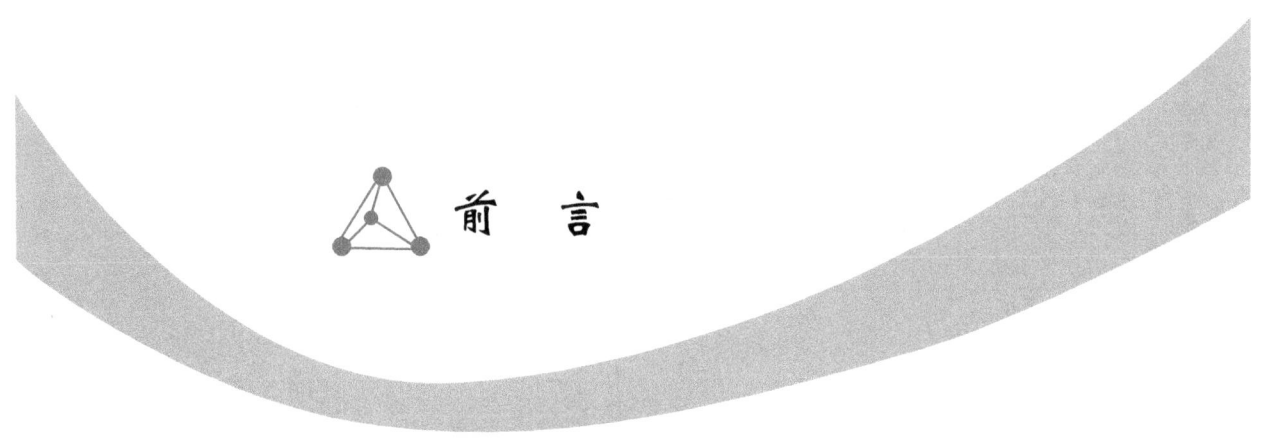

前 言

现代医学科学的突飞猛进，促进了检验医学的迅速发展，也为检验医学提出了更高的要求。随着基础理论研究的不断深入和分析技术的进步，临床检验的新项目、新方法也不断涌现。同时有些检验项目和方法需要更新，要求检验工作者对原有项目的认识和应用也在不断深化。

本书秉承科学性、前沿性和实用性的原则，以丰富的内容、精炼的语言、清晰的逻辑，阐述了临床医学检验的最新进展。本书首先讲述了检验标本的采集方法、常用检验技术等基础内容，然后分别介绍了红细胞检验、白细胞检验、血小板检验、尿液检验、粪便检验、微生物检验、细胞免疫检验、临床基因扩增检验、分子生物学检验及分子生物学检验技术的临床应用内容。本书既具有可读性，又具有专业性、可靠性，适合检验科医生及其他专业临床工作者参考阅读。

本书在编写过程中，借鉴了诸多临床医学检验相关书籍与资料文献。由于本编委会人员均身负繁重的临床检验工作，故难免有错误及不足之处，恳请广大读者见谅，并给予批评指正，以更好地总结经验，起到共同进步、提高临床医学检验与诊断水平的目的。

编　者
2021 年 8 月

目 录

第一章 检验标本的采集方法 ·· 1
 第一节 常规标本采集 ·· 1
 第二节 细菌培养标本采集 ·· 2
 第三节 特殊项目标本采集 ·· 3
 第四节 标本采集的质量保证 ··· 4

第二章 常用医学检验技术 ··· 6
 第一节 血气酸碱分析技术 ·· 6
 第二节 自动化酶免疫分析技术 ·· 11
 第三节 电解质检测技术 ·· 16

第三章 红细胞检验 ·· 20
 第一节 红细胞计数 ·· 20
 第二节 血红蛋白测定 ··· 23
 第三节 血细胞比容测定 ·· 25
 第四节 红细胞参数平均值的计算 ··· 28
 第五节 异常红细胞形态检验 ··· 30
 第六节 网织红细胞计数 ·· 32
 第七节 一氧化碳血红蛋白定性试验 ··· 36

第四章 白细胞检验 ·· 37
 第一节 白细胞计数 ·· 37
 第二节 白细胞分类计数 ·· 38
 第三节 嗜酸性粒细胞计数 ·· 41
 第四节 嗜碱性粒细胞计数 ·· 42
 第五节 单核细胞计数 ··· 43
 第六节 淋巴细胞计数 ··· 44

第五章 血小板检验 ... 45
- 第一节 血小板功能和数量的检验 ... 45
- 第二节 出血时间测定 ... 49
- 第三节 血小板计数 ... 50

第六章 尿液检验 ... 53
- 第一节 尿液的生成及主要成分 ... 53
- 第二节 尿液检验的适应证 ... 53
- 第三节 尿液的一般检查 ... 54
- 第四节 尿液的化学检查 ... 57

第七章 粪便检验 ... 68
- 第一节 粪便标本的采集与处理 ... 68
- 第二节 粪便理学检验 ... 69
- 第三节 粪便隐血试验 ... 69
- 第四节 粪便有形成分检验 ... 71

第八章 微生物检验 ... 73
- 第一节 细菌检验基本技术 ... 73
- 第二节 细菌对抗菌药物敏感性检验 ... 87
- 第三节 病原性球菌检验 ... 92

第九章 细胞免疫检验 ... 107
- 第一节 T细胞花环试验 ... 107
- 第二节 T淋巴细胞亚群检验 ... 108
- 第三节 T淋巴细胞转化试验 ... 109
- 第四节 B淋巴细胞功能检验 ... 110
- 第五节 K细胞和NK细胞活性检验 ... 111
- 第六节 器官移植的免疫学检验 ... 113
- 第七节 淋巴细胞毒试验 ... 113

第十章 临床基因扩增检验 ... 114
- 第一节 聚合酶链式反应 ... 114
- 第二节 PCR衍生技术 ... 118
- 第三节 PCR检测技术的临床应用 ... 121

第十一章 分子生物检验技术的临床应用 ... 126
- 第一节 细菌感染性疾病的分子生物学检验 ... 126
- 第二节 真菌及其他感染性疾病的分子生物学检验 ... 136
- 第三节 染色体病的分子生物学检验技术 ... 144

参考文献 ... 157

第一章 检验标本的采集方法

第一节 常规标本采集

一、尿液

(1) 应留取新鲜尿液，以清晨第 1 次尿液为宜，较浓缩，条件恒定，便于对比。急诊患者可随时留取。

(2) 使用一次性小便杯并贴上检验联号。

(3) 尿标本应避免经血、白带、精液和粪便等混入。此外，还应注意避免烟灰、糖纸等异物的混入。

(4) 标本留取后，应及时送检，以免细菌繁殖、细胞溶解等（一般夏季 1 h 内、冬季 2 h 内完成检验）。

(5) 尿胆原等化学物质可因光分解或氧化而减弱。

(6) 不能及时送检应适当防腐，常用甲醛 5 mL/L 尿（用于管型和细胞防腐），甲苯 5 mL/L 尿（用于尿糖、尿蛋白等防腐）或保存于 4℃ 冰箱内，6 h 内检查完毕。

二、粪便

(1) 留取标本的容器可用不吸水（涂蜡）的纸盒或一次性塑料容器，要求清洁干燥。

(2) 标本务必新鲜且不可混入尿液。送检标本量通常为指头大小（约 5 g）即可。

(3) 标本应选择脓血黏液等病理成分，并应在 1 h 内完成检验，否则可因 pH 值及消化酶等影响，而使粪便中的细胞成分破坏分解。

(4) 做潜血试验应嘱患者在收集标本前 3 d 禁食肉类、铁剂及大量绿色蔬菜。

(5) 检查蛲虫应于清晨排便前用棉拭子由肛门四周拭取，立即送检。

三、痰液

(1) 一般检验收集新鲜痰，患者起床后刷牙、漱口（用 3% 双氧水及清水漱口 3 次），用力咳出气管深部真正呼吸道分泌物（勿混入唾液及鼻咽分泌物），盛于洁净容器内。

(2) 幼儿痰液收集困难时，可用消毒拭子刺激喉部引起咳嗽反射，用棉拭子采取标本。

四、血液

(1) 早晨空腹抽取静脉血标本，适宜作血糖、血脂、肝功能等检验。

(2) 血液激素测定标本，可不空腹，但必须在每天上午 8：00 ~ 9：00 采取。

(3) 反映急性心肌梗死的酶类 AST、CK 的峰值通常在梗死后 16 ~ 24 h；LDH 活性需 30 ~ 60 h 方达到高峰，维持 3~6 d。请掌握采血时间。

（4）急性胰腺炎患者一般在发病后 2~12 h 血清淀粉酶开始上升，12~72 h 到高峰，4 d 左右恢复正常。

（5）采取血钾测定标本，勿用碘酒消毒皮肤，仅用酒精消毒皮肤后采血，因碘酒内含碘化钾较高，对血清钾结果干扰显著。

（6）盛血用试管或瓶均应干燥洁净，若需要抗凝血则应将血液注入有抗凝剂的试管或瓶内，并立即轻轻旋转摇匀，防止凝固。

（7）输液同侧不宜采血样检验，另一侧要看具体项目及输液成分来决定。如静脉滴注葡萄糖时验血糖要在输液完毕后 2 h 取血；检验电解质时不宜在输液同侧采样等。

（8）采血后应将针头取下，再沿管壁将血液徐徐注入试管内。

（9）采集血液标本时应防止溶血。

五、体液及排泄物

（一）脑脊液

（1）标本送检必须及时，收到标本后应立即检验，久置可致细胞破坏，影响细胞计数及分类检查，并导致葡萄糖分解使含量降低，病原菌破坏或溶解。

（2）细胞计数管应避免标本凝固，遇高蛋白标本时，可用 EDTA 钠盐抗凝。

（二）浆膜腔积液

（1）穿刺取得的标本，为防止细胞变性出现凝块或细菌破坏溶解，送检及检查必须及时。

（2）为防止凝固，最好加入 100 g/LEDTA 钠盐抗凝，每 0.1 mL 可抗凝 6 mL 浆膜腔积液，及时完成细胞涂片检查。

（三）精液

（1）用清洁干燥小瓶收集精液，不宜采用避孕套内的精液。

（2）收集精液前 3~7 d 避免性生活，收集精液标本后应在 1 h 内检验，冬季应注意保温。

（3）出现一次异常结果，应隔一周后复查，反复查 2~3 次方能得出比较正确的结果。

（四）前列腺液

临床医生作前列腺按摩术后，采集标本于清洁玻片上，立即送检。

（五）阴道分泌物

由临床医生用棉拭子采取子宫颈后穹隆分泌物可直接涂片，也可置生理盐水试管内送检，然后涂片镜检。

第二节 细菌培养标本采集

一、一般原则

（1）所用器具须严格灭菌处理。

（2）采集足量标本以便够用。

（3）尽可能在患者服药前或手术切口局部用药前采集。

（4）采集标本过程中要严格遵守无菌操作原则，采集的部位要准确。

二、标本采集

（一）静脉血

（1）静脉穿刺前要充分消毒皮肤，避免皮肤细菌污染。

（2）取静脉血 5 mL 以无菌操作法立即注入专用血培养瓶（含 50 mL 培养液），轻轻摇匀送微生物室。

（二）尿液

（1）中段尿：先用 1 g/L 新洁尔灭彻底清洗外阴，用无菌试管收集中间一段尿液 1～2 mL。

（2）膀胱导尿：用于昏迷及自然排尿困难者，但导尿易引起逆行细菌感染。

（3）耻骨弓上膀胱穿刺尿：偶尔用于婴幼儿。

（三）粪便

（1）粪培养的容器须清洁，量可为胡桃大小（取有黏液或脓液部分）。

（2）疑是霍乱患者的粪便应取液样部分，并立即送检以便及时接种，不能延误。

（四）痰液

痰培养之前，临床医生指导患者配合，清晨时间最好，咳痰前先漱口，以减少口腔唾液的污染。

（五）脑脊液、胸腹水及脓液

应以无菌操作采取，盛于无菌瓶中，送检量不少于 1 mL。伤口取标本尽量避免皮肤表面细菌的污染，并在脓腔的基底部取样，用无菌注射器抽取或用消毒棉签取样后，立即置无菌试管送检。

第三节　特殊项目标本采集

一、血气分析

（一）动脉血取血法

（1）用 2 mL 或 5 mL 消毒注射器，按无菌操作抽取肝素（1 mL = 1 000 U，用生理盐水配）0.5 mL，然后将肝素来回抽动，使针管全部湿润，将多余肝素全部排出。

（2）皮肤消毒后，穿刺股动脉、肱动脉或桡动脉，取 2 mL 动脉血，不能有气泡。抽出后用小橡皮封针头，隔绝空气。将注射器放在手中双手来回搓动，立即送检。

（3）填写申请单时要求写出诊断、抽血时的体温和血红蛋白量，是否用氧及其流量，以便分析。

（4）如不能及时送检，应放在冰水中保存（勿用冰块，以免细胞破坏而溶血），但放置时间最长不超过 2 h。

（二）毛细血管血采取法

（1）采血部位常为耳垂或手指，婴儿取足跟或大趾，局部先用热毛巾敷或轻轻按摩，使毛细血管血充分动脉化。

（2）在毛细管一端装上塑料帽（红色），将小铁针插入毛细管并让它滑到有塑料帽的一端。

（3）将采血部位消毒，然后穿刺皮肤以使血液自然流出为宜，把毛细管插入血滴中部采血以防空气进入毛细玻管。

（4）套紧毛细管塑料帽，然后在毛细管的另一端套上塑料帽。

（5）用磁铁在玻管外来回移动，使玻管内铁针来回 20 次，达到血液与肝素混合的目的。

（6）如不能及时送检，标本可水平位贮放在冰水中（不能超过 2 h）。

二、血液黏度检测

（1）由于生理活动昼夜节律和饮食对血细胞比容、血浆蛋白成分、血浆黏度和血液黏度都有影响，采取血标本的时间和其饮食的关系应当注意。一般头天晚上素食，检测当天空腹，晨 8 时采血。

（2）采取时肘前静脉抽血，压脉带压迫的时间应尽可能缩短，针头插入后，应在压脉带松开 5 s 后开始采血，抽血时用力不宜过猛。

（3）抗凝剂以用肝素（10～20 U/mL 血）或 EDTA·2Na（1.5 g/L 血）为宜，为防止对血液的稀释作用，应采用固体抗凝剂。

三、骨髓穿刺及涂片要求

（1）穿刺部位首选髂后上棘，次选髂前上棘、胸骨。

（2）采取骨髓液时，应严格遵守无菌技术，抽取动作要缓慢，吸取骨髓量勿超过 0.3 mL。以免混入稀释，使所吸标本不能代表骨髓。

（3）玻片要求清洁，涂片薄而均匀，应涂片 10 张左右，并同时制备两张外周血片做对照之用。

（4）如需同时作细菌培养和病理检查的病例，应先吸少量骨髓液作涂片后再吸取所需骨髓液和骨髓组织。

第四节 标本采集的质量保证

一、饮食因素对检验结果的影响

大多数生化检查均要求空腹采血，禁食 12 h，或者晚餐后次日早上采血。因为饮食后可使血液某些化学成分改变，影响测定结果。例如，高脂肪饮食后甘油三酯测定可高达空腹时 10 倍；高糖饮食后血糖可迅速升高，3 h 后才恢复正常。但是过度空腹，以致饥饿，血液或器官中的某些成分分解、释放，又可导致某些检验结果异常。如血糖、转铁蛋白、C3 等可因空腹时间过长而降低；甘油三酯、游离脂肪酸反而升高。而血总蛋白、A/G 比值、胆固醇等在空腹前空腹后测定无改变。因此，应注意区分选择送检。

食物可影响某些检验项目的测定结果，如咖啡、茶、巧克力、香蕉等食物可影响儿茶酚胺的测定；高蛋白饮食，尤其是进食动物肝脏、肾及贝类富含嘌呤食物可使血尿酸测定增高；进食动物血食物可使隐血试验假阳性；饮酒后可使乳酸、尿酸盐等增加，长期饮酒还可使高密度脂蛋白、胆固醇等增高。上述种种情况说明为保证检验质量的可靠性，患者在做检验前，对食物也要有一定的控制。

二、药物因素对检验结果的影响

很多药物对检验有干扰作用，据报道有 15 000 多种。药物在体内主要是改变某些物质在体内的代谢作用和干扰测定过程中的化学反应，使结果增加或降低。如服用阿司匹林可以通过增加葡萄糖的吸收、释放类固醇并抑制三羧酸循环，使血糖升高；而输液补钾时，由于氯化物可将糖由细胞外带到细胞内，造成血清糖测定结果降低。所以临床医生应充分了解各种药物对有关检验项目测定结果的影响，或者需要为了某个项目的测定而停服某一药物。

三、运动因素对检验结果的影响

运动也能影响很多检验项目的测定结果，如运动后血糖、乳酸、丙氨酸等可升高；肌肉有关的血清酶，如 CK、LDH、ALT、AST 在运动后测定均有不同程度的升高，有人做过实验，其中最明显的是 CK 和 ALT，而且恢复较慢，停止运动 1 h 后测定，其结果可升高 50%。

四、采集标本时体位对检验结果的影响

由于人体体位姿势不同影响血液循环，某些生理现象可发生变化，如血浆与组织液因体位不同导致平衡改变，血液与组织液中的某些成分也随着发生变化，可使某些测定结果发生改变，如卧位改为站位时测定总蛋白、白蛋白、胆固醇、血清铁、ALT、ALP 等有 5%～15% 不同程度的改变。有的检验项目采血部位不同，而检验结果也有较大的差别，如白细胞计数取微量血，有人做过试验耳垂采血较手指血高 30%。因此，提出建议，建立各检验项目的参考值，采集血标本应规范一种姿势。

五、止血带加压对检验结果的影响

止血带压迫使局部血管扩张、瘀血，激活血液中的某些物质，引起某些检验项目测定结果升高或降

低。如凝血酶原时间测定，由于血管受压迫，使局部血液回流受阻，造成局部缺氧，甚至毛细血管损伤，凝血起动因子激活后，凝血过程形成，即消耗一些凝血因子，使测定结果偏低；在测定其他一些化学成分时，由于血管被压迫处的组织液从扩张血管处漏出而影响被测定成分的含量，且影响的程度随止血带压迫的时间增加而上升。所以抽血时尽量缩短止血带压迫时间，最好不用止血带。

六、标本采集的时间对检验结果的影响

机体血液的某些成分在一天内可发生周期性的变化，且有的变化较大，如白细胞计数上午与下午之间可有成倍变化，一般上午低下午高。其他化学成分，如胆红素、血清铁上午较其他时间高。血清钙中午低，生长激素夜里高，白天低。在一般情况下，为减少由于采血时间不同引起的测定误差，要求每次检测最好在一天的同一时间进行。

七、抗凝剂对检验结果的影响

检验的标本根据检验项目的要求不同，有需要抗凝和不需要抗凝两种。需要抗凝的预先加入抗凝剂。常用的抗凝剂有枸橼酸盐、草酸盐、EDTA、肝素等，而抗凝剂的使用也要根据检验的项目进行选择，否则即影响测定结果。如含有钾、钠的抗凝剂（草酸钾、草酸钠、枸橼酸钾、枸橼酸钠等）不能用作测定血钾或血钠的抗凝。因为草酸盐、氟化钠等抗凝剂，具有酶的活性或有抑制酶的活性作用，如草酸盐有抑制淀粉酶、乳酸脱氢酶、酸性磷酸酶的作用，氟化钠有激活尿素酶和抑制乳酸脱氢酶的作用，故不宜用作酶活性的测定或用作某些项目酶法测定。

八、溶血标本对检验结果的影响

血液中的很多化学成分分布在细胞内和细胞外含量是不同的，如红细胞内的钾含量是血清（浆）钾的 20 倍，红细胞内的乳酸脱氢酶是血清的 200 倍。标本溶血后对检验的结果影响较大，细胞内含量高的物质进入血清后造成测定结果偏高。细胞内含量低的物质进入血清后，血清被稀释使测定结果偏低。

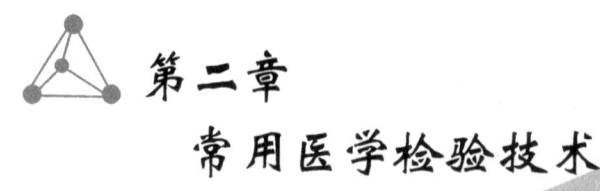

第二章 常用医学检验技术

第一节 血气酸碱分析技术

一、血气酸碱分析技术发展概况

该技术最早可追溯到 Henderson（1908 年）和 Hassel Balch（1916 年）关于碳酸离解的研究。有人在临床上应用化学方法对血气酸碱进行分析，即 Van Slyke-Neill 法、Scholander-Roughton 法、Riley 法，但这些化学分析方法操作麻烦，测定时间长，准确性差，已基本被淘汰。

20 世纪 50 年代中期，丹麦哥本哈根传染病院检验科主任 Astrup 与 Radiometer 公司的工程师合作研制出酸碱平衡仪，其后血气分析仪发展非常迅速，其发展过程大致分三个阶段。

第一阶段：血液 pH 平衡仪。采用毛细管 pH 电极，分别测量样品及样品与两种含不同浓度 CO_2 气体平衡后的 pH 值，通过计算或查诺模图得到 PCO_2、SB、BE、BB 等四个参数。代表性产品为：Radiometer 公司的 AME-1 型酸碱平衡仪。

第二阶段：酸碱血气分析仪。1956 年 Clark 发明覆膜极谱电极，1957 年 Siggard Anderson 等改进毛细管 pH 电极，1967 年 Severinghous 研制出测量 PCO_2 的气敏电极，奠定了目前所有血气分析仪传感器的基础。随后，采用电极直接测定血液中 pH 值、PCO_2、PO_2 的仪器大量涌现，经查表或用特殊计算尺除可获得 SB、BE、BB 外，还可换算出 AB、TCO_2、SBE、Sat、O_2 等。

第三阶段：全自动酸碱血气分析仪。20 世纪 70 年代以来计算机技术的发展，微机和集成电路制造技术的提高，使血气分析仪向自动化和智能化方向迈进，仪器可自动校正、自动进样、自动清洗、自动计算并发报告、自动检测故障和报警，甚至可提供临床诊断参考意见。

由于近年来电极没有突破性进展，虽然出现了点状电极和溶液标定等新技术，但因其寿命短、稳定性欠佳而影响了应用，不过血气分析仪产品在系列化、提高功能、增加电解质测量等方面还是取得很大进步。

值得一提的是，在过去的几年里，"接近患者"或"床边检测"观念激发了临床医疗服务机构的极大兴趣，相应的血气电解质分析仪应运而生。这些设备快速提供符合检验标准的结果，有效、可靠和精确，卓有成效地促进了临床医疗服务工作。

二、血气酸碱分析仪的工作原理、基本结构与主要机型

（一）血气酸碱分析仪的工作原理与基本结构

测量管的管壁上开有 4 个孔，孔里面插有 pH 值、PCO_2 和 PO_2 三支测量电极和一支参比电极。待测

样品在管路系统的抽吸下，入样品室的测量管，同时被四个电极所感测。电极产生对应于pH值、PCO_2和PO_2的电信号。这些电信号分别经放大、处理后送到微处理机，微处理机再进行显示和打印。测量系统的所有部件包括温度控制、管道系统动作等均由微机或计算机芯片控制。

血气分析仪虽然种类、型号很多，但基本结构可分电极、管路和电路三大部分。实际上，血气分析仪的发展与分析电极的发展进步息息相关，新的生物传感器技术的发明和改进带动了血气分析仪的发展。因此，了解分析电极的原理和基本结构对更好地使用血气分析仪有帮助。下面简单介绍pH电极、PCO_2电极、PO_2电极的基本结构。

1. 电极的基本结构

（1）pH电极与pH计类似，但精度较高，由玻璃电极和参比电极组成。参比电极为甘汞电极或Ag/AgCl电极。玻璃电极的毛细管由钠玻璃或锂玻璃吹制而成，与内电极Ag/AgCl一起封装在充满磷酸盐氯化钾缓冲液的铅玻璃电极支持管中。整个电极与测量室均保持恒温37℃。当样品进入测量室时，玻璃电极和参比电极形成一个原电池，其电极电位仅随样品pH值的变化而变化。

（2）PCO_2电极是一种气敏电极。玻璃电极和参比电极被封装在充满碳酸氢钠、蒸馏水和氯化钠的外电极壳里。前端为半透膜（CO_2膜），多用聚四氟乙烯、硅橡胶或聚乙烯等材料。远端具有一薄层对pH值敏感的玻璃膜，电极内溶液是含有KCl的磷酸盐缓冲液，其中浸有Ag/AgCl电极。参比电极也是Ag/AgCl电极，通常为环状，位于玻璃电极管的近侧端。玻璃电极膜与其有机玻璃外端的CO_2膜之间放一片尼龙网，使两者之间保证有一层碳酸氢钠溶液间隔。CO_2膜将测量室的血液与玻璃电极及外面的碳酸氢钠溶液分隔开，它可以让血中的CO_2和O_2通过，但不让H^+和其他离子进入膜内。测量室体积可小至50~70μL，现代仪器中与PO_2电极共用。整个电极与测量室均控制恒温37℃。当血液中的CO_2透过CO_2膜引起玻璃电极外碳酸氢钠溶液的pH值改变时，根据Henderson-Hasselbalch方程式，可知pH值改变为PCO_2的负对数函数。所以，测得pH值后，只要接一反对数放大电路，便可求出样品的PCO_2。

（3）PO_2电极是一种Clark极化电极，O_2半透膜为聚丙烯、聚乙烯或聚四氟乙烯。由铂阴极与Ag/AgCl阳极组成，铂丝封装在玻璃柱中，暴露的一端为阴极，Ag/AgCl电极围绕玻璃柱近侧端，将此玻璃柱装在一有机玻璃套内，套的远端覆盖着O_2膜，套内充满磷酸盐氯化钾缓冲液。玻璃柱远端磨砂，使铂阴极与O_2膜间保持一薄层缓冲液。膜外为测量室。电极与测量室保持恒温37℃。血液中的O_2借膜内外的PO_2梯度而进入电极，铂阴极和Ag/AgCl阳极间加有稳定的极化电压（0.6~0.8 V，一般选0.65 V），使O_2在阴极表面被还原，产生电流。其电流大小决定于渗透到阴极表面的O_2的多少，O_2的多少又决定于膜外的PO_2。

无论是哪种电极，它们对温度都非常敏感。为了保证电极的转换精度，温度的变化应控制在±0.1℃。各种血气分析仪的恒温器结构不尽相同，恒温介质和恒温精度也不一样。恒温介质有水、空气、金属块等，其中水介质以循环泵、空气、风扇、金属块、加热片来保证各处温度均衡，以热敏电阻做感温元件，通过控制电路精细调节温度。

2. 体表PO_2与PCO_2测定原理

（1）经皮PO_2（PtO_2）测定用极谱法的Clark电极测量。通过皮肤加温装置，使皮肤组织的毛细血管充分动脉化，变化角质与颗粒层的气体通透性，在皮肤表面测定推算动脉血的气体分压。结果比动脉O_2低，原因是皮肤组织和电极本身需要消耗O_2。

（2）经皮PCO_2（$PtCO_2$）测定电极是Stowe-Severinghaus型传感元件。同样也是通过皮肤加温装置来测定向皮肤表面弥散的CO_2分压。结果一般比动脉CO_2高，原因是皮肤组织产生CO_2、循环有障碍组织内有CO_2蓄积、CO_2解离曲线因温度上升而向下方移位等因素比因温度升高造成测量结果偏低的作用更大。

（3）结膜电极（$PcjO_2$，$PcjCO_2$）微小的Clark电极装在眼睑结膜进行监测，毛细血管在眼睑结膜数层细胞的表浅结膜上皮下走行，不用加温就能测定上皮表面气体。$PcjO_2$能反映脑的O_2分压状况。

当前，绝大多数仪器可自动吸样，从而减少手工加样造成的误差，也不必过于考虑样品体积。现在大家的注意力集中在怎样才能不再需要采集血标本的技术上，如使用无损伤仪器测PO_2和PCO_2。经皮测定血气，在低血压、灌注问题（如在休克、水肿、感染、烧伤及药物）不理想的情况下电极放置、血气标本吸取方面的问题（如患者焦虑），以及出生不足 24 h 的婴儿等情况下可能与离体仪器测定的相关性不够理想。但不管怎样，减少患者痛苦、能获得连续的动态信息还是相当吸引人的。

为了把局部血流对测定的影响减至最小，血管扩张是必要的。由于每个人对血管扩张药物如尼古丁和咖啡因等的反应不同，很难将其作为常规方法使用，因此加热扩散几乎是目前唯一使用的方法。通常加热的温度为 42～45℃，高于 45℃的温度偶尔可能造成 II 度烫伤。实际测定时，每 4 h 应将电极移开一次，一方面可以避免烫伤，另一方面仪器存在一定的漂移，需要校正以减小误差扩大。

（二）血气酸碱分析仪应用的主要机型

1. ABL 系列

丹麦 Radiometer 公司制造的血气分析仪在 20 世纪 70 年代独领风骚，随后才有其他厂家的产品。该系列血气分析仪在国内使用广泛，其中 ABL3 是国内使用较多的型号，可认为是代表性产品。近年该公司推出的 ABL4 和 ABL500 系列带有电解质（钾、钠、氯、钙）测定功能。

2. AVL 系列

瑞士 AVL 公司从 20 世纪 60 年代起就开始研制生产血气分析仪，多年来形成自己的系列产品，其中有 939 型、995 型等，以及 90 年代初推出 COMPACT 型。代表性产品为 995 型，有以下特点。

（1）样品用量少，仅需 25～40μL。

（2）试剂消耗量少，电极、试剂等消耗品均可互换，电极寿命长。

（3）管路系统较简单，进样口和转换盘系统可与测量室分开，维修、保养方便。

3. CIBA-CORNING 系列

美国汽巴-康宁公司在 1973 年推出第一台自动血气分析仪。早期产品有 165、168、170、175、178 等型号。近年来生产的 200 系列，包括 238、278、280、288 等型号。该公司现被 BAYER 公司收购，最新的型号是 800 系列血气分析系统。

4. IL 系列

美国实验仪器公司（Instrumentation Laboratory）是世界上生产血气分析仪的主要厂家，早期产品有 413、613、813 等手工操作仪器。20 世纪 70 年代末开始研制的 IL-1300 系列血气分析仪，因设计灵活，性能良好、可靠而广受欢迎。BG3 实际上也属于 IL-1300 系列。该公司推出的新型血气分析仪有 BGE145、BGE1400 等，性能上的改进主要是增加了电解质测定，这是大多数血气分析仪的发展趋势。

IL-1300 系列血气分析仪特点如下。

（1）固体恒温装置 IL-1300 系列以金属块为电极的恒温介质，没有运动部件（空气恒温需风扇循环，水恒温需搅拌或循环），结构紧凑，升温快。同时片式加热器和比例积分（PI）温控电路确保较好的恒温精度（0.1℃）。

（2）微型切换阀特殊设计的微型切换阀在测量管道的中间，在校正时将 pH 测量电极（pH、Ref）和气体电极（PCO_2、PO_2）分成两个通道，同时用 H 标准缓冲液（7.384、6.840）和标准气体（Cal1、Cal2）分别校正。这使管路系统大大简化，减少了许多泵阀等控制部件，易于维护检修。

（3）测量结果可溯源至国家标准 IL-1300 系列采用的两种 pH 缓冲液和两种标准混合气均符合标准法规定，可逐级由上一级计量部门检定。经此校正，pH 极和气体电极的结果具有溯源性，即测定结果符合标准传递。

（4）人造血质控液 IL 公司生产的人造血质控液（abe）在理化和生物特性上与血液样品非常接近，通过三种水平（偏酸、中性、偏碱）的 ABC 可以更好地检测仪器的测量系统，甚至可反映出样品污染、冲洗效果对测量的影响。

5. NOVA 系列

NOVA 系列血气分析仪是美国 NOVA BIOMEDICAL 公司的产品，该公司 1981 年在中国登记注册为美中互利公司。从 20 世纪 70 年代以来该公司积极开发急诊分析仪系列产品，就血气分析仪而论，有 SPPI-12 等型号，多数型号还能随机组合葡萄糖、乳酸、尿素氮、钾、钠、氯、钙等项目，可在一台仪器上利用全血测定所有急诊生化项目。

其代表产品为NOVA SP-5，仪器特点如下。

（1）管道系统以一个旋转泵提供动力，可同时完成正反两个方向的吸液和充液动作；用止流阀和试剂分隔器代替传统的液体电磁阀；所有管路暴露在外等等。不仅大大降低了故障率，还容易查明故障原因和维修。

（2）测量单元采用微型离子选择电极，各种电极均应用表面接触技术，拆卸方便，节约样品，并且这些电极安装在特制的有机玻璃流动槽上，可直接观察整个测试过程中的气体－液体交替的流动过程；采用特殊设计的自动恒温测量单元。

（3）红细胞压积（Hct）测定电极在S型通道内设有两个电极作为Hct的测定电极，同时还可作为空气探测器电极。它是根据红细胞和离子都能阻碍电流通过，其阻值大小与红细胞的百分比减去由离子浓度所得到的阻值成正比，从而达到测定Hct的目的。电极内有温度调节热敏电阻，使样品通过该电极时，能迅速达到37℃并恒定，以减小测定误差。

（4）仪器校正由仪器本身根据运行状态自动进行校正间隔时间可设置。

6. DH系列

DH系列由南京分析仪器厂研制。其技术性能基本与ABL系列相近。该厂的最新型号为DH-1332型，具有强大的数据处理功能，可将指定患者的多次报告进行动态图分析；尤其是其特有的专家诊断系统，可在每次测定后的测试报告上标出测量结果的酸碱平衡区域图，并根据国际通用的临床应用分析得到参考诊断意见。这样，临床医生可不用再对测量数据进行分析，从而可以迅速、有效地进行治疗。

7. 医疗点检测用的仪器

医疗点检测（Point-of-care Testing，POCT）或床边检测用的仪器，以便携、小型化为特点。这类仪器分两类：一为手提式、便携的单一用途电极仪器，提供各种检测用途的便携式电极，包括I-STAT型（I-STAT公司）和IRMA型（Diametrics公司，St. Paul，MN）仪器。二为手提式、含有所有必需电极的液体试剂包的仪器，包括GEM系列分析仪（Mallinckrodt Medical公司）和NOVA系列分析仪（NOVA Biomedical公司）。这类利用便携式微电极的仪器能检测电解质、PCO_2、PO_2、pH值、葡萄糖、尿素氮和Hct，仅用少量的未稀释全血样品即可，能为临床提供有效、可靠、精密、准确的结果。其最明显的优点是能快速地从少量的全血中提供生化试验结果。

三、血气酸碱分析技术的临床应用

血液酸碱度的相对恒定是机体进行正常生理活动的基本条件之一。正常人血液中的pH值极为稳定，其变化范围很小，即使在疾病过程中，也始终维持在pH值7.35～7.45之间。这是因为机体有一整套调节酸碱平衡的机制，通过体液中的缓冲体系和肺、肾等脏器的调节作用来保证体内酸碱度保持相对平衡。疾病严重时，机体内产生或丢失的酸碱超过机体调节能力，或机体酸碱调节机制出现障碍时，容易发生酸碱平衡失调。酸碱平衡紊乱是临床常见的一种症状，各种疾患均有可能出现。

（一）低氧血症

可分为动脉低氧血症与静脉低氧血症，这里只讨论前者。

（1）呼吸中枢功能减退。特发性肺泡通气不足综合征、脑炎、脑出血、脑外伤、甲状腺功能减退、CO_2麻醉、麻醉和镇静药过量或中毒。

（2）神经肌肉疾患。颈椎损伤、急性感染性多发性神经根综合征、多发性硬化症、脊髓灰质炎、重症肌无力、肌萎缩、药物及毒物中毒。

（3）胸廓及横膈疾患。

（4）通气血流比例失调。

（5）肺内分流。

（6）弥散障碍。

（二）低二氧化碳血症

（1）中枢神经系统疾患。

（2）某些肺部疾患。间质性肺纤维化或肺炎、肺梗死，以及呼吸困难综合征、哮喘、左心衰竭时肺部瘀血、肺水肿等。

（3）代谢性酸中毒。

（4）特发性过度通气综合征。

（5）高热。

（6）机械过度通气。

（7）其他疾患，如甲亢、严重贫血、肝昏迷、水杨酸盐中毒、缺氧、疼痛刺激等。

（三）高二氧化碳血症

（1）上呼吸道阻塞。气管异物、喉头痉挛或水肿、溺水窒息通气受阻、羊水或其他分泌物堵塞气管、肿瘤压迫等。

（2）肺部疾患。慢性阻塞性肺病、广泛肺结核、大面积肺不张、严重哮喘发作、肺泡肺水肿等。

（3）胸廓、胸膜疾患。严重胸部畸形、胸廓成形术、张力性气胸、大量液气胸等。

（4）神经肌肉疾病。脊髓灰质炎、感染性多发性神经根炎、重症肌无力、进行性肌萎缩等。

（5）呼吸中枢抑制。应用呼吸抑制剂如麻醉剂、止痛剂，中枢神经系统缺血、损伤，特别是脑干伤等病变。

（6）原因不明的高 CO_2 血症。心肺性肥厚综合征、原发性肺泡通气不足等。

（7）代谢性碱中毒。

（8）呼吸机使用不当。

（四）代谢性酸中毒

（1）分解性代谢亢进（高热、感染、休克等）酮症酸中毒、乳酸性酸中毒。

（2）急慢性肾功能衰竭、肾小管性酸中毒、高钾饮食。

（3）服用氯化铵、水杨酸盐、磷酸盐等酸性药物过多。

（4）重度腹泻、肠吸引术、肠胆胰瘘、大面积灼伤、大量血浆渗出。

（五）代谢性碱中毒

（1）易引起 Cl^- 反应的代谢性碱中毒（尿 Cl^- < 10 mmol/L），包括挛缩性代谢性碱中毒，如长期呕吐或鼻胃吸引、幽门或上十二指肠梗阻、长期或滥用利尿剂及绒毛腺瘤等所引起、Posthypercapnic 状态、囊性纤维化（系统性 Cl^- 重吸收无效）。

（2）Cl^- 恒定性的代谢性碱中毒，包括盐皮质醇过量，如原发性高醛固酮血症（肾上腺瘤或罕见的肾上腺癌）双侧肾上腺增生、继发性高醛固酮血症、高血压性蛋白原酶性高醛固酮血症、先天性肾上腺增生等；糖皮质醇过量，如原发性肾上腺瘤（Cushing's 综合征）垂体瘤分泌 ACTH（Cushing's 症）外源性可的松治疗等；Bartter's 综合征。

（3）外源性代谢性碱中毒，包括医源性的，如含碳酸盐性的静脉补液，大量输血（枸橼酸钠过量），透析患者使用抗酸剂和阳离子交换树脂，用大剂量的青霉素等，乳类综合征。

四、血气酸碱分析技术应用展望

经过 70 年的发展，血气分析仪已经非常成熟，能满足精确、快速、微量的要求，并且已达到较高的自动化程度。从发展趋势来看，大体上有以下几方面。

（1）发展系列产品，满足不同级别医疗单位的要求大量采用通用部件，如电极、测量室、电路板、控制软件，生产厂家只需对某一部件或某项功能进行小的改进就可以推出新的型号。如 IL 的 1300 系列。也有的厂家采用积木式结构，将不同的部件组合起来成为不同型号。如 NOVA SP 系列。同一系列的产品功能不同，价格有时相去甚远。因此，用户应根据本单位的实际情况选择合适的型号，不能盲目追求新的型号，造成不必要的浪费。

（2）功能不断增强，这些功能的拓展是与计算机技术的发展分不开的，主要体现在两个方面。

①自动化程度越来越高，向智能化方向发展当今的血气分析仪都能自动校正、自动测量、自动清洗、自动计算并输出打印，有的可以自动进样。多数具备自动监测功能（包括电极监测、故障报警等）。有些仪器在设定时间内无标本测定时会自动转入节省方式运行。

②数据处理功能加强，除存储大量的检查报告外，还可将某一患者的多次结果做出动态图进行连续监测。专家诊断系统已在部分仪器上采用，避免了误诊，特别是对于血气分析技术不熟悉的临床医生。通过数据发送，使联网的计算机迅速获取检查报告。

（3）增加检验项目，形成"急诊室系统"，具备电解质检测功能的血气分析仪是今后发展的主流，临床医生可以通过一次检查掌握全面的数据。此外，葡萄糖、尿素氮、肌酐、乳酸、Hct、血氧含量测定也在发展，有的已装备仪器。

（4）免保养技术的广泛使用，目前的血气分析仪基本上采用敏感玻璃膜电极，由于测量室结构复杂，电极需要大量日常维护工作。据估计，电检故障约占仪器总故障的80%左右。采用块状电极，在寿命期内基本不用维护，成为"免维护"或准确说来是"少维护"电极，这是今后血气电极发展的主流。更新的技术是点状电极，即在一块印刷电路板上的一个个金属点上，滴上电极液并覆盖不同的电极膜而形成电极，由沟槽状测量管通道相连，插入仪器后与仪器的管道、电路相接成为完整的检测系统。这是真正意义上的"免维护"电极，有广阔的发展前景。

（5）为实现小型化、便携式的目的，有几种发展趋势：①密闭含气标准液将被广泛使用，从而摆脱笨重的钢瓶，仪器可以真正做到小型化，能随时在床边、手术室进行检查。②把测量室、管路系统高度集成，构成一次性使用的测量块，测量后，测量块即作废，免除了排液、清洗等烦琐的工作，简化了机械结构，减小了仪器体积。③彻底抛弃电极法测量原理，采用光电法测量，使其成为真正免维护保养、操作简便可靠的仪器。即发光二极管发出的光经透镜和激发滤光片后，照射到半透半反镜上，反射光再经一个透镜照射到测量小室的传感片上，根据测量参数不同（如pH值大小不同），激发出来的光强度也不同，发射光经透镜及发射滤光片，到达光电二极管，完成光信号到电信号的转换。由于这一改革采用了光电法测量，无须外部试剂（只需测量块即可），大大降低了对外部工作环境的要求，同时也使操作变得简单易行。如AVL公司生产的AVL OPTI，采用后两种技术，总重量仅为5 kg，可以在任何情况和环境下运送，提高了仪器的便携性，使其成为面向医生、护士，而不是面向工程技术人员和实验技术人员的免维护仪器。该仪器十分适于在各种紧急情况下快速、准确地对患者进行检查，指导医生进行治疗。

（6）非损伤性检查，血气分析仪已经做到经皮测定血液PO_2、PCO_2，尽管结果与动脉血的结果有一定差异，但基本能满足病情监测的需要。从理论上说，测定pH值实行非损伤性检查是不可能的。现在研究的方向是如何在微小损伤的情况下，用毛细管电极插入血管来测定血液pH值，甚至进行连续监测。由于不会造成出血，患者没有什么痛苦，适合危重患者特别是血气酸碱平衡紊乱患者的诊断抢救。

第二节　自动化酶免疫分析技术

抗原抗体特异性反应的特性引入到临床实验诊断技术上，已有很长的历史并发挥了重要的作用。除了利用抗原抗体特异性反应的原理进行某种未知物质的定性了解（定性方法）外，应用这一原理进行物质的定量分析在临床应用上已越来越广泛和深入。标记免疫化学分析技术就是一类很重要的免疫定量分析技术，酶联免疫吸附剂测定（enzyme-linked immune sorbent assay，ELISA）技术的问世是免疫学定量分析方法的重要标志之一。从ELISA引申出来的一系列标记酶免疫化学分析（简称酶免疫分析，EIA）技术，使标记免疫化学分析技术得以丰富和完善，并得到广泛应用。本节着重介绍ELISA技术的自动化及应用。

一、免疫分析技术的发展

酶免疫分析（enzyme-linked immunoassay，EIA）是利用酶催化反应的特性来进行检测和定量分析免疫反应的。在实践上，首先要让酶标记的抗体或抗原与相应的配体（抗原或抗体）发生反应，然后再加入酶底物。酶催化反应发生后，可通过检测下降的酶底物浓度或升高的酶催化产物浓度来达到检测或定量分析抗原抗体反应的目的。

1971 年 Engvall 和 Perlman 发表了酶联免疫吸附剂测定用于 IgG 定量测定的文章，从此开始普遍应用这种方法。在标记酶的研究上学者们做了大量工作，包括酶的种类开发、酶催化底物的应用、酶促反应的扩大效应研究，以及底物检测手段等。

（一）酶联免疫吸附剂分析

这是一项广泛应用于临床分析的 EIA 技术。在这一方法中，一种反应组分非特异性地吸附或以共价键形式结合于固体物的表面，像微量反应板孔的表面、磁颗粒表面或塑料球珠表面。吸附的组分有利于分离结合和游离的标记反应物。ELISA 技术可分为双抗体夹心法、间接法和竞争法三类。双抗体夹心法多用于检测抗原，是最广泛应用的 ELISA 技术，但此法检测的抗原，应至少有两个结合位点，故不能用于检测半抗原物质。间接法是检测抗体最常用的方法，只要更换不同的固相抗原，用一种酶标抗抗体就可检测出各种相应的抗体。竞争法可用于检测抗原和抗体。

（二）酶倍增性免疫分析技术

酶倍增性免疫分析技术（enzyme multiplied immunoassay technique，EMIT），也是一种广泛应用于临床分析的 EIA 技术。由于 EMIT 不需"分离"这一步骤，易于操作，现用于分析各种药物、激素及代谢产物。EMIT 易于实现自动化操作。在这一技术中，抗待药物、激素或代谢产物的抗体与底物一起加入被检的患者标本中，让抗原抗体发生结合反应，再加入一定量的酶标记的相应药物、激素或代谢产物作为第二试剂；酶标记物与相应的过量抗体结合，形成抗原抗体复合物，这一结合封闭了酶触底物的活性位点或改变酶的分子构象，从而影响酶的活性。抗原抗体复合物形成引起的酶活性的相应改变与患者标本中待测成分的浓度成比例关系。从校准品曲线上即可算出待测成分的浓度。

（三）隆酶供体免疫分析

隆酶供体免疫分析这一分析技术是一项利用基因工程技术设计和发展起来的 EIA 技术。通过巧妙地操作大肠杆菌 E. Colir 的 lac 操纵子的 Z 基因，制备出 β-岩藻糖苷酶的无活性片段（酶供体和受体）。这两种片段可自然地装配重组形成有活性的酶，即使是供体片段结合到抗原上也不受影响。但是，当抗体结合到酶供体-抗原胶连体时，则会抑制这种装配重组，使有活性的酶不能形成。因此，在酶受体存在的情况下，被检抗原与酶供体-抗原胶连体对相应一定量的抗体的竞争便决定了有活性的酶的多少，被检抗原浓度高时，有活性酶形成的抑制便减少，反之便增多。测定酶活性可反映出被检抗原的量。

EIA 所用的酶主要有碱性磷酸酶、辣根过氧化物酶、葡萄糖-6-磷酸脱氢酶及 β-岩藻糖苷酶。抗体的酶标记和抗原的酶胶连是通过双功能制剂的共价键联合技术来制备的，重组的胶连物是利用基因融合技术来制备的。

EIA 技术中，有各种各样的酶促反应检测体系。光学比色测定就是一种很普遍的检测。目前使用的比色计，像酶标仪，结构紧密，性能较高，且以多用途、可靠、易于操作及价廉等特点得到用户的青睐。然而，用荧光剂或化学发光剂标记底物或产物的 EIA 相比用光学比色的在灵敏度上更具优势。磷酸伞形花酮是一种不发荧光的底物，在碱性磷酸酶的催化下可转变成强荧光性的伞形花酮，这一酶促反应可用于以碱性磷酸酶做标记酶的 EIA 定量分析。用碱性磷酸酶做标记酶做化学发光免疫分析时，选择一种名叫 adamantyl 1, 2-dioxetanearyl phosphate 的化学发光剂作为底物可获得很好的灵敏度效果。在酶的浓度为 10～21 mol/L 时也可检出。酶级联反应也已用于 EIA 技术，其优点是结合了两种酶——标记酶碱性磷酸酶和试剂酶乙酰脱氢酶的放大效应，使检测的灵敏度大大提高。

化学发光 ELISA 技术作为常用的 ELA 技术，其自动化的发展已在临床应用上受到重视。目前，国外已有许多公司发展了从样品加样、洗板到最终比色过程全自动化的仪器，以满足临床检验的各种需要。国内已用的仪器主要型号有：意大利 STB 公司生产的 AMP 型及 BRIO 型全自动酶免分析系统 Grifols 公司的 TRITURUS 型（变色龙）全自动酶免分析系统、BioRad 公司的 Coda 型全自动酶免分析系统。另外，还有将加样和酶免分析分开处理的系统，如瑞士的 AT 型全自动标本处理系统和 FAME 型酶免分析系统。

二、ELISA 技术与自动化

（一）ELISA 技术的基本原理

1. 双抗体夹心法

双抗体夹心法是检测抗原最常用的方法，可检测患者体液中各种微量抗原物质以及病原体有关的抗原，应用较广。其操作步骤是将特异性抗体包被载体，使之形成固相抗体，洗去未结合的抗体和杂质后，加入待测样品，使其中相应抗原与固相抗体呈特异性结合，形成固相抗原抗体复合物，再洗涤除去未结合的物质，继加酶标记抗体，使与固相上的抗原呈特异性结合，经充分洗涤除去未结合的游离酶标记抗体，最后加入相应酶的底物化，固相的酶催化底物变成有色产物，颜色反应的程度与固相上抗原的量有关。

用此法检测的抗原应至少有两个结合位点，故不能用以检测半抗原物质。

2. 间接法

间接法是检测抗体最常用的方法。其操作步骤是将特异性抗原包被载体，形成固相抗原，洗涤去除未结合的物质后，加待测样品，使其中待测的特异性抗体与固相抗原结合形成固相抗原抗体复合物，再经洗涤后，固相上仅留下特异性抗体，继加酶标记的抗人球蛋白（酶标抗抗体），使与固相复合物中的抗体结合，从而使待测抗体间接地标记上酶。洗涤去除多余的酶标抗抗体后，固相上结合的酶量就代表待测抗体的量。最后加底物显色，其颜色深度可代表待测定抗体量。

本法只要更换不同的固相抗原，用一种酶标抗抗体就可检测出各种相应的抗体。

3. 竞争法

竞争法也可用以测定抗原和抗体。以测定抗原为例，受检抗原和酶标记抗原共同竞争结合固相抗体，因此与固相结合的酶标记抗原量与受检抗原量成反比，其操作步骤是将特异性抗体包被载体，形成固相抗体，洗涤去除杂质后，待测孔中同时加待测标本和酶标记抗原，使之与固相抗体反应。如待测标本中含有抗原，则与酶标记抗原共同竞争结合固相抗体。凡待测标本中抗原量较多，酶标记抗原结合的量就越少，洗涤去除游离酶标记物后，加底物显色。结果是不含受检抗原的对照孔，其结合的酶标记抗原最多，颜色最深。对照孔与待测颜色深度之差，代表受检标本中的抗原量。待测孔越淡，标本中抗原量越多。

（二）自动化

ELISA 技术的理论基础与实践在一般的概念里，ELISA 技术的可操作性强，不需复杂设备，甚至完全手工加样、洗板和肉眼判读结果，便可完成技术操作。近年来，人们的质量控制意识不断加强，要求尽可能做到最低限度地减小系统误差，降低劳动强度，这就需要解决 ELISA 技术中加样、温育、洗板及判读结果过程的系统误差问题及高效率运作问题，自动化技术应运而生。将 ELISA 技术的加样、温育、洗板及判读结果过程科学地、有机地、系统地结合，尽可能地减少各环节人为因素的影响，便成为自动化 ELISA 技术的理论基础。

在自动化 ELISA 技术中，可以将整个体系分成加样系统、温育系统、洗板系统、判读系统、机械臂系统、液路动力系统及软件控制系统等几种结构，这些系统既相互独立又紧密联系。加样系统包括加样针、条码阅读器、样品盘、试剂架及加样台等构件。加样针有两种，一为有 TEFLON 涂层的金属针，另一为可更换的一次性加样头（Tip）。有些仪器的加样针只配金属针，无一次性加样头，有些是两种针都配备。加样针的功能主要是加样品及试剂，它靠液路动力系统提供动力，通过注射器样的分配器进行精确加样。加样针的数量在各型号仪器上是不同的，有一根的、两根的或多根的。条码阅读器是帮助识别标本的重要装置，目前的仪器均配有此装置。样品盘除了放置标本外，还能放置稀释标本用的稀释管，供不同检测目的使用。试剂架是供放置酶标记试剂、显色液、终止液等试剂用的，有些型号的仪器这一部分是独立的，有些是并在样品盘上。加样台是酶标板放置的平台，有些仪器在台上设置温育装置，让温育在台上进行。整个加样系统由控制软件进行"按部就班"的协调操作。

温育系统主要由加温器及易导热的金属材料板架构成。有些是盒式的，有些是台式的。一般控制温度可在室温至50℃之间。温育时间及温度设置是由控制软件精确调控的。

洗板系统是整个体系的重要组成部分，主要由支持板架、洗液注入针及液体进出管路等组成。洗液注入针一般是8头的。每项洗板的洗板残留量一般控制在5μL以内，最好的设备可控制在2μL内。洗板次数可通过软件控制实现并可更改。

读板系统由光源、激光片、光导纤维、镜片和光电倍增管组成，是对酶促反应最终结果作客观判读的设备。各型号仪器的比色探头配置不一样，有单头的，也有8头的。控制软件通过机械臂和输送轨道将酶标板送入读板器进行自动比色，再将光信号转变成数据信号并回送到软件系统进行分析，最终得出结果。

酶标板的移动靠机械臂或轨道运输系统来完成。机械臂的另一重要功能是移动加样针。机械系统的运动受控于控制软件，其运动非常精确和到位。

为了更易于理解自动化ELISA技术的操作，在此列举AMP型全自动酶免分析系统的操作过程。

（三）主要型号的全自动酶免分析仪的性能及特点

1. AMP型全自动酶免分析仪

该型仪器适用于各样项目的ELISA检测。可随机设置检测模式，每块上可同时检测相关条件的8个项目。加标本的速度为700个/h；标本加样体积为7～300μL，进度为1μL可调；加样精度为10μL时CV小于2.5%，100μL时CV小于1%。试剂加样速度为1 400孔/h；加样体积为10～300μL；进度为1μL可调，加样精度为100μL时CV小于2%。有液面感应装置。样品架为6个可移动模块，一次可放置180个标本和稀释管，有标本识别的条码阅读器。温育系统中有可检温度在20～45℃之间的平式加热器，温度设置误差在±0.5℃内，真正工作时需预热5 min；孵育架有8个板位，每个板位温度设置是一样的，不能独立。洗板机配有8头洗液注入头，无交叉吸液，每洗液残留体积小于5μL。读板器光源为20 W钨光灯，有8光纤的光度计，检测器有8个硅管，滤光片架可同时装8个滤光片，一般配装405、450、492、550、620 nm波长的滤光片。吸光度范围为0～3.000 OD，分辨率为0.001 OD，精度在OD = 0.15时，CV小于2.5%；OD = 0.8时，CV小于1.5%；OD = 1.5时，CV小于1.5%。

2. Triturus型全自动酶免分析仪

该型仪器适用于各种项目的ELISA检测。随机安排项目检测，每板上可同时做8个相同条件的项目检测。可用加样针或Tip头加样；加样速度大于700个/h；加样体积为：用针时2～300μL，用Tip头时10～300μL，进度均为1μL可调；加样精度为：用针时CV小于1%，用Tip头时CV小于2%。试剂加样速度为2 760孔/h；加样体积2～300μL，进度为1μL可调，加样精度为100μL时，CV小于2%。有液面感应装置。标本架为一圆形可移动架，可同时放置92管标本和96个稀释管。标本架中心为12个可移动的试剂架，并有8个稀释液架。有标本识别的条码阅读器，温育系统有可控温在20～40℃的平台加热器，温度设置误差在±0.5℃内，工作时需预热10 min；有4个加热孵育板位，轨道式振荡，每个板位独立控温，互不干扰。洗板机配有8头洗液注入头，液残量控制在2μL以内。读板器有重复性读的单光纤光度计，光源为20 W钨光灯，检测器有1个硅光管，滤光片架可同时装7个滤光片，一般配装405、450、492、550、600、620 nm波长的滤光片，吸光度范围为0～3.000 OD，分辨率为0.001 OD，精度为CV小于1%。软件平台为Windows95/98。

3. CODA型全自动开放式酶免系统

在本系统上配用开放的ELISA药盖。整个酶免分析过程都在一个组合式的系统内完成：加样、孵育、洗板、结果判读、打印报告。但也可以自动操作酶免反应过程中个别的功能。一次操作中最高可设置5种分析项目。可同时做3块酶标板的分析，测试量可大可小。可以贮存标准曲线，并为下次的测试作校正调节。能将测出的资料进行曲线拟合的积分计算。在大量筛选样品时，可用阈值测定的方法，筛查大批定性分析的样品。酶标板的孔底为平底或"U""V"形底；样品管 5 mL 或 1.5 mL 均可放置。温育温度可控制在 35 ~ 47℃。检测光谱的波长范围为 400 ~ 700 nm。载板架有振板功能。软件平台为 Windows8。

4. FAME 型酶免分析处理系统

该系统为除标本加样外的温育、加试剂、洗板、读板的自动化酶免分析装置。每项可同时处理 9 块酶标板。加样针为一次性，为回头加样探头，加样速度较快。酶试剂的混合须在机外进行。每板只能同时检测一个项目，但对于大样品、项目一致性强的工作，该系统应为上佳选择的机型。一般配上 AT 型标本处理系统，其全自动化的概念更可体现出来。

三、自动化 ELISA 技术的临床应用

由于 ELISA 技术具有无污染性、操作简便、项目易于开发等优点，加上已实现自动化，已受到临床实验室的重视。在骨代谢状况、糖尿病、药物浓度监测、内分泌学、生殖内分泌学、免疫血液学、肿瘤、感染性疾病、自身免疫病的诊断或监测上，ELISA 技术已占据了较优势的地位。但其与发光免疫技术比较起来，灵敏度上稍逊色了些。重点介绍以下内容：

1. 骨代谢中骨重吸收的指标（Crosslaps）

Crosslaps 是 I 型胶原连素中的 C 端肽交连区的商品名，是最近发展起来的一项反映骨形成和骨重吸收的重要指标。已有报道，在骨质疏松、Paget's 病、代谢性骨病等的患者中，尿中的 Crosslaps 升高。抑制骨重吸收的药物可导致 Crosslaps 水平降低。停经后妇女或骨质疏松患者雌激素等治疗可引起这一标记物降低。停经前妇女尿中 Crosslaps 的浓度一般在 5 ~ 65 nmol BCE/mmol Cr 之间，正常男性为 86 nmol BCE/mmol Cr。

2. 与糖尿病有关的自身抗体

主要有抗谷氨酸脱羧酶抗（抗 GAD 抗体）IAA、ICA。

3. 细胞因子的检测

干扰素（IFN-α、γ、β）、白介素 1 ~ 10（IL-1 ~ 10）、TGFβ1、TGFβ2、TNFα 等。

4. 肝炎标志物及其他感染指标

甲、乙、丙、丁、戊型肝炎的血清学标志物、艾滋病病毒抗体、EB 病毒、巨细胞病毒、风疹病毒、弓形体等。

5. 自身免疫抗体

ENA、TGAb、TPOAb 等。

四、自动化 ELISA 技术应用展望

ELISA 技术在临床实验室里已是一项重要的应用技术，在病毒性肝炎血清学标志物的检测方面应用最广泛，在肿瘤标志物的检测上也经常用到该技术。但大多数的实验室仍停留在手工操作上，甚至连最基本的酶标仪都没有配备，势必影响到该技术的质量保证。

有人认为 ELISA 技术已经逐步走向退化，可能会逐步退出临床实验室。笔者认为，这是一种不全面的看法。ELISA 技术除其自身的优点外，自动化的发展更应当为临床实验室提供可靠的质量保障，以及提高工作效率和减轻工作强度等。自动化的发展是 ELISA 技术更有生命力的象征。

应当提倡和推广自动化的 ELISA 技术。笔者在这些年的应用中体会到，很重要的一点是，自动化技术大大减少了手工操作中造成的系统误差。比如，有些标本，尤其是低浓度的，反复手工测定时经常出现忽阴忽阳的情况，受很多主观因素的影响。当然，应用自动化设备会增加测试的成本，但这种成本的增加带来的是检测质量的保证。另外，应当看到，随着用户和产品的增加，设备的成本价格会逐渐下调。

第三节 电解质检测技术

一、电解质检测技术的发展概况

临床实验室电解质检测范围主要是钾、钠、氯、钙、磷、镁等离子，个别时候也需要检测铜、锌等微量元素。更多人接受的说法是，电解质就是指钾、钠、氯和碳酸氢根这些在体液中含量大且对电解质紊乱及酸碱平衡失调起决定作用的离子。

最早是化学法：钾钠比浊法、钠比色法。除钾、钠外，常规检测多采用化学法，如测氯的硫氰酸汞比色法，测钙的 MTB、OCPC、偶氮砷等。化学法也在发展，如冠醚化合物比色测定钾、钠。

原子吸收分光光度法是 20 世纪 50 年代发展起来的技术，在临床实验室曾被广泛应用于金属阳离子的检测。其原理是被测物质在火焰原子化器中热解离为原子蒸气，即基态原子蒸气，由该物质阴极灯发射的特征光谱线被基态原子蒸气吸收，光吸收量与该物质的浓度成正比。本方法准确度、精密度极高，常作为 K、Na、Ca、Mg、Cu、Zn 等的决定性方法或参考方法。但因仪器复杂，技术要求高，做常规试验有困难。

同位素稀释质谱法在 20 世纪 60 年代以后才开始在临床上应用，它是在样品中加入已知量被测物质的同位素，分离后通过质谱仪检测这两种物质的比率计算出其浓度。由于仪器复杂，技术要求更高，一般只用于某些参考实验室，作为检测 Cl、Ca、Mg 等物质的决定性方法。

火焰原子发射光谱法（FAES），简称火焰光度法，自 20 世纪 60 年代出现以来，至今仍在普遍应用。这是钾、钠测定的参考方法，其原理是溶液经汽化后在火焰中获得电子生成基态原子 K、Na，基态原子在火焰中继续吸收能量生成激发态原子 K 和 Na。激发态原子瞬间衰变成基态原子，同时发射出特征性光谱，其光谱强度与 K、Na 浓度成正比。钾发射光谱在 766 nm，钠在 589 nm。火焰光度法又分非内标法和内标法两种。后者是以锂或铯作为内标，类似于分光光度法的双波长比色，由于被测物质与参比物质的比例不变，故可避免因空气压力和燃料压力发生变化时引起的检测误差。锂的发射光谱为 671 nm，而铯为 852 nm。

电量分析法，即恒电流库仑法，用于氯的测定。本法是在恒定电流下，以银丝为阳极产生的 Ag^+，与标本中的 Cl^- 生成不溶性 AgCl 沉淀，当达到滴定终点时，溶液中出现游离的 Ag^+ 而使电流增大。根据电化学原理，每消耗 96 487 C 的电量，从阳极放出 1 mol 的 Ag^+，因此在恒电流下，电极通电时间与产生 Ag^+ 的摩尔数成正比，亦即与标本中 Cl^- 浓度成正比。实际测定无须测量电流大小，只需与标准液比较即可换算出标本的 Cl^- 浓度。此法高度精密、准确而又不受光学干扰，是美国国家标准局（NBS）指定的参考方法。

离子选择电极（ISE）是 20 世纪 70 年代发展起来的技术，至今仍在发展，新的电极不断出现。这是一类化学传感器，其电位与溶液中给定的离子活度的对数呈线性关系。核心在于其敏感膜，如缬氨霉素中性载体膜对 K^+ 有专一性，对 K^+ 的响应速度比 Na^+ 快 1 000 倍；而硅酸锂铝玻璃膜对 Na^+ 的响应速度比 K^+ 快 300 倍，具有高度的选择性。现可检测大部分电解质的离子，如 K^+、Na^+、Cl^-、Ca^{2+} 等。离子选择电极法又分直接法和间接法。前者是指血清不经稀释直接由电极测量，后者是血清经一定离子强度缓冲液稀释后由电极测量，但两者测定的都是溶液中的离子活度。间接 ISE 法测定的结果与 FAES 相同。

酶法是 20 世纪 80 年代末发展起来的新技术，它是精心设计的一个酶联反应系统，被测离子作为其中的激活剂或成分，反应速度与被测离子浓度成正比。如 Cl^- 的酶学方法测定原理，是无活性 α - 淀粉酶（加入高浓度的 EDTA 络合 Ca^{2+} 使酶失活）在 Cl^- 作用下恢复活性，酶活力大小与 Cl^- 浓度在一定范围内成正比，通过测定淀粉酶活力而计算出 Cl^- 浓度。使用酶法测定离子，特异性、精密度、准确度均好，可以在自动生化分析仪上进行，但因对技术要求较高、成本高、试剂有效期短等因素，使其推广应用有一定困难。

二、电解质分析仪的主要型号

无机磷、镁一般采用化学法在全自动生化分析仪上检测，不在本文叙述范围，通常我们所说的电解质分析仪检测的离子为 K^+、Na^+、Cl^-，部分还可检测 Ca^{2+}。

目前检测电解质的仪器很多，主要分为以下几种。

（一）火焰光度计

火焰光度计通常由雾化燃烧系统、气路系统、光学系统、信号处理系统、点火装置、光控装置等部分组成。工作原理如下：雾化器将样品变成雾状，然后经混合器、燃烧嘴送入火焰中。样品中的碱金属元素受火焰能量激发，便发出自身特有的光谱。利用光学系统将待测元素的光谱分离出来，由光电检测器转换成电信号，经放大、处理后在显示装置上显示出测量结果。早期的仪器采用直接测定法；20世纪80年代以后生产的机型多采用内标准法，即以锂或铯作为内标准。

现在国内主要应用的机型有：国产的 HG3、HG4、6400 型等；美国康宁公司的 480 型；日本分光医疗的 FLAME-30C 型；丹麦的 FLM3 型等。这些仪器都具有结构紧凑、操作简单、灵敏度高、样品耗量少等优点，一般都有电子打火装置、火焰监视装置和先进的信号处理系统，技术上比较成熟。更先进的型号具备自动进样、自动稀释、微机控制和处理等功能。

（二）离子选择电极

离子选择电极可自成体系组成电解质分析仪，或作为血气分析仪、自动生化分析仪的配套组件，其中前者又称离子计。两者都是利用离子选择电极测定样品溶液中的离子含量。与其他方法相比，它具有设备简单、操作方便、灵敏度和选择性高、成本低，以及快速、准确、重复性好等优点，特别是它可以做到微量测定，并且可以连续自动测定，因而在现代临床实验室中，基本取代火焰光度计等成为电解质检测的主要仪器。不过，离子计取代火焰光度计，并不是因为后者方法落后，更重要的是出于实验室的安全性考虑，而且离子选择电极还可以安装在大型生化分析仪上进行联合检测。离子计的关键部件是检测电极，当今生产检测电极的厂家为数不多，如 CIBA-CORNING、AVL 等，各种仪器多使用电极制造。前面提到离子选择电极法有两种，即直接法和间接法，但工作原理都是一样的。

直接法：常与血气分析仪配套，或组成专用电解质分析仪。典型的有 AVL995 型、NOVA SP12 型等。

间接法：多数装备在大、中型自动生化分析仪上。典型的有 BECKMAN-COULTER 的 CX7、ABBOT 的 AEROSET。部分生化分析仪如 HITACHI 的 7170A 则作为选件，由用户决定是否安装。

（三）自动生化分析仪

20 世纪 80 年代以来，任选分立式自动生化分析仪日趋成熟，精密度、准确度相当高，形成几大系列，如 HITACHI 的 717 系列、BECKMAN-COULTER 的 CX 系列、OLYMPUS 的 U 系列等等。而近几年推出的产品速度更高、功能更强，如 HITACHI 的 7600 系列、BECKMAN-COULTER 的 LX、ABBOT 的 AEROSET、BAYER 的 ADVIA1650 等。此外，还有许多小型自动生化分析仪，如法国的猎豹等，功能很强，性能也不俗。而酶法、冠醚比色法等方法的发展，使没有配备离子选择电极的自动生化分析仪检测电解质成为现实。

三、电解质分析技术的临床应用

体液平衡是内环境稳定的重要因素，主要是由水、电解质、酸碱平衡决定的。水和电解质的代谢不是独立的，往往继发于其他生理过程紊乱，即水和电解质的正常调节机制被疾病过程打乱，或在疾病过程中水和电解质的丢失或增加超过了调节机制的限度。值得注意的是，临床观察电解质紊乱，还得分别从影响其代谢及其平衡失调后代谢变化的多方面进行检查，如肾功能指标、血浆醛固酮及肾素水平、酸碱平衡指标以及尿酸碱度和电解质浓度，以便综合分析紊乱的原因及对机体代谢失调的影响程度。

（一）钠异常的临床意义

1. 低钠血症

（1）胃肠道失钠幽门梗阻，呕吐，腹泻，胃肠道、胆管、胰腺手术后造瘘、引流等都可因丢失大量消化液而发生缺钠。

（2）尿钠排出增多见于严重肾盂肾炎、肾小管严重损害、肾上腺皮质功能不全、糖尿病、应用利尿剂治疗等。

（3）皮肤失钠大量出汗时，如只补充水分而不补充钠；大面积烧伤、创伤，体液及钠从创口大量丢失，亦可引起低血钠。

2. 高钠血症

（1）肾上腺皮质功能亢进，如库欣综合征、原发性醛固酮增多症，由于皮质激素的排钾保钠作用，使肾小管对钠的重吸收增加，出现高血钠。

（2）严重脱水，体内水分丢失比钠丢失多时发生高渗性脱水。

（3）中枢性尿崩症，ADH分泌量减少，尿量大增，如供水不足，血钠升高。

（二）钾异常的临床意义

（1）血清钾增高，肾上腺皮质功能减退症、急性或慢性肾功能衰竭、休克、组织挤压伤、重度溶血、口服或注射含钾液过多等。

（2）血清钾降低，严重腹泻、呕吐、肾上腺皮质功能亢进、服用利尿剂、应用胰岛素、钡盐与棉籽油中毒。家族性周期性麻痹发作时血清钾下降，可低至2.5 mmol/L左右，但在发作间歇期血清钾正常。大剂量注射青霉素钠盐时，肾小管会大量失钾。

（三）氯异常的临床意义

（1）血清氯化物增高常见于高钠血症、失水大于失盐、氯化物相对浓度增高；高氯血性代谢性酸中毒；过量注射生理盐水等。

（2）血清氯化物减低临床上低氯血症常见。原因有氯化钠的异常丢失或摄入减少，如严重呕吐、腹泻、胃液、胰液或胆汁大量丢失，长期限制氯化钠的摄入，阿狄森病，抗利尿激素分泌增多的稀释性低钠、低氯血症。

四、电解质分析技术的应用展望

最近10年电解质检测技术日趋成熟，但研究基本集中在ISE法和酶法。从目前的趋势看，ISE法仍是各专业厂商的重点发展对象，不断有新电极问世，其技术特点如下。

（一）传统电极的改良及微型化

传统电极指的是玻璃膜电极、离子交换液膜电极、中性载体（液膜）电极、晶膜电极等。经过20多年的改进，产品已非常成熟，特别是K^+、Na^+、Cl^-电极，一般寿命可达半年以上，测试样品1.5万以上，并且对样品的需求量很小，仅需数十微升，有些间接ISE法仅需15μL就能同时检测K^+、Na^+、Cl^-三种离子。于传统电极而言，最重要的是延长使用寿命，减少保养步骤甚至做到"免保养"。有的电极，将各电极封装在一起，如ABBOT的Aeroset采用的复合式电解质电极晶片技术（ICT）。

（二）非传统电极的发展

非传统电极与传统电极的区别在于其原理、结构或者电极本身不同，主要有离子敏感场效应管（ISFET）生物敏感场效应管（BSFET）涂丝电极（CWE）涂膜电极（CME）聚合物基质电极（PVC膜电极）微电极、薄膜电极（TFE）等。这些电极各有特性，如敏感场效应管具有完全固态、结构小型化、仿生等特点；聚合物基质电极简单易制、寿命长；微电极尽管与传统电极作用机制相同，但高度微型化，其敏感元件部分直径可小至0.5μm，能很容易插入生物体甚至细胞膜测定其中的离子浓度；而薄膜电极则是由多层电极材料叠合成的薄膜式电极，全固态，干式操作、干式保存。

目前已有部分产品推向市场，以美国i-STAT公司的手掌式血气+电解质分析仪为例，大致能够了解电解质检测技术的最新进展及发展趋势。该仪器使用微流体和生物传感器芯片技术设计的微型传感器，与定标液一起封装在一次性试剂片中，在测试过程中，分析仪自动按试剂片的前方，使一个倒钩插入定标袋中，定标液就流入测量传感器阵列；当定标完成后，分析仪再按一下试剂片的气囊，将定标液推入贮液池，然后将血液样本送入测量传感器阵列。测试完成后，所有的血液和定标液都贮存在试剂片里，可做安全的生物处理。这种独特的技术使仪器做到手掌式大小，真正实现自动定标、免维护、便携，可以通过IR红外传输装置将结果传送至打印机或中心数据处理器中保存。这种一次性试剂片有不同规格，每种规格测试的项目不同，可以根据需要选择。标本需要量少，仅需全血2~3滴，非常适合各种监护室（尤其是新生儿监护室）手术室及急诊室的床边测试，很有发展前景。

其他检测方法也在继续发展，如化学方法的采取冠醚结合后比色测定、酶法测定等，并有相应的产品问世。

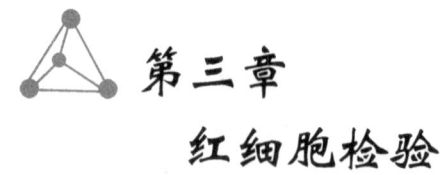

第三章 红细胞检验

第一节 红细胞计数

一、检测原理

（一）手工显微镜法

用等渗稀释液将血液稀释一定倍数，充入血细胞计数池，在显微镜下计数一定体积内的红细胞数，经换算求出每升血液中红细胞数量。

（二）血液分析仪法

用电阻抗和/或光散射原理。

二、方法学评价

（一）手工显微镜法

手工显微镜法是传统方法，不需要特殊设备，但操作复杂、费时。但可作为：①对照核实仪器法白细胞减少或血小板减少的情况。②受小红细胞干扰的血小板计数结果的校正。

（二）血液分析仪法

血液分析仪法是常用方法，比手工法精确（如电阻抗计数法的变异系数为2%，手工法则大于11%），且操作简便、快速。当白细胞数量明显增高时，会干扰红细胞计数和体积测定而产生误差。成本高，环境条件要求高。

三、质量控制

（一）手工法

误差原因如下。

（1）标本：血液发生凝固，使细胞计数减少或分布不均。

（2）操作：稀释、充池、计数不规范。

（3）器材：微量吸管、计数板不标准。

（4）固有误差（计数域误差）：估计细胞计数的95%可信限和变异系数，采用下列公式：标准差 $s=\sqrt{n}$；95%可信限=计数值±2s；变异系数 $CV\% = \frac{s}{n} \times 100\% = \frac{\sqrt{n}}{n} \times 100\%$。

（二）仪器法

仪器应严格按规程操作，并定期进行室内质控和室间质评。

四、参考值

(一)参考值

成年男性 $(4 \sim 5.5) \times 10^{12}/L$;成年女性 $(3.5 \sim 5.0) \times 10^{12}/L$;新生儿 $(6.0 \sim 7.0) \times 10^{12}/L$。

(二)医学决定水平

高于 $6.8 \times 10^{12}/L$,应采取治疗措施;低于 $3.5 \times 10^{12}/L$,为诊断贫血界限,应寻找病因;低于 $1.5 \times 10^{12}/L$,应考虑输血。

五、临床意义

(一)生理性变化

1. 年龄与性别的差异

新生儿,由于出生前处于生理性缺氧状态,故红细胞明显增高,较成人约增加35%,出生2周后逐渐下降,2个月婴儿约减少30%。男性在6~7岁时最低,随年龄增大而逐渐上升,20~30岁达到高峰,30岁后随年龄增大而逐渐下降,直到60岁尚未停止。女性也随年龄增大而逐渐上升,13~15岁达到高峰,随后受月经、内分泌等因素影响而逐渐下降,21~35岁维持最低水平,以后随年龄增大而逐渐上升,与男性水平相当。红细胞计数男女在15~40岁期间差别明显,主要是男性雄性激素水平较高,其中睾酮有促进红细胞造血的作用。

2. 精神因素

感情冲动、兴奋、恐惧、冷水浴刺激等可使肾上腺素增多,导致红细胞暂时增多。

3. 剧烈体力运动和劳动

安静时全身每分钟耗氧 $0.3 \sim 0.4$ L,运动时可达 $2 \sim 2.5$ L,最高可达 $4 \sim 4.5$ L,因需氧量增加,使红细胞生成素生成增加、骨髓加速释放红细胞,导致红细胞增多。

4. 气压减低

高山地区居民和登山运动员因大气稀薄、氧分压低,在缺氧刺激下,红细胞代偿性增生,骨髓产生更多红细胞,导致红细胞增高。高海拔人群约增加14%。

5. 妊娠和老年人

妊娠中、后期,为适应胎盘循环需要,通过神经、体液调节,孕妇血浆容量明显增加使血液稀释,导致红细胞减少,妊娠约减少16%。老年人因造血功能明显减退,导致红细胞减少。

(二)红细胞和血红蛋白量减少

见于临床上各种原因的贫血。通过红细胞计数、血红蛋白测定或血细胞比容测定可诊断贫血,明确贫血程度。贫血原因分析应结合体检和进一步检查。按病因将贫血分成:

1. 急性、慢性红细胞丢失过多

各种原因出血,如消化性溃疡、痔疮、十二指肠钩虫病等。

2. 红细胞寿命缩短

各种原因溶血,如输血溶血反应、蚕豆病、遗传性球形细胞增多症等。

3. 造血原料不足

如慢性失血者,铁重新利用率减少、铁供应或吸收不足,铁是制造血红蛋白的原料,原料不足使血红蛋白合成量减少;先天性或后天性红细胞酶缺陷者,铁不能被利用、堆积在细胞内外,使发育中细胞的功能障碍,红细胞过早死亡所致,如铁粒幼细胞贫血(红细胞小、中心淡染区扩大、血清铁和贮存铁增加、幼稚细胞核周有铁颗粒);某些药,如异烟肼、硫唑嘌呤等;继发于某些疾病,如类风湿关节炎、白血病、甲状腺功能亢进、慢性肾功能不全、铅中毒等。

4. 骨髓造血功能减退

某些药物,如抗肿瘤药物、磺胺类药物、保泰松、有机砷、马利兰消安等可抑制骨髓造血功能;物理因素,如X线、^{60}Co、镭照射等可抑制骨髓造血功能;继发于其他疾病,如慢性肾衰竭(因尿素、肌酐、酚、吲哚等物质潴留使骨髓造血功能受影响）；原发性再生障碍性贫血。

（三）红细胞增多

1. 原发性红细胞增多

如真性红细胞增多症、良性家族性红细胞增多症等。真性红细胞增多症是一种原因不明红系细胞异常增殖性疾病，红细胞计数在（7~10）×10^{12}/L，发生于40~70岁年龄组，其外周血红细胞明显增多，白细胞和血小板增高，有时伴慢性粒细胞性白血病。

2. 继发性红细胞增多

（1）心血管病：各种先天性心血管疾病，如房室间隔缺损、法洛四联症。

（2）肺部疾病：肺气肿、肺源性心脏病、肺纤维化、矽肺和各种引起肺气体交换面积减少。

（3）异常血红蛋白病。

（4）肾上腺皮质功能亢进（库欣病）：可能与皮质激素刺激骨髓使红细胞生成偏高有关。

（5）某些药物，如肾上腺素、糖皮质激素、雄激素等。

3. 相对性红细胞增多

如呕吐、严重腹泻、多汗、多尿、大面积烧伤、晚期消化道肿瘤而长期不能进食等引起血液浓缩、血液中有形成分相对增多，多为暂时性增多。

六、操作方法

（一）血细胞计数板（改良牛鲍计数板）

用优质厚玻璃制成。每块计数板由"H"形凹槽分为2个同样的计数池。计数池两侧各有一条支持柱，将特制的专用盖玻片覆盖其上，形成高0.10 mm的计数池。计数池内划有长、宽各3.0 mm的方格，分为9个大格，每个大格面积为1.0 mm^2，容积为0.1 mm^3（μL）。其中，中央大方格用双线分成25个中方格，位于正中及四角的5个中方格是红细胞和血小板计数区域，每个中方格用单线分为16个小方格。四角的4个大方格是白细胞计数区域，用单线划分为16个中方格。根据1941年国际标准局（NBS）规定，大方格每边长度允许误差为±1%，即1±0.01 mm，盖玻片与计数池间隙深度允许误差为±2%，即0.1±0.002 mm。

（二）盖玻片

盖玻片是专用的玻璃盖片，要求表面平整光滑，两面平整度在0.002 mm以内，盖玻片规格一般为24 mm×20 mm×0.6 mm。

（三）微量吸管

为一次性定量（10或20μL）毛细管采血，使用前须经水银称重法校正（-1%＜误差＜1%）。使用后，应经2 g/L过氧乙酸消毒2 h，然后依次用蒸馏水冲洗、95%乙醇脱水、乙醚干燥。

（四）红细胞计数操作和注意事项

1. 计数和计算

在2 mL红细胞稀释液中加血10μL，混匀后，充入计数池，静置3~5 min后，在高倍镜下，计数中央大方格内4角和正中5个中方格内的红细胞数。计数时需遵循一定方向逐格进行，以免重复或遗漏，对压线细胞采用数左不数右、数上不数下的原则。

计算公式为红细胞/L = N × $\frac{25}{5}$ × 10 × 10^6 × 200 = N × 10^{10} = $\frac{N}{100}$ × 10^{12}。

2. 清洁

应保证计数板和盖玻片清洁。操作时，勿接触计数板表面，以防污染。使用后，依次用95%乙醇、蒸馏水棉球、清洁绸布擦净。

3. 充池

需一次完成充池，如充池过少、过多或有气泡、继续充液，应重新操作，充池后不能移动盖玻片。红细胞在计数池中若分布不均，每个中方格间相差超过20个应重新充池，两次红细胞计数相差不得超过 5%。

4. 计数板

改良牛鲍计数板每年要鉴定 1 次，以免影响计数结果的准确性。

5. 白细胞影响

通常白细胞总数较少，仅相当于红细胞的 1/1 000～1/500，对结果影响很小，可以忽略不计。但白细胞过高者（WBC > 100×10^9/L），红细胞计数结果应进行校正。校正方法有两种：一是，直接将患者红细胞数减去白细胞数；二是，在高倍镜下勿将白细胞计入，白细胞体积常比红细胞略大，中央无凹陷，细胞核隐约可见，无黄绿色折光。

6. 红细胞稀释液

Hayem 液由 NaCl（调节渗透压）、Na_2SO_4（提高比密防止细胞粘连）、$HgCl_2$（防腐）和蒸馏水组成。枸橼酸钠稀释液由枸橼酸钠（抗凝和维持渗透压）、甲醛（防腐和固定红细胞）、氯化钠（调节渗透压）和蒸馏水组成。普通生理盐水或加 1% 甲醛生理盐水。

第二节　血红蛋白测定

一、检测原理

（一）氰化高铁血红蛋白（HiCN）测定法

血液中除硫化血红蛋白（SHb）外的各种 Hb（如氧合血红蛋白、碳氧血红蛋白、或其他衍生物）均可被高铁氰化钾氧化为高铁血红蛋白，再和 CN^- 结合生成稳定的棕红色复合物——氰化高铁血红蛋白，其在 540 nm 处有一吸收峰，用分光光度计测定该处的吸光度，经换算即可得到每升血液中的血红蛋白浓度，或通过制备的标准曲线查得血红蛋白浓度。

（二）十二烷基硫酸钠血红蛋白（SDS）测定法

血液中除 SHb 外的各种 Hb 均可与低浓度 SDS 作用，生成 SDS-Hb 棕红色化合物，用分光光度计测定波峰 538 nm 处吸光度，经换算可得到每升血液中的血红蛋白浓度。

二、方法学评价

Hb 测定方法大致分为：①根据 Hb 分子组成测 Hb（全血铁法）。②根据血液物理特性测 Hb（比密法、折射仪法）。③根据 Hb 与 O_2 可逆性结合的特性测 Hb（血气分析法）。④根据 Hb 衍生物光谱特征定量测 Hb（比色法）。

（一）HiCN 法

该法 1966 年被 ICSH 推荐为参考方法。该法具有操作简单、显色快、结果稳定可靠、读取吸光度后可直接定值等优点。其致命的弱点是氰化钾（KCN）试剂有剧毒，使用管理不当可造成公害。

（二）SDS 测定法

该法具有操作简单、呈色稳定、准确性和精确性符合要求、无公害等优点。但由于摩尔消光系数尚未最后确认，不能直接用吸光度计算 Hb 浓度，而且 SDS 试剂本身质量差异较大，会影响检测结果。

（三）叠氮高铁血红蛋白（HiN3）法

该法优点与 HiCN 测定法相似，最大吸收峰在 542 nm，显色快、结果稳定，试剂毒性仅为 HiCN 测定法的 1/7，但仍存在公害问题。

（四）碱羟血红蛋白（AHD 575）测定法

该法试剂简单、呈色稳定、无公害、吸收峰在 575 nm、可用氯化血红素作为标准品。但仪器多采用 540 nm 左右滤光板，限制了此法使用。

（五）溴代十六烷基三甲铵（CTAB）血红蛋白测定法

该法试剂溶血性强又不破坏白细胞，适用于仪器上自动检测 Hb 和白细胞。缺点是测定结果的准确度和精密度不佳。

（六）血细胞分析仪

血细胞分析仪优点是操作简单、快速，同时可获得多项红细胞参数，血红蛋白测定原理与手工法相似，但由于各型仪器使用溶血剂不同，形成 Hb 的衍生物不同。仪器须经 HiCN 标准液校正后才能使用。仪器法测定精度（CV）约为 1%。

三、质量控制

（一）样本

异常血浆蛋白质、高脂血症、白细胞数超过 30×10^9/L、脂滴等可产生浊度，干扰 Hb 测定。

（二）采血部位

采血部位不同，结果不同，静脉血比毛细血管血低 10% ~ 15%。

（三）结果分析

测定值假性增高的原因是稀释倍数不准、红细胞溶解不当、血浆中脂质或蛋白质量增加。

（四）HiCN 参考液

HiCN 参考液是制备标准曲线、计算 K 值、校准仪器和其他测定方法的重要物质。ICSH 公布了制备方法和规格。我国 HiCN 部级参考品质量标准如下。

（1）图形扫描波峰 540 ± 1 nm，波谷 504 ~ 502 nm。

（2）$A_{\lambda 540 nm}/A_{\lambda 504 nm} = 1.590 ~ 1.630$。

（3）$A_{\lambda 750 nm} \leq 0.002$。

（4）无菌试验：普通培养和厌氧培养阴性。

（5）精密度：随机抽样 10 支测定，$CV \leq 0.5\%$。

（6）准确度：以 WHO HiCN 参考品为标准进行测定，测定值与标示值之差为 $-0.5\% ~ 0.5\%$。

（7）稳定性：3 年内不变质，测定值不变。

（8）分装于棕色安瓿内，每支不少于 10 mL。

（9）标签应写明产品名称、批号、含量、有效期、生产日期、贮存法等。

（五）质控物

（1）ACD 抗凝全血：4℃可保存 3 ~ 5 周，用于 RBC、Hb 和 WBC 质控。

（2）进口全血质控物：用于多参数血细胞分析仪 RBC、Hb 和 WBC 质控。

（3）醛化半固定红细胞：4℃可保存 50 ~ 60 d，用于 RBC、Hb 质控。

（4）溶血液：用于 Hb 质控。

（5）冻于全血：可长期保存，用于 Hb 质控。

四、参考值

（1）成年：男性 120 ~ 160 g/L；女性 110 ~ 150 g/L。

（2）新生儿：170 ~ 200 g/L。

（3）老年人（70 岁以上）：男性 94.2 ~ 122.2 g/L；女性 86.5 ~ 111.8 g/L。

五、临床意义

（一）生理性变化

（1）年龄：随年龄增长，Hb 可增高或减低，与红细胞变化相似。

（2）时间：红细胞和血红蛋白量有天内波动，上午 7 时达高峰，随后下降。

（二）病理性变化

血红蛋白测定临床意义和红细胞计数相似，但在贫血程度的判断上优于红细胞计数。需注意的是以下几点。

（1）某些疾病，血红蛋白和红细胞浓度不一定能正确反映全身红细胞的总容量。如大量失血时，在补充液体前，虽循环血容量缩小，但血液浓度很少变化，从血红蛋白浓度来看，很难反映出存在贫血。如水潴留时，血浆容量增大，即使红细胞容量正常，但血液浓度减低，从血红蛋白浓度来看，已存在贫血；反之，失水时，血浆容量缩小，即使血液浓度增高，但红细胞容量减少，从血红蛋白浓度来看，贫血不明显。

（2）发生大细胞性贫血或小细胞低色素贫血时，红细胞计数与血红蛋白浓度不成比例。大细胞性贫血的血红蛋白浓度相对偏高，小细胞低色素贫血的血红蛋白减低，但红细胞计数可正常。

六、氰化高铁血红蛋白测定法操作

（一）测定

在 5 mL HiCN 转化液中加血 20 μL，充分混合，静置 5 min 后，在波长 540 nm 处，半径（比色杯内径）1.000 cm，HiCN 转化液或蒸馏水调零，测定吸光度（A）。

（二）计算

$$Hb（g/L）= \frac{A_{HiCN}^{\lambda_{540}}}{44} \times \frac{64458}{100} \times 251 = A \times 367.7$$

根据公式直接计算。式中 A 为样本吸光度，44 为毫摩尔消光系数，64 458/1 000 为 1 mol/L Hb 溶液中所含 Hb 克数，251 为稀释倍数。绘制标准曲线。采用 HiCN 参考液（50 g/L，100 g/L，150 g/L，200 g/L），在分光光度计上，波长 540 nm 处，测定各种参考液的吸光度，以参考液血红蛋白含量为横坐标，吸光度为纵坐标，绘制标准曲线，或求出换算常数公式（K）$K = \frac{\sum Hb}{\sum A}$。然后，根据样本吸光度（A）在标准曲线查出血红蛋白浓度，或者用 K 值计算：Hb（g/L）= K × A。

（三）HiCN 贮存

转化液应贮存在棕色有塞玻璃瓶中，不能贮存在塑料瓶中，否则会使 CN^- 丢失，测定结果偏低。HiCN 转化液在 4℃保存一般可数月，不能在 0℃以下保存，因为结冰可使高铁氰化钾还原，试剂失效。

（四）干扰

HiCN 转化液是一种低离子强度，pH 值近中性的溶液（7.2 ± 0.2）。样本中白细胞过高或球蛋白异常增高时，干扰检测结果。解决方法是：白细胞过高者，离心后取上清液比色；球蛋白异常增高（如肝硬化者）者，比色液中加入少许固体氯化钠或碳酸钾，混匀后溶液澄清再比色。

（五）氰化钾试剂

氰化钾试剂是剧毒品，测定后的废液首先以水稀释废液（1:1），再加次氯酸钠 35 mL/L，充分混匀，放置 15 h 以上，使 CN^- 氧化成 CO_2 和 N_2 挥发，或水解成 CO_3^{2-} 和 NH_4^+，再排入下水道。废液不能直接与酸性溶液混合，因为氰化钾遇酸可产生剧毒的氰氢酸气体。

第三节 血细胞比容测定

一、毛细管法

（一）原理

将定量的抗凝血液在一定的速度和时间离心沉淀后，血液中的各种不同成分互相分离，计算压实红细胞占全血的比值，即毛细管法（microhematocrit method）测定血细胞比容（hematocrit, HCT）。

（二）器材和试剂

1. 毛细管

用钠玻璃制成专用玻管，长度为 75 ± 0.5 mm；内径为 1.155 ± 0.085 mm；管壁厚度为 0.20 mm，允许范围为 0.18 ~ 0.23 mm。

2. 密封胶

应使用黏土样密封胶或符合要求的商品，用于密封毛细管。

3. 高速离心机

专用离心机。离心半径应大于 8.0 cm，能在 30 s 内加速到最大转速，在转动圆周边的 RCF 为 10 000 ~ 15 000 g 时，转动 5 min，转盘的温度不超过 45 ℃。

4. 读数尺

特制读数换算尺。

（三）操作

1. 吸取标本

用虹吸法将血液充入专用毛细管中，至 2/3（50 mm）处，避免气泡产生。

2. 密封毛细管

把毛细管未吸血的一端垂直插入密封胶，封口。密封胶柱应为 4 ~ 6 cm。

3. 离心

把毛细管（封口端向外）放入专用高速离心机，以 RCF 12 500 g 离心 5 min。

4. 读数

取出离心后的毛细管置于专用读数板的凹槽中，移动滑尺刻度至还原红细胞层表层，读出相对应的数值，或者用刻度尺分别测量红细胞层和全血层长度，计算其比值。

（四）方法学评价

1. 干扰因素

（1）器材：所用器具清洁干燥，防止溶血。

（2）抗凝剂：量要准确，并与血液充分，特别是防止血液稀释、凝固。

（3）密封操作：为防止破坏红细胞，毛细管的密封不能采用烧熔的方法。

（4）离心：离心速度直接影响结果，相对离心力以 10 000 ~ 15 000 g 为宜，当读数大于 0.50 时，应再离心 5 min，放置毛细管的沟槽平坦，胶垫富有弹性，防止离心时血液漏出；一旦发生漏血，应清洁离心盘后重新测定。

（5）红细胞因素：①结果假性增高：红细胞形态异常（如小红细胞、大红细胞、球形红细胞、椭圆形红细胞或镰形红细胞等）和红细胞增多时应注明，因红细胞的变形性减低和数量增多可使血浆残留量增加，高网织红细胞或高白细胞等也可使 HCT 假性增高。②结果假性降低：体外溶血和自身凝集等。

2. 质量保证

（1）读数方法：离心后血液分为 5 层，自上而下分别为血浆层、血小板层、白细胞层和有核红细胞层、还原红细胞层（紫黑红色）、氧合红细胞层（鲜红色）。读数以还原红细胞层表面为准。

（2）红细胞因素：红细胞异常时因变形性减低使血浆残留量增加，结果假性增高，而体外溶血和自身凝集会使结果假性降低。

（3）离心效果：因本法用高速离心，红细胞间残存的血浆量较少，因而结果较温氏法低。

（4）重复性：同一标本的两次测量结果之差不可大于 0.015。

二、温氏法

（一）温氏法原理（Wintrobe method）

血细胞比容测定原理同毛细管法，但使用常规中速离心。

（二）器材和试剂

（1）温氏管：平底厚壁玻璃管，长 110 mm，内径 3 mm（内径不均匀性误差小于 0.05 mm），管上刻有 0 ~ 100 mm 刻度，分度值为 1 mm，其读数一侧由下而上，供测血细胞比容用，另一侧由上而下，供红细胞沉降率测定用。

（2）细长毛细滴管。

（3）水平式离心机：RCF 在 2 264 g 以上。

（三）操作

1. 吸取标本

用细长毛细滴管吸取混匀的抗凝血，插入温氏管底部，然后将血液缓慢注入至刻度"10"处，并用小橡皮塞塞紧管口。

2. 离心

将加好标本的温氏管置于离心机，以相对离心力 RCF 为 2 264 g 离心 30 min，读取压实红细胞层柱高的毫米数，再以同样速度离心 10 min，至红细胞层高度不再下降为止。

3. 读数

以还原红细胞层表面为准，读取红细胞层柱高的毫米数，乘以 0.01，即为血细胞比容值。

（四）方法学评价

1. 干扰因素

（1）抗凝剂因素：将 3.5 mg 的 EDTA-K_2 或 0.2 mg 的肝素装于小试管内烘干，可抗凝 2 mL 血液，应严格控制加入量，抗凝剂用量过大可使红细胞皱缩。

（2）标本因素：以空腹采血为好，采血应顺利。因静脉压迫时间过长（超过 2 min）会引起血液淤积与浓缩，所以当针刺入血管后应立即除去止血带再抽血，以防 HCT 增加。上层血浆如有黄疸及溶血现象应予以注明，供临床医师参考。

（3）吸取标本因素：抗凝血在注入温氏管前应反复轻微振荡，使 Hb 与氧充分接触，注入温氏管时要避免产生气泡。

2. 质量保证

要确保离心条件的规范。因红细胞的压缩程度受相对离心力大小和离心时间的影响较大，故要求 RCF 为 2 264 g，离心 30 min，相对离心力（g）= $1.118 \times 10^{-5} \times$ 有效离心半径（cm）× 每分钟转速^2。如有效离心半径不足或转速不足均可使相对离心力降低，必须适当延长离心时间或提高离心速度加以纠正。本法离心力不足以完全排除红细胞之间残留血浆（残留 2%～3%），且用血量大，已逐步被毛细管微量法取代。

三、血细胞比容测定参考方法

血细胞比容测定参考方法见于国际血液学标准委员会 2001 年发布的文件（ICSH.Recommendation for the reference method for the packed cell volume.Lab Hemaol，2001，7：148-170）。

（一）一般技术要求

1. 血液标本

静脉血使用 EDTA-K_2 抗凝，容器体积应足够大，使空气体积占试管体积 20% 以上，当颠倒混匀 8～10 次后血液能充分混合，并全部氧合。毛细血管血应使用特制的、内部涂抗凝剂（常为肝素铵）的微量血细胞比容管，采自手指、耳朵或足跟的穿刺部位，约需 50 μL 血液。

2. 一次性玻璃毛细管性能

Ⅱ 型碱石灰玻璃，长度（75±0.5）mm，内径（1.155±0.085）mm，管壁厚度 0.18～0.23 mm，粗细变化不超过内径与毛细管长度之比的 2%。

3. 封胶

特制的、柔软的、用于吸样后封闭毛细管一端。

4. 微量血细胞比容离心机性能

半径大于 8 cm；相对离心力应为 10 000～15 000 g，启动 30 s 内达最高转速，至少应保持 5 min 无明显发热；转子温度不超过 45 ℃；离心机有多个试管位置（如 24 个），样品轨道位置应有编号；有自动计时器。在使用前和每年应定期核查，用转速计核查离心速度，准确度应为 ±1 r/min，用秒表核查计时器的准确度和精密度。

5. 压积时间

选择1份正常和1份红细胞增多的血液标本,充分混匀,分别充满两根毛细管,离心2 min,测量并记录结果。然后,再用充满新鲜血的毛细管,重复此过程,以30 s为增量,增加离心时间,直到HCT值稳定。如果4 min后HCT值稳定,4.5 min时不再改变,那么4.5 min即为合适的离心时间。

6. 血细胞比容读数板

应采用专用血细胞比容读数板,最好用防视差的游标,应定期用与血细胞比容管长度一致的、印有连续刻度的血细胞比容卡读数器对照核查。

(二)操作方法

1. 混合

充分混合血液标本,通常用手颠倒混匀8~10次或用机械混匀器混合2~3 min。若4℃保存样品,使用前应先平衡至室温。

2. 吸样

不超过毛细管总长度的2/3~3/4,待末端干燥,在未吸样端塞入特制封胶。良好的封口应使管内底部平整。

3. 离心

毛细管吸样后放入离心机,记录每根管子位置,按预设时间(通常5 min)以10 000~15 000 g离心。

4. 读数

红细胞柱长度与全血柱总长度直接由血细胞比容读数器得出,应尽可能排除血小板和白细胞层所形成的棕黄层。

5. 判断结果

两次测定结果相差不超过0.005。

四、参考值

男0.380~0.508;女0.335~0.450。

五、临床意义

临床意义与红细胞计数相似。增高可因红细胞数量绝对增加或血浆量减少所致,减低是诊断贫血的指标。

第四节 红细胞参数平均值的计算

一、方法学

(一)原理

根据红细胞、血红蛋白浓度和血细胞比容结果,计算红细胞平均体积、红细胞平均血红蛋白量和红细胞平均血红蛋白浓度。

(二)计算

1. 红细胞平均体积(mean corpuscular volume,MCV)

红细胞平均体积是指全部红细胞体积的平均值。

$$MCV = \frac{每升血液中红细胞比容 \times 10^{15}}{每升血液红细胞数(个)} = XX(fL)$$

举例：患者血红细胞数为 3.6×10^{12}/L，血细胞比容为 0.392。因为 $1L = 10^{15}fL$，即：

$$MCV = \frac{0.392 \times 10^{15}}{3.6 \times 10^{12}} = 109 fL$$

2. 红细胞平均血红蛋白量（mean corpuscular hemoglobin，MCH）

红细胞平均血红蛋白量是指全部红细胞血红蛋白含量的平均值。

$$MCH = \frac{每升血液中血红蛋白浓度（g）\times 10^{12}}{每升血液红细胞个数} = XX（pg）$$

举例：患者红细胞数为 3.6×10^{12}/L，血红蛋白量为 136 g/L。因为 $1 g = 10^{12} pg$，即：

$$MCH = \frac{136 \times 10^{12}}{3.6 \times 10^{12}} = 38 pg$$

3. 红细胞平均血红蛋白浓度（mean corpuscular hemoglobin concentration，MCHC）

红细胞平均血红蛋白浓度是指全部红细胞血红蛋白浓度的平均值。

$$MCHC = \frac{每升血液中血红蛋白 g 数（g/L）}{每升血液血细胞比容} = XX（g/L）$$

举例：患者血红蛋白量为 136 g/L，血细胞比容为 0.392。即：

$$MCHC = \frac{136}{0.392} = 347（g/L）$$

（三）方法学评价

（1）红细胞平均指数测定由红细胞计数、血红蛋白量及血细胞比容测定后计算，因此，必须用同一份凝血标本，且所测数据必须准确。

（2）红细胞平均指数仅反映红细胞群体平均情况，无法阐明红细胞彼此之间的差异，对一些早期贫血也缺乏敏感性。

二、参考值

见表 3-1。

表 3-1 MCV、MCH 和 MCHC 参考值

人群	MCV（fL）	MCH（pg）	MCHC（g/L）
成年人	80~100	26~34	320~360
1~3 岁	79~104	25~32	280~350
新生儿	86~120	27~36	250~370

三、临床意义

红细胞平均指数可用于贫血形态学分类及提示贫血的可能原因（表 3-2）。

表 3-2 贫血形态学分类及临床意义

贫血形态学分类	MCV	MCH	MCHC	临床意义
正常细胞性贫血	正常	正常	正常	急性失血、急性溶血、再生障碍性贫血
大细胞性贫血	增高	增高	正常	叶酸、维生素 B_{12} 缺乏或吸收障碍
单纯小细胞性贫血	降低	降低	正常	慢性炎症、尿毒症
小细胞低色素性贫血	降低	降低	降低	铁缺乏、维生素 B_6 缺乏、珠蛋白生成障碍性贫血

第五节 异常红细胞形态检验

一、方法学

(一)原理
对血涂片进行染色后,不同形态的细胞,因化学成分和化学性质不同,对酸性和碱性染料的亲和作用、吸附作用就不一样,因而使不同形态的细胞呈现出各自的染色特点。利用光学显微镜可直接观察到正常红细胞的形态,并识别异常红细胞形态红细胞形态学(erythrocyte morphology)。

(二)器材和试剂
显微镜,载玻片。

(三)操作

1. 低倍镜观察

低倍镜下观察染色血涂片中红细胞的分布和染色情况。选择细胞分布均匀、染色良好、红细胞紧密排列但不重叠区域(一般在血涂片的体尾交界处)。

2. 油镜观察

滴加香柏油 1 滴,在油镜下仔细观察上述区域中红细胞的形态,同时浏览全片是否存在其他异常细胞。

3. 记录描述

观察记录标本中红细胞形态特别是异常红细胞的形态变化和/或数量。

(四)方法学评价

1. 干扰因素

在制片和染色过程中的人为因素会造成红细胞形态异常,如①涂片不当。②玻片不符合要求。③抗凝剂 EDTA 浓度太高,或血液长时间放置。④染色不当。⑤涂片干燥过慢或固定液中混有少许水分。⑥涂片末端附近,可见与长轴方向一致的假椭圆形红细胞等。

2. 质量保证

(1)红细胞分布:在整张血涂片上通常不是均匀分布的,应先在低倍镜下估计细胞的分布和染色情况,理想的红细胞形态检查应在红细胞单个分散、毗邻而不重叠的区域。

(2)浏览全片细胞:是否存在其他异常细胞,因异常成分常集中在涂片的边缘,容易漏检。一般真的异形红细胞全片都可见到同样异常,而假异形红细胞常局限于个别区域。

(3)检验人员资质:有合格的血液细胞形态检验人员,经严格培训有理论与实践经验的血细胞检验人员是细胞形态学检查质量保证的前提。

二、临床意义

红细胞形态定义见于 2001 年 Beutler 等的最新权威性分类描述。

正常静态红细胞呈双面凹的圆盘形,其形态和大小的差异对贫血的鉴别有很大的价值。正常成人红细胞直径 7.5~8.7μm,随细胞衰老轻微变小,正常红细胞瑞氏染色下呈红棕色,吉姆萨染色下呈粉红色,中心 1/3 染色相对灰白,表现出双面凹形态,是红细胞不受外界变形性应力支配时呈现出的形态,称(圆)盘形红细胞(discocyte)。在多种外界因素影响下,盘形红细胞可快速地转变为口形和棘形锯齿形红细胞两种形态。

(一)红细胞结构和形态

红细胞结构和形态国际上采用统一的希腊词根,根据红细胞的三维形态学特征,对不同红细胞进行命名。

1. 棘形红细胞Ⅰ~Ⅲ型(echinocyte Ⅰ~Ⅲ)

棘形红细胞原称为锯齿状细胞(burr cell or crenated cell or berry cell)。整个细胞上布满分布均匀的短刺,即有 10~30 个小突起。常见于尿毒症、肝病和消化性溃疡等。

2. 棘形红细胞（acanthocyte）

棘形红细胞原称为刺状细胞（spur/acanthoid cell or acanthrocyte）。红细胞上的刺形态不规则，长度不等，分布不均匀，有2～10个不同长度、不同直径的半球形尖刺，其表面突起的基底部宽度不等。常见于无β脂蛋白血症、酒精性肝病和脾切除后等。

3. 口形红细胞（stomatocyte）

口形红细胞原称为口形细胞（mouth cell）、杯形（cup form）、蘑菇柄形（mushroom cap）、单面凹形（uniconcavedisc）、微球形细胞（microspherocyte）。呈单面凹的碗形细胞，形态由碗形（Ⅰ型）变为表面有小凹的球形（血涂片上呈口形）。常见于遗传性球形红细胞增多症、遗传性口形红细胞增多症和酒精性肝硬化等。

4. 球形口形红细胞（sphero stomatocyte）

球形口形红细胞原称为微球形细胞（microspherocyte）、球形细胞（spherocyte/prolytiosphere）。尽管球形红细胞命名已久，但实际上并非是真正球形的细胞，为血红蛋白浓度致密的球形红细胞，其厚度明显增加，使细胞中心凹陷度明显减少，甚至消失。扫描电镜显示持续存在小凹陷或表面不规则，提示其来源于口形红细胞。常见于遗传性球形红细胞增多症、免疫性溶血性贫血和输血后等。

5. 裂红细胞（schizocyte）

裂红细胞原称为盔形细胞（helmet cell）、碎片细胞（fragmented cell）、裂细胞（schistocyte）。通常呈半圆盘形，有两个或三个尖端，细胞较小，为不规则碎片，是红细胞发生机械性损伤后，由两个相反的膜表面发生黏合所致，比正常盘形红细胞小，且出现一个或多个僵硬和扭曲的膜区域，此区域为红细胞受损或发生黏合的部位。常见于微血管病性溶血性贫血、癌肿和心瓣膜病等。

6. 椭圆形红细胞（elliptocyte）

延伸的椭圆形（有血红蛋白的极性），呈卵形双面凹圆盘状，可有不同的椭圆形态，从轻度椭圆形、圆柱形、双极性至延伸形。常见于遗传性椭圆形红细胞增多症、珠蛋白生成障碍性贫血和铁缺乏等。

7. 镰形红细胞（drepanocyte）

红细胞中含聚合的血红蛋白S，有多种形态如双极形、冬青叶形和不规则的刺形，是因镰形血红蛋白多聚化而形成的多种形态的细胞。常见于镰形细胞病、血红蛋白C病和血红蛋白M等。

8. 靶形红细胞（codocyte）

呈钟形，在干燥的血涂片上呈靶形，因膜相对过多引起细胞中央膜的皱褶，血红蛋白在细胞分裂处聚集，导致细胞中心密度增高而呈牛眼样或靶形。常见于阻塞性肝病、血红蛋白病和珠蛋白生成障碍性贫血等。

9. 泪滴形红细胞（dacryocyte）

泪滴形红细胞原称为泪滴形、球拍形或尾形细胞，只有一个延长的尖端。常见于骨髓纤维化伴骨髓样化生、骨髓病性贫血和珠蛋白生成障碍性贫血等。

10. 薄形红细胞（leptocyte）

薄形红细胞原称为薄片细胞（thin cell/wafer cell）。细胞较薄，血红蛋白位于外周，通常细胞直径很大，细胞中心颜色苍白，周围有一圈较窄的血红蛋白带，细胞表面积/体积比增高。常见于珠蛋白生成障碍性贫血、阻塞性肝病。

11. 角细胞（keratocyte）

红细胞上的空泡破裂形成红细胞的棘，细胞呈半月形或纺锤形，细胞体积相对正常，具有两个或多个突起。常见于DIC和人工血管等。

（二）红细胞和网织红细胞包涵体

1. Howell-Jolly小体（Howell-Jolly bodies，H-J）

Howell-Jolly小体是较小的核残留物，是有丝分裂过程中从纺锤体分离出来的染色质，瑞氏染色下呈致密核的颜色，H-J小体呈球形，直径多不超过0.5μm，通常见到单个，有时可见多个。常见于脾切除后、溶血性贫血核巨幼细胞贫血等。

2. Cabot 环（Cabot rings）

呈环形或"8"字形的紫色，组成成分尚未查明，可能来源于异常有丝分裂中的纺锤体或富含组蛋白和非血红蛋白铁的附着粒。常见于巨幼细胞贫血。

3. 嗜碱性点彩颗粒（basophilic stippling）

在瑞氏染色下呈深蓝色的颗粒，其大小、数量不等，电镜显示由核糖体聚集而成，包括退化的线粒体和铁蛋白体。常见于铅中毒和珠蛋白生成障碍性贫血。

4. Heinz 小体（Heinz bodies）

常规瑞氏或吉姆萨染色下，Heinz 小体不能显色，在灿烂甲酚蓝或亚甲蓝活体染色后显示蓝绿色，常附着于红细胞膜的内侧，向胞质内凸出，由变性的蛋白质，血红蛋白组成。常见于化学刺激、遗传性磷酸己糖通路缺陷和珠蛋白生成障碍性贫血等。

5. 血红蛋白 H 包涵体（hemoglobin H inclusions）

能与灿烂甲酚蓝或亚甲蓝等氧化还原性染料发生反应，导致异常血红蛋白的变性和沉淀，在光镜下呈特殊的高尔夫球样，由 β 链四聚体组成，是 α 链生成障碍所致的 β 链相对过多所致。常见于 β-珠蛋白生成障碍性贫血、不稳定血红蛋白病和红白血病。

6. 含铁小体（siderosomes）和 Pappenheimer 小体（Pappenheimer bodies）

网织红细胞内可见含铁小体，含铁的颗粒较大，数量较多，通常位于细胞周围，电镜显示为含铁微团的线粒体，也可包含退化的线粒体、核糖体和其他细胞残留物，但不是铁蛋白聚合体。Pappenheimer 小体是瑞氏染色下的含铁小体，电镜显示为贮存于溶酶体的铁。

7. 痘痕红细胞（pocked/pitted red cells）

在干涉显微镜下，红细胞表面可见坑洞或凹陷，是与细胞膜相邻的自体吞噬泡，这些囊泡是红细胞通过脾微循环时清除细胞残留物的工具。常见于脾切除后。

第六节　网织红细胞计数

一、试管法

（一）原理

网织红细胞（reticulocyte，Ret）胞质内残存少量核蛋白体和核糖核酸（RNA）等嗜碱性物质，经煌焦油蓝或新亚甲蓝等染液活体染色后呈蓝色网织状或点粒状，可与完全成熟的红细胞区别。

（二）器材和试剂

1. 10 g/L 煌焦油蓝生理盐水溶液

煌焦油蓝 1.0 g，枸橼酸三钠 0.4 g，氯化钠 0.85 g，溶于双蒸水 100 mL 中，混匀，过滤后贮存于棕色试剂瓶中备用。

2. 新亚甲蓝溶液

新亚甲蓝 0.5 g，草酸钾 1.4 g，氯化钠 0.8 g，蒸馏水加至 100 mL，过滤后贮存于棕色试剂瓶中备用。

3. 器材

显微镜、载玻片等。

（三）操作

1. 加染液

于小试管中加入染液 2 滴。

2. 加标本

再加入新鲜全血 2 滴，立即混匀，室温下放置 15~20 min。

3. 制涂片

取混匀染色血 1 小滴制成薄血涂片，自然干燥。

4. 低倍镜观察

选择红细胞分布染色良好、分布均匀的部位。

5. 油镜观察

在所选血片部位计数至少 1 000 个红细胞中的网织红细胞。

6. 计算结果

$$网织红细胞百分数 = \frac{计数 1\,000 个成熟红细胞中网织红细胞数}{1\,000 个成熟红细胞}$$

$$网织红细胞绝对数（个 /L）= 网织红细胞百分数 \times 红细胞数 /L$$

7. ICSH 网织红细胞分型

共 4 型：①Ⅰ型（丝球形）：红细胞几乎被网织物充满。②Ⅱ型（网型）：红细胞中央呈线团样结构松散。③Ⅲ型（破网型）：红细胞内网状结构稀少，呈不规则枝点状排列。④Ⅳ型（点粒型）：红细胞内嗜碱性物质少，呈分散的细颗粒、短丝状。

（四）方法学评价

1. 干扰因素

（1）细胞分布因素：选择红细胞分布均匀、网织红细胞着色好的部位计数，凡含 2 个以上网织颗粒的细胞均应计为网织红细胞。因网织红细胞体积较大，故应兼顾血片边缘和尾部。

（2）易于混淆的形态：网织红细胞为蓝绿色网织状或点粒状结构，分布不均。HbH 包涵体为蓝绿色圆形小体，均匀散在于整个红细胞内，一般在室温 10 ~ 60 min 后出现。

2. 质量保证

（1）染液质量：染液质量直接影响网织红细胞计数的准确性。煌焦油蓝染液长期普遍应用，但溶解度低，易形成沉渣吸附于红细胞表面；新亚甲蓝对 Ret 染色力强且稳定，是 WHO 推荐使用的染液。试剂应定期配制，以免变质沉淀。瑞氏染液复染可使网织红细胞数值偏低。

（2）染色时间：染色时间不能过短，室温低时，可放置 37℃温箱或适当延长染色时间。染液与血液的比例以 1 : 1 为宜。

（3）及时检测：因网织红细胞在体外仍继续成熟，其数量随着保存时间的延长而递减，所以标本采集后应及时处理、染色和测定，因染料吸附可人为地增高网织红细胞计数值。

二、Miller 窥盘法

（一）原理

为了提高网织红细胞计数的精度和速度，ICSH 推荐使用 Miller 窥盘（Miller disc）。将 Miller 窥盘放置于接目镜内，于 Miller 窥盘的小格内计数所有成熟红细胞，在大格内（含小格）计数网织红细胞。

（二）器材和试剂

1. Miller 窥盘（图 3-1）

圆形玻片，厚 1 mm，直径 19 mm。玻片上刻有大方格 B 和小方格 A，面积比为 9 : 1。

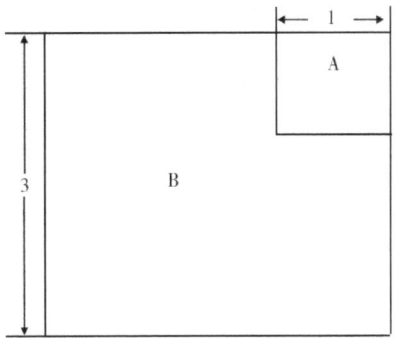

图 3-1 Miller 窥盘刻度示意图

2. 其他

同试管法。

(三) 操作

1. 操作基本步骤

基本步骤同试管法。

2. 置放 Miller 窥盘

计数前,将 Miller 窥盘置于接目镜内。

3. 油镜计数

计数小方格内成熟红细胞数,大方格内网织红细胞数。为达到规定精度水平,建议根据网织红细胞的数量决定所应计数的红细胞数量(表 3-3)。

表 3-3 网织红细胞计数达到 10% 精度应计数红细胞数

Ret%	Miller 窥盘小方格内需要计数红细胞数	红细胞总数
1	1100	9 900
2	544	4 900
5	211	1 900
10	100	900
20	44	400
50	11	100

4. 计算

$$网织红细胞百分数 = \frac{大方格内的网织红细胞数}{小方格内红细胞数 \times 9} \times 100$$

(四) 方法学评价

1. 干扰因素

规范了计算区域,减少了试验误差,是 ICSH 推荐方法。

2. 质量保证

网织红细胞生成指数:若贫血时骨髓生成红细胞增多,大量尚未成熟红细胞释放入血,仅用网织红细胞百分数或绝对数表达不能确切表达贫血情况,为此,提出在贫血时用网织红细胞生成指数(reticulocyteproduction index,RPI)报告,代表网织红细胞生成相当于正常人多少倍。若 RPI > 3,提示溶血性贫血或急性失血性贫血;RPI < 1 时,提示骨髓增生低下或红细胞系成熟障碍所致贫血。

$$RPI = \frac{网织红细胞百分数}{网织红细胞成熟天数} \times \frac{患者血细胞比容}{正常人血细胞比容}$$

式中网织红细胞成熟天数:与血细胞比容相关。正常人血细胞比容通常成人取 0.45。患者血细胞比容:HCT 为 0.39 ~ 0.45,成熟天数为 1 天;HCT 为 0.34 ~ 0.38,成熟天数为 1.5 天;HCT 为 0.24 ~ 0.33,成熟天数为 2 天;HCT 为 0.15 ~ 0.23,成熟天数为 2.5 天;HCT 为小于 0.15,成熟天数为 3 天。

三、网织红细胞计数测定参考方法

网织红细胞计数测定参考方法见于国际血液学标准委员会 1992 年发布的文件(ICSH Guidelines for reticulocyte counting by microscopy on supravitally stained preparations WHO/LBS/92.3.Geneva:World Health Organization,1992)。

(一) 血液标本

(1.5 ~ 2.2) mg/mL 的 $EDTA-K_2$ 抗凝全血标本。

（二）染液

新亚甲蓝 1.0 g 溶解于 100 mL 等渗 pH 值 7.4 的磷酸盐缓冲液中，过滤后贮存在 2～6℃ 黑暗环境中，可稳定 1 个月。

（三）染色方法

1. 加染液

在试管内加入 100 μL 血液和 100 μL 染液。

2. 染色

室温染色 3～5 min。

3. 制片

取细胞悬液制作涂片。

4. 镜检

待干后镜检。

（四）计数方法

（1）低倍镜观察：要求涂片上细胞分布均匀。

（2）油镜分类计数：每个视野红细胞内网织红细胞数量，按"城垛式"移动涂片，计数量应根据所需达到的精度而定（表3-4）。

表3-4 网织红细胞计数达到精度目标所需计数红细胞数

网织红细胞	精度目标		
	2%	5%	10%
1	247 500	39 600	9 900
2	122 500	19 600	4 900
5	47 500	7 600	1 900
10	22 500	3 600	900
20	10 000	1 600	400
50	2 500	400	100

（3）应由两位检验人员在视频成像系统或双头显微镜上同时计数，以获得最佳结果。

（五）结果报告

采用下列公式计算网织红细胞百分率，通过乘以参考方法得到的红细胞计数值，可求得网织红细胞绝对值。

$$网织红细胞百分率 = \frac{网织红细胞数量}{红细胞数量 + 网织红细胞数量} \times 100$$

四、参考值

（一）网织红细胞百分数

成人：0.005～0.025；新生儿：0.02～0.06。

（二）网织红细胞绝对数

成人和儿童：$(24～84) \times 10^9/L$。

五、临床意义

（一）增加

增加表示骨髓造血功能旺盛，各种增生性贫血均可增多，溶血性贫血增加尤为显著。

（二）减少

减少常见于再生障碍性贫血。

第七节 一氧化碳血红蛋白定性试验

一、标本要求

患者外周血或抗凝静脉血，未与患者同处一室的正常人末梢血或抗凝静脉血（对照标本）各一份。

二、材料

试管、50μL定量加样器、5.0mL移液管、一次性滴管。

三、方法和原理

（一）方法

碳氧血红蛋白定性法。

（二）原理

一氧化碳和血红蛋白结合后可形成樱桃红色的一氧化碳血红蛋白，其对碱的抵抗能力强于正常血红蛋白。

四、试剂及配套品

5%氢氧化钠溶液、蒸馏水。

五、操作步骤

（1）取两支小试管，分别标明"患者"和"对照"字样。用5.0mL移液管在每个试管内加入3.0mL蒸馏水。

（2）在患者管内加入患者全血50μL（或用一次性滴管滴入标本2~3滴），在对照管内加入正常对准标本50μL（或用一次性滴管滴入标本2~3滴），混合均匀。在"患者"和"对照"管中加入相同的血量可使两管的颜色相近，便于观察。

（3）在两支试管内各加入2滴5%氢氧化钠溶液，同时颠倒混匀。观察两支试管内颜色的变化。

（4）结果判断两支试管内的标本颜色同时变为绿褐色，为阴性。对照管内标本很快变为绿褐色，而患者管内标本仍然保持樱桃红色的时间比较长，为阳性。本试验为简单定性试验，在敏感度上有一定缺陷。因此一氧化碳中毒症状较轻的患者，已经在正常通风条件下休息后的患者或经过吸氧治疗的患者也可为阴性。

六、参考值

正常人为阴性。

七、临床意义

用于诊断急性一氧化碳中毒。此外在严重吸烟人群中或从事锅炉工作的人群中也会有阳性结果。

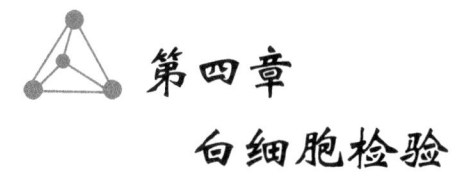

第四章 白细胞检验

第一节 白细胞计数

人体外周围血中的白细胞包括粒细胞、淋巴细胞、单核细胞。它们通过不同方式、不同机制消灭原体重，消除过敏源和参加免疫反应，产生抗体等从而保证机体健康。中性粒细胞、单核细胞起源于共同的祖细胞，即多向骨髓祖细胞（pluripotential Myeloid progenitor，CFU-S）。CFD-S 既能增殖，又具不向不同细胞系分化的能力，平时处于静止状态。这种细胞约占骨髓有核细胞数的 0.5%～1.0%，血循环中也可存在很少量。推测淋巴系祖 CFD-S 属于同级的多向淋巴祖细胞，为 T 淋巴细胞和 B 淋巴细胞的共同祖细胞，存在于骨髓内。近年来对粒细胞动力学研究有很大进展，已知它起源于骨髓中向粒系发展的祖细胞。后者有关体液因子（指集落刺激因子，也称粒细胞生成素）的调节下分化为原粒细胞，经数次有丝分裂而依次发育为早幼粒、中幼粒及晚幼粒细胞，后者已丧失分裂能力，仅继续发育为成熟的杆状核和分叶核细胞。一个原粒细胞经过增殖发育，最终生成 8～32 个核粒细胞。目前常根据其发育阶段而将粒细胞群人为地划分为分裂池（mitotic pool）、成熟池（matyration pool），贮备池（storage pool）、循环池（circulatimg pool）等。了解粒细胞动力学将有助于分析外周血中粒细胞增多，减少的原因。一般认为从原粒细胞发育为分叶核细胞共需 10 天左右。这一过程是在骨髓内进行。贮备池中的杆状核及分叶核粒细胞仅有约 1/20 释放到周血中，大部分则仍存于贮备池内以便不断地补充损耗及应急需。成熟细胞进入积压液后构成况积压液粒细胞池（total blood granulocyte pool，TBGP）该池中约半数的粒细胞游离运行于血循环之中，构成循环粒细胞池（circulating granulocytepool，CGP）另一半则险着于血管内壁而形成边缘粒细胞池（marginalgranuulocyie pool，MGP）。白细胞计数时所得的白细胞值仅为循环池的粒细胞数。边缘池及循环池的粒细胞之间可以互相换位，并经常保持着动态平衡。由于许多因素的影响，这两个池中的粒细胞可一过性地从一方转向另一方面，从而导致白细胞计数结果呈较大幅度甚至成倍的波动。这一点在分析白细胞计数结果时必须予考虑。进入血液的粒细胞约平均停留 10 h 之后，即逸出血管壁而进入组织内或者体腔中，以行使其防御功能。这些细胞一般不再返回血管，在组织中发挥功能作用的时间为 1～2 天，其后即消失。消亡的粒细胞由骨髓释放的新生粒细胞加以补充，而保持外围血中白细胞数量的相对恒定。

白细胞计数有目视计数法和仪器计数法，本节仅介绍目视法。

（一）原理

用白细胞计数稀释液（多用稀乙酸溶液），将血液稀释一定倍数并破坏红细胞后，滴入盘中，在显微镜下计数一定范围内的白细胞数，经换算即可求得每升血液中各种白细胞的总数。

(二) 参考值

成人：$(4 \sim 10) \times 10^9/L$。

初生儿：$(15 \sim 20) \times 10^9/L$。

6月~2岁：$(11 \sim 12) \times 10^9/L$。

(三) 临床意义

见白细胞分类计数介绍。

第二节 白细胞分类计数

虽人多种类型白细胞分类自动化仪器相继问世，但不仅因价格昂贵限制其普及，而且其结果只起到筛选作用，迄今尚无一台仪器能完全代替显微镜血涂片进行白细胞分类检查。因此，临床上仍然采用传统的显微镜分类法。即将血液涂成薄膜，经瑞特染色后，于显微镜下，按白细胞形态学特征逐个分别计数，得出各种白细胞的比值或所占百分比。结合白细胞计数结果，可间接求出每升血液中各种白细胞的绝对值。准确的白细胞分类计数（differential count，CD）结果，来源于扎实的血细胞形态学基础和质量优良的血涂片制作与染色，这也是质量控制的关键。

1. 中性粒细胞

由于中性粒细胞占白细胞总数的50%~70%，其增高和减低直接影响白细胞总数的变化。因此在临床检查中绝大多数病例白细胞总数实际反映着中性粒细胞变化，所以本节介绍的白细胞总数的临床意义的主要指中性粒细胞的变化。

1) 中性粒细胞数时量变化

(1) 中性粒细胞生理性增多：

①年龄：初生儿白细胞较高，一般在$15 \times 10^9/L$左右，个别可高达$30 \times 10^9/L$以上。通常在3~4天后降至$10 \times 10^9/L$左右，约保持3个月，然后逐渐降低至成人水平。初生儿外周血白细胞主要为中性粒细胞。到第6~9天逐渐下降至与淋巴细胞大致相等，以后淋巴细胞逐渐增多，整个婴儿其淋巴细胞数均较高，可达70%。到2~3天后，淋巴细胞逐渐下降，中性粒细胞逐渐上升，到4~5岁二者又基本相等，形成中性粒细胞和淋巴细胞变化曲线的两次交叉，至青春期时与成人基本相同。

②日间变化：在静息状态时白细胞数较低，活动和进食后较高；早晨较低，下午较高；一日之间最高值与最低值之间可相差一倍。运动、疼痛和情绪变化，一般的体力劳动、冷热水浴、日光或紫外线照射等均可使白细胞轻度增多。如剧烈运动、可于短时间内使白细胞高达$35 \times 10^9/L$，以中性粒细胞为主，当运动结束后迅速即恢复原有水平。这种短暂的变化，主要是由于循环池的粒细胞重新分配所致。

③妊娠与分娩：妊娠期白细胞常见增多，特别是最后一个月，常波动于$(12 \sim 17) \times 10^9/L$之间，分娩时可高达$34 \times 10^9/L$。分娩后2~5日内恢复正常。由于白细胞的生理波动很大，只有通过定时和反复观察才有意义。

(2) 中性粒细胞病理性增多：

①急性感染：急性化脓性感染时，中性粒细胞增高程度取决于感染微生物的种类、感染灶的范围、感染的严重程度、患者的反应能力。如感染很局限且轻微，白细胞总数仍可正常，但分类检查时可见分叶核细胞百分率有所增高；中度感染时，白细胞总数增高大于$10 \times 10^9/L$，并伴有轻度核象左移；严重感染时总数常明显增高，可达$20 \times 10^9/L$以上，且伴有明显核象左移。

②严重的损伤或大量血细胞破坏：在较大手术后12~36 h，白细胞常达$10 \times 10^9/L$以上，其增多的细胞成分以中性分叶核粒细胞为主。急性心肌梗死后1~2天内，常见白细胞数明显增高，借此可与心绞痛相区别。急性溶血反应时，也可见白细胞增多，这些可能与心肌损伤和手术创伤等所产生的蛋白分解产生及急性溶血所导致的相对缺氧等，促进骨髓贮备池增加释放有关。

③急性大出血：在脾破裂或宫外孕输卵管破裂后，白细胞迅速增高，常达$(20 \sim 30) \times 10^9/L$。其增多的细胞也要是中性分叶核粒细胞。这可能与应激状态、内出血而一过性缺氧等有关。

④急性中毒：化学药物如安眠药、敌敌畏等中毒时，常见白细胞数增高，甚至可达 $20 \times 10^9/L$ 或更高。代谢性中毒如糖尿病酮症酸中毒及慢性肾炎尿毒症时，也常见白细胞增多，均以中性分叶核粒细胞为主。

⑤肿瘤性增多：白细胞呈长期持续性增多，最常见于粒细胞性白血病，其次也可见于各种恶性肿瘤的晚期，此时不但总数常达（10～20）$\times 10^9/L$ 或更多，且可有较明显的核象左移现象，而呈所谓类白血病反应。白血病时白细胞总数增高的主要机制为白血病细胞失控地无限增值；白血病细胞的周期延长；血中转动时间延长（正常白细胞约为 10 h，白血病细胞平均为 33～38 h）。恶性肿瘤时白细胞增多的机理为某些恶性肿瘤如肝癌、胃癌等产生促粒细胞生成素；恶性肿瘤坏死分解产物促进内骨髓贮备池释放；恶性肿瘤伴有骨髓转移而将骨髓内粒细胞（甚至较幼稚的粒的细胞，并可伴有幼红细胞）排挤释放入血。

（3）中性粒细胞减少（neutropenia）：

①某些感染：某些革兰多阴性杆菌如伤寒、副伤寒杆菌感染时，如无并发症，白细胞当选均减少，甚至可低到 $2 \times 10^9/L$ 以下，一些病毒感染如流感时的白细胞亦减少，可能是由于在细菌素及病毒作用下使贴壁的即边缘池粒细胞增多而导致循环池中粒细胞减少所致，也可能与内毒素抑制骨髓释放粒细胞有关。

②某些血液病：如典型的再生障碍性贫血时，呈"三少"表现。此时白细胞可少到 $1 \times 10^9/L$ 以下，分类时几乎无均为淋巴细胞，乃因中性粒细胞严重减少所致的淋巴细胞相对增多。小部分急性白血病其白细胞总数不高反而减低，称非白血性白血病（aleukemic leukemia），其白细胞可小于 $1 \times 10^9/L$，分类时亦呈淋巴细胞相对增多，此时只有骨髓检查才能明确诊断。

③慢性理、化损伤：电离辐射（如 X 线等）、长期服用氯霉素后，可因抑制骨髓细胞的有丝分裂而致白细胞减少，故于接触和应用期间每周应作一次白细胞计数。

④自身免疫性疾病：如系统性红斑狼疮等，由于自身免疫性抗核体导致白细胞破而减少。

⑤脾功能亢进：各种原因所致的脾肿大，如门脉性肝硬化、班替综合征等均可见白细胞减少。其机制为肿大的脾中的单核-吞噬细胞系统破坏了过多的白细胞；肿大脾分泌了过多的脾素，而此种体液因子能灭活促进粒细胞生成的某些因素。

2）中性粒细胞的核象变化

（1）核象左移：外周血中杆状核细胞增多世界形势并出现晚幼粒、中幼粒、早幼粒等细胞时均称为核象左移。最常见于各种病原体所致的感染，特别是急性化脓性细菌感染时，核象左移时常伴有明显的中毒颗粒、空泡变性、核变性等质的改变。从中性粒细胞动力学来看严重的核象左移时，不但用了骨髓贮备池、成熟池的细胞，甚至也涉及了分裂池的成分。

（2）核象右移：正常人外周血的中性粒细胞以 3 叶核者为主，若 5 叶以上者超过 3% 则称为核象右移，此时常伴有白细胞总数减少。可由于缺乏造血物质、脱氧核糖核酸减少或骨髓造血功能减少所致主要见于营养性巨幼细胞性贫血、恶性贫血、也可见于应用抗代谢药的如阿糖胞苷或 6-巯基嘌呤等之后。在炎症的恢复期，一过性地出现核象右移是正常现象，如在疾病进行期突然出现核右移的变化，则表不预后不良。

3）中性粒细胞形态变化

（1）中性粒细胞的毒性变化：

①中毒颗粒：中毒颗粒比正常中性颗粒粗大，大小不等，分布不均匀，染色较深，呈黑色或紫黑色。有时颗粒很粗大，与嗜碱粒细胞易混淆；有时双小而稀少，散杂在正常中性颗粒之中。

含中毒颗粒的中性粒细胞应与嗜碱粒细胞区别，其要点：嗜碱粒细胞核较少分叶、染色较浅、颗粒较大、大小不均、着色更深、细胞边缘处常分布较多，可分布于核上，胞质中常见小空泡。在血片染色偏碱或染色时间过长时，易将中性颗粒误认为中毒颗粒。但只要注意全片各种细胞的染色情况，则不难区别。

含中毒颗粒细胞在中性粒细胞中所占比值称为毒性指数。毒性指数愈大，提示中毒变性结果。

②空泡：空泡可为单个，但常为多个。大小不等，亦可在核中出现。被认为是细胞脂肪变性的结果。

③Dohle体：Dohle体是中性粒细胞因毒性变而保留的嗜碱性区域。呈圆形、梨形或云雾状。界限不清，染成灰蓝色，直径为1~2μm，是胞质局部超成熟，即核与胞质发育不平衡的表现。Dohle小体亦可见于单核细胞中，其意义相同。

④退行性变：常见者有胞体肿大、结构模糊、边缘不清晰、核固缩、核肿胀和核溶解（染色质模糊、疏松）等。如胞质破裂后消失，只剩胞膜，则成裸核或蓝状细胞，通行性变亦可见于衰老细胞在正常情况下为数极少。

这些毒性变化可单独出现，亦可同时出现。观察中性粒细胞的毒性的变化，对估计疾病的预后有一定帮助。

（2）其他异常白细胞：

①巨多核中性粒细胞：成熟中性粒细胞胞体增大，核分叶过多，常为5~9叶，甚至12~15叶。各叶大小差别很大，常见于巨幼细胞性贫血。

②Pelger-Huet畸形：表现为成熟中性粒细胞核分叶能力减低。常为杆状和分两叶（其间难成细丝）。呈肾形或哑铃形。染色质聚集成小块或条索网状，其间有空折间隙。为常染色体显性遗传异常，一般无临床症状。但也可继发于某些严重感染、白血病、骨髓增生异常综合征、肿瘤转移和某些药物（如水仙胺、磺基二甲基异恶唑）治疗后。

③Chediak-Higashi畸形：在Chediak-Higashi综合征患者骨髓和血液各期粒细胞中，含数个至数十个直径2~5μm的包涵体，即异常巨大的紫蓝或紫红色颗粒。电镜观察和细胞化学显示，巨大颗粒为异常溶酶体。患者容易感染，常伴白化病。为常染色体陷性遗传，此异常颗粒也偶见于单核细胞、淋巴细胞中。

④Alder-Reilly畸形：其特点是在中性粒细胞中含巨大的嗜天青颗粒，染深紫色。此异常颗粒与中毒颗粒的区别是颗粒较大，不伴有白细胞数增高、核象左移和空泡等其他毒性变化。患者常伴有脂肪软骨营养不良或的遗传性黏多糖代谢障碍。类似颗粒亦可见于其他白细胞中。

⑤May-Hegglin畸形：患者粒细胞终身含有淡蓝色涵体。实验证明这种包涵体与前述常见于严重感染、中毒等所见Dohle体相同，但常较大而圆。除中性粒细胞外，其他粒细胞甚至巨核细胞内亦可见到。

2. 淋巴细胞

1）淋巴细胞数量变化

（1）淋巴细胞增多（lymphocytosis）：

①某些病毒或细菌所致的急性传染病，如风疹、流行性腮腺炎，传染性淋巴细胞增多症、传染性单核细胞增多症等。百日咳时淋巴细胞常明显增多。

②某些慢性感染：如结核病时淋巴细胞也增多，但白细胞总数一般仍在正常范围内，须借助白细胞分类来识别。

③肾移植术后：如发生排异反应时，于排异前期，淋巴细胞的绝对值即增高。

④淋巴细胞性白血病、白血性淋巴肉瘤：前者如系慢性型，以白血病性成熟淋巴细胞为主，如系急性型则以原幼淋巴细胞为主，均可致白细胞总数增高；后者多以原、幼淋巴细胞为主。

⑤再生障碍性贫血、粒细胞缺乏症，由于中性粒细胞显著减少，导致淋巴细胞百分率相对增高，称为淋巴细胞相对增多，此时白细胞总数是减低的。

（2）淋巴细胞减少（lymphopenia）：主要见于接触放射线及应用肾上腺皮质激素或促肾上腺皮质激素时，要严重化脓性感染时，由于中性粒细胞显著增加，导致淋巴细胞百分率减低，但计算其绝对值，淋巴细胞数量仍在正常范围。

2）淋巴细胞形态学变化

（1）异型淋巴细胞：在传染性单核增多症、病毒性肺肝炎、流行性出血热等病毒感染或过敏源则刺激下，可使淋巴细胞增生，并出现某些形态学变化，称为异型淋巴细胞。Downey将其按形态特征分为三型：

Ⅰ型（空泡型）：最多见。胞体比正常淋巴细胞稍大，多为圆形、椭圆形或不规则形。核圆形、肾形或分叶状、常偏位。染色质粗糙，呈粗网状或小块状，排列不规则，胞质丰富，染深蓝色，含空泡或呈泡沫状。

Ⅱ型（幼稚型）：胞体较大，核圆形或卵圆形。染色质细致呈网状排列，可见1～2个只发生母细胞化的结果。

Ⅲ型（不规则形）：胞体较大，外形常不规则，可有多数足。核形状及结构与Ⅰ型相同或更不殊途同归，染色质较粗糙致密。胞质量丰富，染色淡蓝或灰蓝色，有透明感，边缘处着色较深蓝色。可有少数空泡。

（2）受放射线损伤后淋巴细胞形态变化：通过放射生物学的研究以及对射线损伤病人观察，证实淋巴细胞是白细胞中对电离辐射最敏感的细胞。人体遭受较小剂量的电离辐射之后，虽未出现明显临床症状，但血中淋巴细胞的数量却已显著减少。若经较大剂量照射后，淋巴细胞迅速减少，剂量越大，减少得越严重以致衰竭，与此同时受损伤的淋巴细胞还出现形态学改变，如核固缩、核破坏、双核的淋巴细胞以及含有卫星核的淋巴细胞。后者是指胞质中主核之旁出现小核也称微核，是射线损伤后较为特殊的所见。

（3）淋巴细胞性白血病时形态学变化：在急、慢性淋巴细胞白血病时，不但出现各阶段的原幼细胞，且处于各分阶段的白血病的细胞都有特殊的形态变化。

第三节　嗜酸性粒细胞计数

嗜酸性粒细胞起源于骨髓内CFU-s。经过单向嗜酸性祖细胞（CFU-EO）阶段，在有关生成素诱导下逐步分化，成熟为嗜酸性粒细胞，在正常人外周血中少见，仅为0.5%～5%。

嗜酸性粒细胞有微弱的吞噬作用，但基本是无杀菌力，它的主要作用是抑制嗜碱性粒细胞和肥大细胞合成与释放其活性物质，吞噬其释出颗粒，并分泌组胺酶破坏组胺，从而起到限制过敏反应的作用。此外，实验证明它还参加与对蠕虫的免疫反应。嗜酸性粒细胞的趋化因子至少有六大来源：①从肥大细胞或嗜碱性粒细胞而来的组胺（histamine）；②由补体而来的C3A、C5A、C567，其中以C5a最为重要；③从致敏淋巴细胞而来的嗜酸性细胞趋化因子；④从寄生虫而来的嗜酸性粒细胞趋化因子；⑤从某些细菌而的嗜酸性粒细胞趋化因子（如乙型溶血性链球菌等）；⑥从肿瘤细胞而来的嗜酸性粒细胞趋化因子。以上因素均可引起的嗜酸性粒细胞增多。由于嗜酸性粒细胞在外周血中百分率很低，故经白细胞总数和嗜酸性粒细胞百分率换算而来的绝对值误差较大，因此，在临床上需在了解嗜酸性粒细胞的变化时，应采用直接计数法。

（一）原理

用嗜酸性粒细胞稀释液将血液稀释一定倍数，同时破坏红细胞和大部分其他白细胞，并将嗜酸性粒细胞着色，然后滴入细胞计数盘中，计数一定范围内嗜酸性粒细胞数，即可求得每升血液中嗜酸性粒细胞数。嗜酸性粒细胞稀释液中类繁多，虽方法不同，但作用大同小异。分为保护嗜酸性粒细胞而破坏其他细胞的物质和着染嗜酸性粒细胞的物质（如溴甲酚紫、伊红、石楠红等），可根据本实验室的条件选择配制。

（二）参考值

$(0.05～0.5)×10^9/L$。

（三）临床意义

1. 生理变化

在劳动、寒冷、饥饿、精神刺激等情况下，交感神经兴奋，通过下视丘刺激垂体前叶，产生促肾上腺皮质激素（ACTH）使肾上腺皮质产生肾上腺皮质激素。肾上腺皮质激素可阻止骨髓释放嗜酸性粒细胞，并促使血中嗜酸性粒细胞向组织浸润，从而导致外周血中嗜酸性粒细胞减少。因此正常人嗜酸性粒细胞白天较低，夜间较高。上午波动较大，下午比较恒定。

2. 嗜酸性粒细胞增多（eosinophilia）

（1）过敏性疾病：如在支气管哮喘、血管神经性水肿、食物过敏、血液病时均可见血中嗜酸性粒细胞增多。肠寄生虫抗原与肠壁内结合 IgE 的肥大细胞接触时，使后者脱颗粒而释放组胺，导致嗜酸性粒细胞增多。在某些钩虫病患者，其血中嗜酸性粒细胞明显增多到白细胞总数高达数万分类中 90% 以上为嗜酸性粒细胞，而呈嗜酸性粒细胞型类白血病反应，但其嗜酸性粒细胞均属成熟型，随驱虫彻底及感染消除而血象逐渐恢复正常。

（2）某些传染病：一般急性传染病时，血中嗜酸性粒细胞均减少，唯猩红热时反而增高，现已知这可能因该病病原菌（乙型溶血性链球菌）所产生的酶能活化补体成分，继而引起嗜酸性粒细胞增多所致。

（3）慢性粒细胞性白血病：此时嗜酸性粒细胞常可高达 10% 以上，并可见有幼稚型。罕见的嗜酸性粒细胞性白血病时其白血病性嗜酸粒细胞可达 90% 以上，以幼稚型居多，且其嗜性颗粒大小不均，着色不一，分布紊乱，并可见空泡等形态学改变。某些恶性肿瘤，特别是淋巴系统恶性疾病。如堆霍奇金病及某些上皮系肿瘤如肺癌时，均可见嗜酸性粒细胞增多，一般在 10% 左右。

3. 嗜酸性粒细胞减少（cosinopenia）

嗜酸性粒细胞减少见于伤寒、副伤寒、手术后严重组织损伤以及应用肾上腺皮质激素或促肾上腺皮质激素后。

4. 嗜酸性粒细胞计数的其他应用

（1）观察急性传染病的预后：肾上腺皮质有促进抗感染的能力，因此当急性感染（如伤寒）时，肾上腺皮质激素分泌增加，嗜酸性粒细胞不减少，恢复期嗜酸性粒细胞又逐渐增多。若临床症状严重，而嗜酸性粒细胞不减少，说明肾上腺皮质功能衰竭；如嗜酸性粒细胞持续下降，甚至完全消失，说明病情严重，嗜酸性粒细胞重新出现，甚至暂时增多，则为恢复的表现。

（2）观察手术和烧伤病人的预后：手术后 4 h 嗜酸性细胞显著减少，甚至消失，24 ~ 48 h 后逐渐增多，增多速度与病情变化基本一致大面积烧伤病人，数小时后嗜酸性粒细胞完全消失，且持续时间较少，若大手术或面积烧伤后，病人嗜酸性粒细胞不下降或下降很少，均表明预后不良。

（3）测定肾上腺皮质功能：ACTH 可使肾上腺皮质产生肾上腺皮质激素，造成嗜酸性粒细胞减少。嗜酸性粒细胞直接计数后，随即肌注或静脉滴注 ACTH 25 mg，直接刺激肾上腺皮质，或注射 0.1% 肾上腺素 0.5 mL，刺激垂体前叶分泌 ACTH，间接刺激肾上腺皮质。肌注后 4 h 或静脉滴注开始后 8 h，再用嗜酸性粒细胞计数。结果判断：①在正常情况下，注射 ACTH 或涌上腺素后，嗜酸性粒细胞比注射前应减少 50% 以上；②肾上腺皮质功能正常，而垂体前叶功能不良者，则直接刺激时下降 50% 以上，间接刺激时不下降或下降很少；③垂体功能亢进时，直接和间接刺激均可下降 80% ~ 100%；④垂体前叶功能正常，而肾上腺皮质功能不良者则直接间接刺激下降均不到 50%。艾迪生（Addison）病，一般下降不到 20%，平均仅下降 4%。

第四节 嗜碱性粒细胞计数

嗜碱性粒细胞胞质中含有大小不等的嗜碱性颗粒，这些颗粒中含有丰富的组胺、肝素，后者可以抗血凝和使血脂分散，而组胺则可改变毛细血管的通透性，它反应快而作用时间短，故又称快反应物质。颗粒中还含有缓慢作用物质，它可以改变血管和通透性，并使平滑肌收缩，特别是使支气管的平滑肌收缩而引起的哮喘。近年来已证实嗜碱性粒细胞参与特殊的免疫反应，即第三者型变态反应。

（一）方法学评价

嗜碱性粒细胞数量很少，通常仅占白细胞的 1/300 ~ 1/200。在一般白细胞分类计数中很难见到。自 1953 年 Moore 首次报告直接计数法以后对嗜碱性粒细胞在外周血变化的临床意义才逐渐了解。目前常用方法有两种。即甲苯胺痔支（Cooper 法）和中性红法（shelley 法）。

此两种方法操作步骤完全相同，即分别用甲苯胺兰稀释液或中性红稀释液将血液稀释一定倍数，同时破坏红细胞并使嗜碱性细胞分别染成紫红色或红色。然后滴入细胞计数盘，计数一定范围内嗜碱性粒细胞数，即可直接求得每升血液中嗜碱性粒细胞数。

（二）参考值

$(0.02 \sim 0.05) \times 10^9/L$。

（三）临床意义

（1）增多：常见于慢性粒细胞性白血病、真性红细胞增多症、黏液性水肿、溃疡性结肠炎、变态反应、甲状腺功能减退等。

（2）减少：见于速发型变态反应（荨麻疹、过敏性休克等）、促肾上腺皮质激素及糖皮质激素过量、应激反应（心肌梗死、严重感染、出血等）、甲状腺功能亢进症、库欣综合征等。

在临床上嗜碱性粒细胞计数，常用于慢性粒细胞白血病与类白血病反应的鉴别和观察变态反应。

第五节 单核细胞计数

单核细胞（moncyte）占白细胞总数的3%～8%，骨髓多能造血干细胞分化为髓系干细胞和粒-单系祖细胞之后进而发育为原单核细胞、幼单核细胞及单核细胞，后者逐遂可释放至外周血中。循环血内的单核细胞并非终末细胞，它在血中的停留只是暂时的，3～6天后进入组织或体腔内，可转变为幼噬细胞，再成熟为巨细胞。因此单核细胞与组织中的巨噬细胞构成单核巨噬细胞系统，而发挥防御功能。

（一）原理

单核细胞具有强烈的非特异性酯酶活性，在酸性条件下，可将稀释液中 α-醋酸萘酯水解，产生 α-萘酚，并与六偶氮副品红结合成稳定的红化合物，沉积于单核细胞内，可与其他白细胞区别。因此将血液稀释一定的倍数，然后滴入计数盘，计数一定范围内单核细胞数，即可直接求得每升血液中单核细胞数。

（二）参考值

$(0.196 \pm 0.129) \times 10^9/L$。

（三）临床意义

1. 单核细胞增多（monocytosis）

（1）生理性增多：正常儿童外周血中的单核细胞较成人稍多，平均为9%，出生后2周的婴儿可呈生理性单核细胞增多，可达15%或更多。

（2）病理性增多：单核-巨噬细胞系统的防御作用是通过以下3个环节来完成的：①对某些病原体如EB病毒、结核杆菌、麻风杆菌、沙门菌、布鲁劳动保护菌、疟原虫和弓形体等，均有吞噬和杀灭的作用；②能清除损伤或已死亡的细胞，在炎症组织中迅速出现多数中性粒细胞与单核细胞，前三天中性粒细胞占优势，以后或更晚则以单核细胞为主，由于单核细胞和巨噬吞噬残余的细菌和已亡的粒的细胞，使炎症得以净化；③处理抗原，在免疫反应的某些阶段协助淋巴细胞发挥其免疫作用等。

临床上单核细胞增多常见于：

①某些感染：如亚急性感染性心内膜炎、疟疾、黑热病等；急性感染的恢复期可见单核细胞增多；在活动性肺结核如严重的浸润性的粒性结核时，可致血中单核细胞明显增多，甚至呈单核细胞类白血病反应，白细胞占总数常达$20 \times 10^9/L$以上，分类时单核细胞可达30%以上，以成熟型为主，但亦可见少数连续剧单核细胞。

②某些血液病：粒细胞缺乏症的恢复期，常见单核细胞一过性增多，恶性组织细胞病、淋巴瘤时可见幼单核细胞增多，成熟型亦见增多。骨髓增生异常综合征时除贫血，白细胞减少等之外。白细胞分类时常见核细胞增多。

2. 单核细胞减少

单核细胞减少，意义不大从略。

第六节 淋巴细胞计数

成人淋巴细胞约占白细胞的1/4,为人体主要免疫活性细胞。淋巴细胞同样丰收源于多能干细胞,在骨髓、脾、淋巴结和其他淋巴组织生成中发育成熟者称为B淋巴细胞,在积压液中占淋巴细胞的20%~30%。B细胞寿命较短,一般仅3~5天,经抗原激素活后分化为浆细胞,产生特异性抗体,参与体液免疫。在胸腺、脾、淋巴结和其他组织,依赖胸腺素发育成熟者称为T淋巴细胞,在血液中占淋巴细胞的60%~70%。寿命较长,可达数月,甚至数年。T细胞被抗原体致敏后,可产生多种免疫活性物质,参与细胞免疫。此外还有少数NK细胞、(杀伤细胞)、N细胞(裸细胞)、D细胞双标志细胞。但在普通光学显微镜下,淋巴细胞各亚群形态相同,不能区别。观察淋巴细胞的数量变化,有助于了解机体的免疫功能状态。直接半数比间接推算的结果更为可靠。

(一)原理

用淋巴细胞稀释液血液稀释一定倍数,同时破坏红细胞并将白细胞胞质染淡红色,使核与胞质清晰可辨。结合淋巴细胞形态特点,在中倍和低倍镜下容易总值别。稀释后滴入计数盘中,计数一定范围内满面春风淋巴细胞数,即可直接求得每升血液中淋巴细胞数。

(二)参考值

成人:$(1.684 \pm 0.404) \times 10^9/L$。

学龄前儿童:$(3.527 \pm 0.727) \times 10^9/L$。

(三)临床意义

参考"白细胞分类计数"有关淋巴细胞部分。

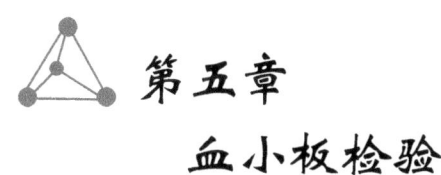

第五章 血小板检验

第一节 血小板功能和数量的检验

一、血小板功能的有关检验

（一）血小板聚集试验（platelet aggregation test，PAgT）原理

在特定的连续搅拌条件下于富含血小板血浆（PRP）中加入诱导剂时，由于血小板发生聚集，悬液的浊度就会发生相应的改变，光电池将浊度的变化转换为电讯号的变化，在记录仪上予以记录。根据描记虚线即可计算出血小板聚集的程度和速度。

（二）试剂与器材

（1）血小板聚集测定仪及记录仪（量程 10 mV 电子电位差计）。
（2）富含血小板血浆（PRP）及乏含血小板血浆（PPP）。
（3）100 μL 微量加液器、硅化试管及注射器或塑料试管及注射器。
（4）血小板聚集诱导剂 ADP、肾上腺素、胶原、花生四烯酸、凝血酶等。

（三）操作

（1）用硅化注射器从肘静脉顺利取血 4.5 mL，注入含有 0.5 mL 10^9 mmol/L 枸橼酸钠的硅化或塑料离心管中，充分混匀。
（2）PRP（富含血小板血浆）的制备：以 1 000 r/min 离心 10 min，小心取出上层血浆，计数血小板并调至 $(100 \sim 200) \times 10^9/L$。
（3）PPP（贫含血小板血浆）的制备：将剩余血液以 3 000 r/min 离心 20 min，上层较为透明的液体即为 PPP，其血小板一般低于 $(10 \sim 20) \times 10^9/L$。
（4）将 PRP 标本置于仪器比浊管内（体积视聚集仪而定），放入测定孔内并调节透光度为 10，并加搅拌磁棒，在 37 ℃预热 3 min。
（5）打开记录仪走纸开关，描记 10 秒的 PRP 基线，随后在 PRP 中加入诱导剂，同时开始搅拌（1 000 r/min），测定时间为 6～10 min，记录走纸速度一般为 2 cm/min，记录聚集波型。

（四）参考区间

（1）浓度 6×10^{-6} mol/L 的 ADP 时 MAR 为 $(35.2 \pm 13.5)\%$，坡度为 (63.9 ± 22.2) 度。
（2）浓度 4.5×10^{-5} mol/L 的肾上腺素可引起双相聚集曲线，此时第一相 MAR 为 $(20.3 \pm 4.8)\%$；坡度 (61.9 ± 32.9) 度。

（五）注意事项

（1）避免反复穿刺而将组织液抽到注射器内，或将气泡混入。组织液可使少量凝血酶形成而引起血小板聚集。

（2）时间：实验应在采血后 3 h 内完成。时间过长会降低血小板的聚集强度或速度。

（3）温度：采血后的标本应放在 15～25℃的室温下为宜，低温会使血小板激活，黏附、聚集能力增加或有自发性聚集，故切忌放入冰箱。

（4）血浆的 pH 值：采血后血液中的 CO_2 不断逸出使血浆 pH 值上升。pH 值 6.8～8.5 的标本可获得最佳聚集效果，pH 值低于 6.4 或高于 10.0 时，将会使聚集受抑制或消失。

（5）抗凝剂：Ca^{2+} 是血小板聚集过程中的重要因素。血小板聚集程度随血浆中枸橼酸浓度的降低而增高，因此在贫血患者应按公式（100-细胞比容）×血液（mL）×0.001 85 调整抗凝剂的用量。EDTA 由于螯合 Ca^{2+} 作用强，使 ADP 不能引起血小板聚集，因此忌用 EDTA 作为抗凝剂。

（6）红细胞混入、溶血及血浆脂类等因素可降低悬液透光度，掩盖了血小板聚集的变化。因此，采血当天也应禁饮牛奶、豆浆和脂肪性食品。

（7）药物：阿司匹林、氯吡格雷、双嘧达莫、肝素、双香豆素等均可抑制血小板聚集。阿司匹林抑制血小板聚集作用可持续 1 周，故采血前 1 周内不应服用此类药物。

（8）血小板接触表面：接触血小板的玻璃器皿如未经硅化，可影响血小板凝集力，甚至使原来正常者出现异常结果。

（9）诱导剂：ADP 在保存中会自行分解产生 AMP，所以配制成溶液后应在 -20℃ 冰箱中贮存。一般半年内活性不会降低。应用肾上腺素时，应裹以黑纸避光，以减少分解。诱导剂的种类和浓度对血小板聚集结果有影响，因此临床判断时应该注明所用的诱导剂的浓度，以便进行对比。为此各实验室应有自己的参考值。

（10）血小板聚集试验（PAgT）的测定方法较多，包括 PRP 透射比浊法、全血电阻抗法、剪切诱导法、光散射比浊法、微量反应板法和自发性血小板聚集试验等。PRP 透射比浊法最常用，对鉴别和诊断血小板功能缺陷最有价值，但其不足是制备 PRP 时可因离心作用激活血小板，对小的血小板聚集块不敏感，高脂血症可影响 PRP 的透光度。全血电阻抗法应用全血标本，不需要离心血液，更接近体内血小板聚集的生理状态，可作为常规的手术前血小板聚集功能评价、血小板聚集功能增高监测、抗血小板药物疗效观察等，但其不足之处是每次测定需要清洗电极、检测时间长、对血小板的小聚集块不敏感等。

（11）PRP 透射比浊法测定时血小板的浓度对聚集率的影响较大，一般应调整为（150～200）×10^9/L 较为适宜。当患者全血血小板计数小于 $100×10^9$/L 或更低时，PRP 的血小板浓度较低，可使血小板聚集率减低。

（六）临床意义

（1）血小板聚集率降低：见于血小板无力症、贮藏池病及低（无）纤维蛋白原血症、尿毒症、肝硬化、Wilson 病、维生素 B_{12} 缺乏症、服用血小板抑制药物（如阿司匹林、氯吡格雷、双嘧达莫等）。

（2）血小板聚集率增高：见于血栓性疾病，如急性心肌梗死、心绞痛、糖尿病伴血管病变、脑血管病变、高 β-脂蛋白血症、抗原-抗体复合物、人工瓣膜、口服避孕药等。

（3）阿司匹林抵抗 AR 标准：用 10 μmol/L ADP 诱导血小板平均聚集率大于或等于 70% 和用 0.5 mmol/L 和 AA 诱导血小板平均聚集率大于或等于 20%。

（4）在选用血小板聚集试验的激活剂时，应根据目的不同选择不同种类及其浓度。检测血小板聚集功能亢进时，宜选用低浓度（2～3 μmol/L）的 ADP。检测血小板聚集功能缺陷时，如诊断血小板无力症，应选用高浓度（5～10 μmol/L）的 ADP，并用多种诱导剂均出现聚集减低或不聚集时，才能确定血小板聚集功能缺陷。

（5）服用阿司匹林时，花生四烯酸（AA）诱导的血小板聚集减低更为灵敏，适合于药物剂量与疗效监测。

（6）瑞斯托霉素（ristocetin，RIS）诱导的血小板凝集试验（RIPA）并不导致血小板的激活，其凝集率的高低不反映血小板的聚集功能，仅与血小板GP I b和血浆中vWF有关。

二、血小板数量的有关检验

（一）改良MAIPA法检测血浆中糖蛋白特异性自身抗体测定原理

羊抗鼠抗体包被酶标板后，俘获特异的抗血小板膜糖蛋白单抗。将患者血浆与血小板孵育后裂解，裂解液加入俘获单抗的羊抗鼠IgG包被的96孔酶标板上。再加入碱性磷酸酶标记的羊抗人IgG，显色反应的深浅与患者血浆中抗体水平呈正相关。

（二）试剂与器材

（1）1.5% EDTA。

（2）0.01 mol/L pH值7.4 PBS。

（3）5% PBS/EDTA 0.01 mol/L pH值7.4 PBS 94 mL + 5% EDTA 6.6 mL。

（4）0.1 mol/L HCl。

（5）0.2 mol/L NaOH。

（6）底物缓冲液：二乙醇胺48.5 mL，1 mol/L HCl 30.0 mL，ddH_2O 421.5 mL，$MgCl_2 \cdot 6H_2O$ 50.0 mL，10% NaN_3 1.0 mL，pH值调至9.8。

（7）底物溶液：PNPP（4-nitrophenylphosphat $C_6H_4NO_6PNa_2 \cdot 6H_2O$）（Bohringer Mannheim GmbH）100 mg，底物缓冲液12.25 mL。需现配，避光。

（8）溶解缓冲液：Trizma-HCl 6.61 g，Trizma-Base 0.97 g，NaCl 8.5 g，Triton X-100 10 mL，ddH_2O加至1 L，pH值调至7.4；用时加入10 mg/mL的蛋白酶抑制剂（Leupeptin Sigma公司，25 mg粉剂加2.5 mL ddH_2O稀释成终浓度10 mg/mL分装到EP管内-20℃冷藏备用）。

（9）稀释缓冲液：Trizma-HCl 6.61 g，Trizma-Base 0.97 g，NaCl 8.5 g，Triton X-100 5 mL，Tween-20 0.5 mL，ddH_2O加至1 L，pH值调至7.4。

（10）PBS/Tween 0.01 mol/L PBS 4 L，Tween-20 2 mL。

（11）单抗稀释液：0.01 mol/L PBS/Tween/1% BSA。

（12）封闭液：0.01 mol/L PBS/Tween/3% BSA。

（13）碳酸缓冲液：Na_2CO_3 0.8 g，$NaHCO_3$ 1.47 g，NaN_3 0.1 g，ddH_2O加至500 mL，pH值调至9.6。

（14）抗体包被液：17 μL羊抗鼠抗体 + 10 mL碳酸缓冲液（亲和纯化的羊抗鼠抗体，1.5 mg，浓度1.8 mg/mL，缓冲液0.01 mol/L Na_3PO_4，0.25 mol/L NaCl，pH值7.6，2~8℃保存）。

（15）单抗CD41：特异性抗血小板糖蛋白（GP）II b/III a。

（16）单抗CD42b：特异性抗血小板糖蛋白（GP）I。

（17）聚苯乙烯酶标反应板。

（18）酶标仪。

（三）操作

1. 抗体包被

（1）羊抗鼠抗体包被：抗体包被液10 mL，抗体终浓度3 μg/mL，加样每孔100 μL。

（2）4℃孵育过夜。

（3）0.01 mol/L PBS/Tween洗涤两次，甩干。

（4）每孔加200 μL，封膜，置室温下30 min。

（5）去除封闭液，吸干。

（6）即用，否则塑料薄膜覆盖，置-70℃备用。

2. 单抗俘获

（1）制备单抗稀释液（4 μg/mL）。

（2）抗体包被多孔板：每孔加入50 μL单抗稀释液。

（3）盖膜，摇床，室温孵育 60 min。
（4）0.01 mol/L PBS/Tween 洗板 3 次。
（5）盖膜，待用于 MAIPA。

3. 改良 MAIPA

（1）于两个大塑料离心管中收集 O 型正常人血小板，2 000 转 10 min，用 6～8 mL PBS/EDTA 洗涤，用吸管吹匀血小板，2 000 转，离心 10 min。重复两次。

（2）2～3 mL PBS/EDTA 重新悬浮血小板。

（3）调整血小板浓度为 1×10^9/mL。移至 1.5 mL EP 管中，每管 110 μL 左右，含血小板 1×10^8 个。

（4）每管加入 110 μL 待测血浆，混匀后，室温孵育 60 min。

（5）加 0.6 mL PBS/EDTA，混匀，3 000 g 离心 2 min，弃去上清，此为第一次洗涤；再加 0.6 mL PBS/EDTA，吹匀血小板，洗涤离心，再重复 2 次。第 3 次离心后，扣干上清液。

（6）每管加入血小板裂解液 110 μL 溶解血小板，振荡混匀，置于 4℃ 冰箱，摇床孵育 30 min。

（7）离心分离，4℃，26 000 g，离心 30 min 以去除不溶解的物质。

（8）取上清液 90 μL，用 360 μL 稀释缓冲液稀释。

（9）取上述制备的稀释上清液 100 μL 加样至俘获单抗的羊抗鼠 IgG 包被的 96 孔板上，设双复孔，摇床，室温孵育 60 min。

（10）0.01 mol/L PBS/Tween 洗涤 4 次。

（11）每孔加入 100 μL 碱性磷酸酶标记的羊抗人 IgG（Sigma 公司）。

（12）封膜后，摇床，室温孵育 60 min。

（13）0.01 mol/L PBS/Tween 洗涤 6 次（每孔约加 300 μL 洗涤液）。

（14）加入 100 μL PNPP/底物缓冲液，37℃ 水浴箱孵育 2～3 h，至显色。

（15）405 nm、490 nm 观察结果。用 405 nm OD 值减去 490 nm OD 值。每板设 4 个正常对照，OD 值大于正常均值 + 3 倍标准差为阳性。

（四）参考区间

阴性。

（五）注意事项

（1）注射器和试管必须涂硅或用塑料制品。

（2）标准曲线及代测标本均应作双份，如两孔 A 值相差大于或等于 0.1，均应重测。

（3）因皮质激素可影响结果，故应停药 2 周以上才能抽血检测。

（4）血小板自身抗体检测的方法较多，MAIPA 是目前检测特异性血小板自身抗体最主要的方法。已有报道用 MAIPA 检测血小板的洗脱液比血浆的自身抗体阳性率更高。用流式微球液相芯片技术可以同时检测多种血小板自身抗体。研究表明血小板自身抗体主要是针对 GP Ⅱb/Ⅲa 和 GP Ⅰb/Ⅸ 抗原表位的抗体，其他可见抗 GP Ⅰa/Ⅱa、GP Ⅳ、GPV、GMP-140 和 HLA-ABC 等。一般情况下，与循环血小板结合的抗体多为抗血小板膜蛋白的抗体，血浆中游离的自身抗体可有抗血小板内成分的抗体。IgG 型抗体被证实起最重要作用，而 IgM 和 IgA 型抗体较少。

（六）临床意义

（1）作为诊断原发免疫性血小板减少症（ITP）的指标之一。

（2）作为 ITP 观察疗效及估计预后的指标。

（3）有助于研究其他一些疾病的免疫机制，如系统性红斑狼疮（SLE）、Evans 综合征、慢性活动性肝炎、恶性淋巴瘤、多发性骨髓瘤和药物性免疫性疾病等。

第二节 出血时间测定

一、原理

出血时间测定（bleeding time，BT）是指皮肤受特定条件的外伤后，出血自行停止所需要的时间。该过程反映了皮肤毛细血管与血小板的相互作用，包括血小板的黏附、活化、释放和聚集等反应。当与这些反应相关的血管和血液因子，如血管性血友病因子（vWF）和纤维蛋白原含量（Fg）等有缺陷时，出血时间可出现异常。

二、试剂与器材

（1）血压计。
（2）出血时间测定器：为双刀片弹簧装置。
（3）干净滤纸。
（4）秒表。

三、操作

具体步骤可参照卫生行业标准 WS/T 344-2011《出血性时间测定要求》。

（1）血压计袖带缚于上臂，加压。成人维持在 5.3 kPa（40 mmHg），儿童维持在 2.7 kPa（20 mmHg）处。
（2）在肘前窝凹下二横指处常规消毒，轻轻绷紧皮肤，避开血管、瘢痕、水肿，置出血时间测定器使它贴于皮肤表面，注意刀片的长度与前臂相平行，按其按钮，使刀片由"测定器"内刺入皮肤，见创口出血即启动秒表。
（3）每隔半分钟，用干净滤纸吸取流出血液，直至出血自然停止，按停秒表计时。

四、参考区间

（6.9±2.1）min。

五、注意事项

（1）采血部位应保暖，血液应自动流出。
（2）由于刺入皮肤的刀片的长度和深度均固定，故本法测定的结果较为准确。
（3）滤纸吸干流出血液时，应避免与伤口接触。
（4）试验前 1 周内不能服用抗血小板药物，如阿司匹林等，以免影响结果。
（5）WHO 推荐的模板法（template bleeding test，TBT）或出血时间测定器法，皮肤切口的长度和深度固定，测定结果较为准确。
（6）BT 一般不作为常规筛查试验。对有皮肤及黏膜出血表现、疑为初期止血缺陷的患者，可检查 BT。
（7）试验前一周应停用抗血小板药物，如阿司匹林、氯吡格雷等。

六、临床意义

（一）BT 延长

BT 延长见于血小板数量异常，如血小板减少症；血小板质量缺陷，如先天性和获得性血小板病和血小板无力症等；见于某些凝血因子缺乏，如血管性血友病（vWD）和弥散性血管内凝血（DIC）等；还可见于血管疾病，如遗传性出血性毛细血管扩张症和单纯性紫癜等。

（二）BT 缩短

BT 缩短见于某些严重的血栓病，但不敏感。

第三节 血小板计数

一、血小板计数常规法

（一）原理

血小板计数（platelet count，PLT）是测定全血中的血小板数量，与血液红（白）细胞计数相同。普通显微镜直接计数法是根据使用稀释液的不同，血小板计数方法可分为破坏红细胞稀释法和不破坏红细胞稀释法。相差显微镜直接计数法是利用光线通过物体时产生的相位差转化为光强差、从而增强被检物体立体感，有助于识别血小板。

（二）器材和试剂

1. 1% 草酸铵稀释液

分别用少量蒸馏水溶解草酸铵 1.0 g 和 EDTA-Na_2 0.012 g，合并后加蒸馏水至 100 mL，混匀，过滤后备用。

2. 器材

显微镜、改良 Neubauer 计数板和盖玻片、微量吸管等。

（三）操作

（1）取清洁小试管 1 支，加入血小板稀释液 0.38 mL。

（2）准确吸取毛细血管血 20 μL。擦去管外余血，置于血小板稀释液内，吸取上清液洗 3 次，立即充分混匀。待完全溶血后再次混匀 1 min。

（3）取上述均匀的血小板悬液 1 滴，充入计数池内，静置 10 ~ 15 min，使血小板下沉。

（4）用高倍镜计数中央大方格内四角和中央共 5 个中方格内血小板数。

（5）计算：血小板数 /L = 5 个中方格内血小板数 × 10^9/L

（四）方法学评价

1. 干扰因素

普通光学显微镜直接计数血小板的技术要点是从形态上区分血小板和小红细胞、真菌孢子及其他杂质。用相差显微镜计数经草酸铵稀释液稀释后的血小板，易于识别，还可照相后核对计数结果，因而国内外将本法作为血小板计数的参考方法。

2. 质量保证

质量保证原则是避免血小板被激活、破坏，避免杂物污染。①检测前：采血是否顺利（采血时血流不畅可导致血小板破坏，使血小板计数假性减低）、选用的抗凝剂是否合适（肝素不能用于血小板计数标本抗凝；EDTA 钾盐抗凝血标本取血后 1 h 内结果不稳定，1 h 后趋向平稳）、储存时间是否适当（血小板标本应于室温保存，低温可激活血小板，储存时间过久可导致血小板计数偏低）。②检测中：定期检查稀释液质量。计数前先做稀释液空白计数，以确认稀释液是否存在细菌污染或其他杂质。③检测后：核准结果，常用方法：用同 1 份标本制备血涂片染色镜检观察血小板数量；用参考方法核对；同 1 份标本 2 次计数，误差小于 10%，取 2 次均值报告，误差大于 10% 需做第 3 次计数，取 2 次相近结果的均值报告。

二、血小板计数参考方法

血小板计数参考方法见于国际血液学标准委员会 2001 年文件（ICSH. Platelet counting by the RBC/platelet ratio method. Am J Clin Pathol，2001，115：460-464）。

（一）血液标本

（1）用合乎要求的塑料注射器或真空采血系统采集健康人的静脉血标本。

（2）使用 EDTA-K_2 抗凝剂，浓度为每升血中含 3.7 ~ 5.4 μmol（每毫升血中含 1.5 ~ 2.2 mg）。

（3）盛有标本的试管应有足够的剩余空间以便于血标本的混匀操作。标本中不能有肉眼可见的溶血或小凝块。

（4）标本置于 18～22℃室温条件下，取血后 4 h 之内完成检测。

（5）为了保证 RBC 和 PLT 分布的均一性，在预稀释和加标记抗体前动作轻柔地将采血管反复颠倒，充分混匀标本。

（二）试剂和器材

1. 器材

为避免血小板黏附于贮存容器或稀释器皿上，在标本检测的整个过程中必须使用聚丙烯或聚苯乙烯容器，不得使用玻璃容器和器皿。

2. 稀释液

用磷酸盐缓冲液（PBS）作为稀释液，浓度为 0.01 mol/L，pH 值 7.2～7.4，含 0.1% 的牛血清蛋白（BSA）。

3. 染色液

使用异硫氰酸荧光素标记的 CD41 和 CD61 抗体，这两种抗体可以与血小板膜糖蛋白 Ⅱa/Ⅲb 复合物结合，用于检测血小板。实验室应确认该批号抗体是否能得到足够的染上荧光的血小板，抗体应能得到足够高的血小板的荧光信号以便通过 log FLI（528 nm 处的荧光强度）对 log FS（前向散射光）的图形分析，将血小板以噪声、碎片和 RBC 中分辨出来。

（三）仪器性能

（1）使用流式细胞仪，通过前向散射光和荧光强度来检测 PLT 和 RBC。仪器在检测异硫氰酸荧光素标本的直径为 2μm 的球形颗粒时必须有足够的敏感度。

（2）用半自动、单通道、电阻抗原理的细胞计数仪检测 RBC，仪器小孔管的直径为 80～100μm，小孔的长度为直径的 70%～100%，计数过程中吸入稀释标本体积的准确度在 1% 以内（溯源至国家或国际计量标准）。

（四）检测方法

（1）用加样器加 5μL 充分混匀（至少轻柔颠倒标本管 8 次）的血标本于 100μL 已过滤的 PBS-BSA 稀释液中。

（2）加 5μL CD41 抗体和 5μL CD61 抗体染液，在室温 18～22℃、避光条件下放置 15 min。

（3）加 4.85 mL PBS-BSA 稀释液制备呈 1∶1 000 的稀释标本，轻轻颠倒混匀以保证 PLT 和 RBC 充分混匀。

（4）用流式细胞仪检测时，应至少检测 5 000 个信号，其中 PLT 应多于 1 000，流式细胞仪的设定必须保证每秒计数少于 3 000 个信号。如果同时收集到 RBC 散射光的信号和血小板的荧光信号应被视为 RBC-PLT 重叠，计数结果将被分别计入 RBC 和 PLT。直方图或散点图均可被采用，但推荐使用散点图。检测过程中推荐使用正向置换移液器。

（5）血小板计数值的确定：使用流式细胞仪确定 RBC/PLT 的比值。R = RBC/PLT，用 RBC 数除以 R 值得到 PLT 计数值。

三、参考值

（100～300）×10^9/L。

四、临床意义

血小板数量随时间和生理状态的不同而变化，午后略高于早晨；春季较冬季低；平原居民较高原居民低；月经前减低，月经后增高；妊娠中晚期增高，分娩后减低；运动、饱餐后增高，休息后恢复。静脉血血小板计数比毛细血管高 10%。

血小板减低是引起出血常见的原因。当血小板在（20～50）×10^9/L 时，可有轻度出血或手术后出血；低于 20×10^9/L，可有较严重的出血；低于 5×10^9/L 时，可导致严重出血。血小板计数超过 400×10^9/L 为血小板增多。病理性血小板减少和增多的原因及意义见表 5-1。

表 5-1 病理性血小板减少和增多的原因及意义

血小板	原因	临床意义
减少	生成障碍	急性白血病、再生障碍性贫血、骨髓肿瘤，放射性损伤、巨幼细胞贫血等
	破坏过多	原发性血小板减少性紫癜、脾功能亢进、系统性红斑狼疮等
	消耗过多	DIC、血栓性血小板减少性紫癜
	分布异常	脾肿大、血液被稀释
	先天性	新生儿血小板减少症、巨大血小板综合征
增多	原发性	慢性粒细胞白血病、原发性血小板增多症、真性红细胞增多症等
	反应性	急性化脓性感染，大出血、急性溶血，肿瘤等
	其他	外科手术后，脾切除等

第六章 尿液检验

第一节 尿液的生成及主要成分

一、尿液的生成

尿液由肾生成,通过输尿管、膀胱及尿道排出体外。肾单位是肾泌尿活动的基本功能单位。肾单位包括肾小体与肾小管两部分,肾单位与集合管共同完成泌尿功能。当体内血液流经肾小球毛细血管时,其中的细胞、大分子蛋白质和脂类等胶体被截留,其余成分则经半透膜滤过,进入肾小囊腔形成原尿。原尿通过肾小管时,大部分水分、电解质、葡萄糖、氨基酸、乳酸及肌酸、部分硫酸盐、尿酸等物质又重新被吸收回血。肾小管也分泌一些物质加入尿中,肾小管滤过的原尿经过曲小管和集合管的重吸收和排泌、浓缩与稀释作用成为终尿排出体外。因此尿液的生成,包括肾小球滤过、肾小管的重吸收和排泌三个过程。

在感染、代谢异常、肾血管病变、变态反应性疾患、毒素或药物刺激情况下,泌尿道的病理产物或血液中的异常成分,可随尿排出。尿液的性状和组成,可反映机体的代谢情况。

二、尿液的主要成分

正常尿含水分96%~97%,固体物3%~4%,正常成人每天由尿中排出总固体约60 g,其中无机盐约25 g,有机物约35 g。无机盐中约一半是钠和氯离子,有机物中主要是尿素(每天可排出约30g),其次是少量的糖类、蛋白质、酶、性激素和抗体以及种类繁多的代谢产物。

第二节 尿液检验的适应证

一、用于对泌尿系统疾病的诊断与疗效观察

泌尿系统的炎症、结石、肿瘤、血管病变及肾移植术后发生排异反应时,各种病变产物直接进入尿中,引起尿液成分变化,因此尿液分析是泌尿系统诊断与疗效观察的首选项目。

二、用于对其他系统疾病的诊断

尿液来自血液,其成分又与机体代谢有密切关系,任何系统疾病的病变影响血液成分改变时,均能引起尿液成分的变化。如糖尿病时进行尿糖检查、急性胰腺炎时进行尿淀粉酶检查、急性黄疸型病毒性肝炎时做尿液胆色素检查等,均有助于上述疾病的诊断。

三、用于安全用药的监测

某些药物如庆大霉素、卡那霉素、多黏菌素 B 与磺胺类药等常可引起肾损害，用药前及用药过程中需观察尿液的变化，以确保用药安全。

四、对人体健康状态的评估

用于预防普查，如对人群进行尿液分析，筛查有无肾、肝、胆疾病和糖尿病等，以达到早期诊断及预防疾病的目的。

第三节　尿液的一般检查

一、尿量

尿量主要取决于肾小球的滤过率、肾小管重吸收和浓缩与稀释功能。此外尿量变化还与外界因素如每日饮水量、食物种类、周围环境（气温、湿度）、排汗量、年龄、精神因素、活动量等相关。正常成人 24 h 内排尿为 1 ~ 1.5 L/24 h。

24 h 尿量大于 2.5 L 为多尿，可由饮水过多，特别饮用咖啡、茶、失眠及使用利尿药或静脉输液过多时。病理性多尿常因肾小管重吸收和浓缩功能减退如尿崩症、糖尿病、肾功能不全、慢性肾盂肾炎等。

24 h 尿量小于 0.4 L 为少尿，可因机体缺水或出汗。病理性少尿主要见于脱水、血浓缩、急性肾小球肾炎、各种慢性肾功能衰竭、肾移植术后急性排异反应、休克、心功能不全、尿路结石、损伤、肿瘤、尿路先天畸形等。

尿量不增多而仅排尿次数增加为尿频。见于膀胱炎、前列腺炎、尿道炎、肾盂肾炎、体质性神经衰弱、泌尿生殖系统处于激惹状态、磷酸盐尿症、碳酸盐尿症等。

二、外观

尿液外观包括颜色及透明度。正常人新鲜的尿液呈淡黄至橘黄色透明，影响尿液颜色的主要物质为尿色素、尿胆原、尿胆素及卟啉等。此外尿色还受酸碱度、摄入食物或药物的影响。

浑浊度可分为清晰、雾状、云雾状浑浊、明显浑浊几个等级。浑浊的程度根据尿中含混悬物质种类及量而定。正常尿浑浊的主要原因是因含有结晶和上皮细胞所致。病理性浑浊可因尿中含有白细胞、红细胞及细菌所致。放置过久而有轻度浑浊可因尿液酸碱度变化，尿内黏蛋白、核蛋白析出所致。淋巴管破裂产生的乳糜尿也可引起浑浊。在流行性出血热低血压期，尿中可出现蛋白、红细胞、上皮细胞等混合的凝固物，称"膜状物"。常见的外观改变有以下几种。

（一）血尿

尿内含有一定量的红细胞时称为血尿。由于出血量的不同可呈淡红色云雾状，淡洗肉水样或鲜血样，甚至混有凝血块。每升尿内含血量超过 1 mL 可出现淡红色，为肉眼血尿。主要见于各种原因所致的泌尿系统出血，如肾结石或泌尿系统结石、肾结核、肾肿瘤及某些菌株所致的泌尿系统感染等。洗肉水样外观常见于急性肾小球肾炎。血尿还可由出血性疾病引起，见于血友病和特发性血小板减少性紫癜。镜下血尿指尿液外观变化不明显，而离心沉淀后进行镜检时能看到超过正常数量的红细胞者。

（二）血红蛋白尿

当发生血管内溶血，血浆中血红蛋白含量增高，超过肝珠蛋白所能结合的量时，未结合的游离血红蛋白便可通过肾小球滤膜而形成血红蛋白尿。在酸性尿中血红蛋白可氧化成为正铁血红蛋白而呈棕色，如含量甚多则呈棕黑色酱油样外观。隐血试验呈强阳性反应，但离心沉淀后上清液颜色不变，镜检时不见红细胞或偶见溶解红细胞之碎屑，可与血尿相区别。卟啉尿症患者，尿液呈红葡萄酒色，碱性尿液中如存在酚红、番茄汁、芦荟等物质，酸性尿液中如存在氨基比林、磺胺等药物也可有不同程度的红色。

血红蛋白尿见于蚕豆黄、血型不合的输血反应、严重烧伤及阵发性睡眠性血红蛋白尿症等。

（三）胆红素尿

当尿中含有大量的结合胆红素，外观呈深黄色，振荡后泡沫亦呈黄色，若在空气中久置可因胆红素被氧化为胆绿素而使尿液外观呈棕绿色。胆红素尿见于阻塞性黄疸和肝细胞性黄疸。服用痢特灵、核黄素、呋喃唑酮后尿液亦可呈黄色，但胆红素定性阴性。服用大剂量熊胆粉、牛黄类药物时尿液可呈深黄色。

（四）乳糜尿

外观呈不同程度的乳白色，严重者似乳汁。因淋巴循环受阻，从肠道吸收的乳糜液未能经淋巴管引流入血而逆流进入肾，致使肾盂、输尿管处的淋巴管破裂，淋巴液进入尿液中所致。其主要成分为脂肪微粒及卵磷脂、胆固醇、少许纤维蛋白原和白蛋白等。乳糜尿多见于丝虫病，少数可由结核、肿瘤、腹部创伤或手术引起。乳糜尿离心沉淀后外观不变，沉渣中可见少量红细胞和淋巴细胞，丝虫病者偶可于沉渣中查出微丝蚴。乳糜尿需与脓尿或结晶尿等浑浊尿相鉴别，后二者经离心后上清转为澄清，而镜检可见多数的白细胞或盐类结晶，结晶尿加热加酸后浑浊消失。为确诊乳糜尿还可于尿中加少量乙醚振荡提取，因尿中脂性成分溶于乙醚而使水层浑浊程度比原尿减轻。

（五）脓尿

尿液中含有大量白细胞而使外观呈不同程度的黄色浑浊或含脓丝状悬浮物。见于泌尿系统感染及前列腺炎、精囊炎，脓尿蛋白定性常为阳性，镜检可见大量脓细胞。还可通过尿三杯试验初步了解炎症部位，协助临床鉴别诊断。

（六）盐类结晶尿

外观呈白色或淡粉红色颗粒状浑浊，尤其是在气温寒冷时常很快析出沉淀物。这类浑浊尿可通过在试管中加热、加乙酸进行鉴别。尿酸盐加热后浑浊消失，磷酸盐、碳酸盐则浑浊增加，但加乙酸后二者均变清，碳酸盐尿同时产生气泡。

除肉眼观察颜色与浊度外，还可以通过三杯试验进一步对病理尿的来源进行初步定位。尿三杯试验是在一次排尿中，人为地把尿液分成三段排出，分别盛于3个容器内，第1杯及第3杯每杯约10 mL，其余大部分排于第2杯中。分别观察各杯尿的颜色、浑浊度、并做显微镜检查。多用于男性泌尿生殖系统疾病定位的初步诊断（表6-1）。

表6-1　尿三杯试验外观鉴别结果及诊断

第1杯	第2杯	第3杯	初步诊断
有弥散脓液	清晰	清晰	急性尿道炎、且多在前尿道
有脓丝	清晰	清晰	亚急性或慢性尿道炎
有弥散脓液	有弥散脓液	有弥散脓液	尿道以上部位的泌尿系统感染
清晰	清晰	有弥散脓液	前列腺炎、精囊炎、后尿道炎、三角区炎症、膀胱颈部炎症
有脓丝	清晰	有弥散脓液	尿道炎、前列腺炎、精囊炎

尿三杯试验还可鉴别泌尿道出血部位。

1. 全程血尿（3杯尿液均有血液）

血液多来自膀胱颈以上部位。

2. 终末血尿（即第3杯有血液）

病变多在膀胱三角区、颈部或后尿道（但膀胱肿瘤患者大量出血时，也可见全程血尿）。

3. 初期血尿（即第1杯有血液）

病变多在尿道或膀胱颈。

三、气味

正常新鲜尿液的气味来自尿内的挥发性酸，尿液久置后，因尿素分解而出现氨臭味。如新排出的尿液即有氨味提示有慢性膀胱炎及慢性尿潴留。糖尿病酮症时，尿液呈苹果样气味。此外还有药物和食物，特别是进食蒜、葱、咖喱等，尿液可出现特殊气味。

四、比密

尿比密是指在4℃时尿液与同体积纯水重量之比。尿比密高低随尿中水分、盐类及有机物含量而异，在病理情况下还受尿蛋白、尿糖及细胞成分等影响。如无水代谢失调、尿比密测定可粗略反映肾小管的浓缩稀释功能。

（一）参考值

晨尿或通常饮食条件下：1.015～1.025。

随机尿：1.003～1.035（浮标法）。

（二）临床意义

1. 高比密尿

高比密尿可见于高热、脱水、心功能不全、周围循环衰竭等尿少时；也可见于尿中含葡萄糖和碘造影剂时。

2. 低比密尿

低比密尿可见于慢性肾小球肾炎、肾功能不全、肾盂肾炎、尿崩症、高血压等。慢性肾功能不全者，由于肾单位数目大量减少，尤其伴有远端肾单位浓缩功能障碍时，经常排出比密近于1.010（与肾小球滤液比密接近）的尿称为等渗尿。

五、血清（浆）和尿渗量的测定

渗量代表溶液中一种或多种溶质中具有渗透活性微粒的总数量，而与微粒的大小、种类及性质无关。只要溶液的渗量相同，都具有相同的渗透压。测定尿渗量可了解尿内全部溶质的微粒总数量，可反映尿内溶质和水的相对排泄速度，以判断肾的浓缩稀释功能。

（一）参考值

血清平均为290 mOsm/kg H_2O，范围280～300 mOsm/kg H_2O。成人尿液24 h内40～1 400 mOsm/kg H_2O，常见数值600～1 000 mOsm/kg H_2O。尿/血清比值应大于3。

（二）临床意义

（1）血清小于280 mOsm/kg H_2O时为低渗性脱水，大于300 mOsm/kg H_2O时为高渗性脱水。

（2）禁饮12 h，尿渗量小于800 mOsm/kg H_2O表示肾浓缩功能不全。

（3）急性肾小管功能障碍时，尿渗量降低，尿/血清渗量比值小于或等于1。由于尿渗量仅受溶质微粒数量的影响而改变，很少受蛋白质及葡萄糖等大分子影响。

六、自由水清除率测定

自由水清除率是指单位时间内（每小时或每分钟）尿中排出的游离水量。它可通过血清渗量、尿渗量及单位时间尿量求得。

（一）参考值

−25～−100 mL/h。

（二）临床意义

（1）自由水清除率为正值代表尿液被稀释，反之为负值时代表尿液被浓缩，其负值越大代表肾浓缩功能越佳。

（2）尿/血清渗量比值常因少尿而影响结果。

（3）急性肾功能衰竭早期，自由水清除率趋于零值，而且先于临床症状出现之前2～3 d，常作为判断急性肾功能衰竭早期诊断指标。在治疗期间，自由水清除率呈现负值，大小还可反映肾功能恢复程度。

（4）可用于观察严重创伤、大手术后低血压、少尿或休克患者髓质功能损害的指标。

（5）肾移植时有助于早期发现急性排异反应，此时可近于零。

（6）用于鉴别非少尿性肾功能不全和肾外性氮质血症，后者往往正常。

第四节 尿液的化学检查

一、尿液蛋白质检查

正常人的肾小球滤液中存在小分子量的蛋白质，在通过近曲小管时绝大部分又被重吸收，因此终尿中的蛋白质含量仅为 30～130 mg/24 h。随机 1 次尿中蛋白质为 0～80 mg/L。尿蛋白定性试验为阴性反应。当尿液中蛋白质超过正常范围时称为蛋白尿。含量大于 0.1 g/L 时定性试验可阳性。正常时分子量 7 万以上的蛋白质不能通过肾小球滤过膜。而分子量 1 万～3 万的低分子蛋白质虽大多可通过滤过膜，但又为近曲小管重吸收。由肾小管细胞分泌的蛋白如 Tamm-Horsfall 蛋白（T-H 蛋白）、SIgA 等以及下尿路分泌的黏液蛋白可进入尿中。尿蛋白质 2/3 来自血浆蛋白，其中清蛋白约占 40%，其余为小分子量的酶如溶菌酶等、肽类、激素等。可按蛋白质的分子量大小分成 3 组。①高分子量蛋白质：分子量大于 9 万，含量极微，包括由肾髓襻升支及远曲小管上皮细胞分泌的 T-H 糖蛋白及分泌型 IgG 等。②中分子量蛋白质：分子量 4 万～9 万，是以清蛋白为主的血浆蛋白，可占尿蛋白总数的 1/2～2/3。③低分子量蛋白质：分子量小于 4 万，绝大多数已在肾小管重吸收，因此尿中含量极少，如免疫球蛋白 Fc 片段，游离轻链、α_1 微球蛋白、β_2 微球蛋白等。

蛋白尿形成的机制：

（一）肾小球性蛋白尿

肾小球因受炎症、毒素等的损害，引起肾小球毛细血管壁通透性增加，滤出较多的血浆蛋白，超过了肾小管重吸收能力所形成的蛋白尿，称为肾小球性蛋白尿。其机制除因肾小球滤过膜的物理性空间构型改变导致"孔径"增大外，还与肾小球滤过膜的各层特别是足突细胞层的唾液酸减少或消失，以致静电屏障作用减弱有关。

（二）肾小管性蛋白尿

由于炎症或中毒引起近曲小管对低分子量蛋白质的重吸收功能减退而出现以低分子量蛋白质为主的蛋白尿，称为肾小管性蛋白尿。尿中以 β_2 微球蛋白、溶菌酶等增多为主，白蛋白正常或轻度增多。单纯性肾小管性蛋白尿，尿蛋白含量较低，一般低于 1 g/24 h。常见于肾盂肾炎、间质性肾炎、肾小管性酸中毒、重金属（汞、镉、铋）中毒，应用庆大霉素、多黏菌素 B 及肾移植术后等。

（三）混合性蛋白尿

肾脏病变如同时累及肾小球及肾小管，产生的蛋白尿称混合性蛋白尿。在尿蛋白电泳的图谱中显示低分子量的 β_2MG 及中分子量的白蛋白同时增多，而大分子量的蛋白质较少。

（四）溢出性蛋白尿

血循环中出现大量低分子量（分子量小于 4.5 万）的蛋白质如本周蛋白。血浆肌红蛋白（分子量为 1.4 万）增多超过肾小管回吸收的极限于尿中大量出现时称为肌红蛋白尿，也属于溢出性蛋白尿，见于骨骼肌严重创伤及大面积心肌梗死。

（五）偶然性蛋白尿

当尿中混有多量血、脓、黏液等成分而导致蛋白定性试验阳性时称为偶然性蛋白尿。主要见于泌尿道的炎症、药物、出血及在尿中混入阴道分泌物、男性精液等，一般并不伴有肾本身的损害。

（六）生理性蛋白尿或无症状性蛋白尿

由于各种体外环境因素对机体的影响而导致的尿蛋白含量增多，可分为功能性蛋白尿及体位性（直立性）蛋白尿。

功能性蛋白尿：机体在剧烈运动、发热、低温刺激、精神紧张、交感神经兴奋等所致的暂时性、轻度的蛋白尿。形成机制可能与上述原因造成肾血管痉挛或充血而使肾小球毛细血管壁的通透性增加所致。当诱发因素消失后，尿蛋白也迅速消失。生理性蛋白尿定性一般不超过（+），定量小于 0.5 g/24 h，多见于青少年期。

体位性蛋白尿：又称直立性蛋白尿，由于直立体位或腰部前突时引起的蛋白尿。其特点为卧床时尿蛋白定性为阴性，起床活动若干时间后即可出现蛋白尿，尿蛋白定性可达（++）甚至（+++），而平卧后又转成阴性，常见于青少年，可随年龄增长而消失。其机制可能与直立时前突的脊柱压迫肾静脉或直立时肾的位置向下移动，使肾静脉扭曲而致肾脏处于瘀血状态，与淋巴、血流受阻有关。

1. 参考值

尿蛋白定性试验：阴性尿蛋白定量试验：小于 0.1 g/L 或小于或等于 0.15 g/24 h（考马斯亮蓝法）。

2. 临床意义

因器质性变，尿内持续性地出现蛋白，尿蛋白含量的多少，可作为判断病情的参考，但蛋白量的多少不能反映肾脏病变的程度和预后。

（1）急性肾小球肾炎：多数由链球菌感染后引起的免疫反应。持续性蛋白尿为其特征。蛋白定性检查常为（+）~（++）、定量检查大都不超过 3 g/24 h，但也有超过 10 g/24 h 者。一般于病后 2~3 周蛋白定性转为少量或微量，2~3 个月后多消失，也可呈间歇性阳性。成人患者消失较慢，若蛋白长期不消退，应疑及体内有感染灶或转为慢性的趋势。

（2）急进性肾小球肾炎：起病急、进展快。如未能有效控制，大多在半年至 1 年内死于尿毒症，以少尿、甚至无尿、蛋白尿、血尿和管型尿为特征。

（3）隐匿性肾小球肾炎：临床常无明显症状，但有持续性轻度的蛋白尿。蛋白定性检查多为（±）~（+），定量检查常在 0.2 g/24 h 左右，一般不超过 1 g/24 h。可称为"无症状性蛋白尿"。在呼吸系统感染或过劳后，蛋白可有明显增多，过后可恢复到原有水平。

（4）慢性肾小球肾炎：病变累及肾小球和肾小管，多属于混合性蛋白尿。慢性肾炎普通型，尿蛋白定性检查常为（+）~（+++），定量检查多在 3.5 g/24 h 左右；肾病型则以大量蛋白尿为特征，定性检查为（++）~（++++），定量检查为 3.5~5 g/24 h 或以上，但晚期，由于肾小球大部毁坏，蛋白排出量反而减少。

（5）肾病综合征：是由多种原因引起的一组临床症候群，包括慢性肾炎肾病型、类脂性肾病、膜性肾小球肾炎、狼疮性肾炎肾病型、糖尿病型肾病综合征和一些原因不明确的肾病综合征等。临床表现以水肿、大量蛋白尿、低蛋白血症、高脂血症为特征，尿蛋白含量较高，且易起泡沫，定性试验多为（+++）~（++++），定量试验常为 3.5~10 g/24 h，最多达 20 g 者。

（6）肾盂肾炎：为泌尿系统最常见的感染性疾病，临床上分为急性和慢性两期。急性期尿液的改变为脓尿，尿蛋白多为（±）~（++）。每日排出量不超过 1 g。如出现大量蛋白尿应考虑有否肾炎、肾病综合征或肾结核并发感染的可能性。慢性期尿蛋白可呈间歇性阳性，常为（+）~（±+），并可见混合细胞群和白细胞管型。

（7）肾内毒性物质引起的损害：由金属盐类如汞、镉、铀、铬、砷和铋等或有机溶剂如甲醇、甲苯、四氧化碳等以及抗菌药类如磺胺、新霉素、卡那霉素、庆大霉素、多黏菌素 B、甲氧苯青霉素等，可引起肾小管上皮细胞肿胀、退行性变和坏死等改变，故又称坏死性肾病。系因肾小管对低分子蛋白质重吸收障碍而形成的轻度或中等量蛋白尿，一般不超过 1.5 g/24 h，并有明显的管型尿。

（8）系统性红斑狼疮的肾脏损害：本病在组织学上显示有肾脏病变者高达 90%~100%，但以肾脏病而发病者仅为 3%~5%。其病理改变以肾小球毛细血管丛为主，有免疫复合物沉淀和基底膜增厚。轻度损害型尿蛋白常在（+）~（++），定量检查为 0.5~1 g/24 h。肾病综合征型则尿蛋白大量增多。

（9）肾移植：肾移植后，因缺血而造成的肾小管功能损害，有明显的蛋白尿，可持续数周，当循环改善后尿蛋白减少或消失，如再度出现蛋白尿或尿蛋白含量较前增加，并伴有尿沉渣的改变，常提示有排异反应发生。

（10）妊娠和妊娠中毒症：正常孕妇尿中蛋白可轻微增加，属于生理性蛋白尿。此与肾小球滤过率和有效肾血流量较妊娠前增加30%～50%以及妊娠所致的体位性蛋白尿（约占20%）有关。妊娠中毒症则因肾小球的小动脉痉挛，血管腔变窄，肾血流量减少，组织缺氧使其通透性增加，血浆蛋白从肾小球漏出之故。尿蛋白多为（+）～（++），病情严重时可增至（+++）～（++++），如定量超过5 g/24 h，提示为重度妊娠中毒症。

二、本周蛋白尿检查

本周蛋白是免疫球蛋白的轻链单体或二聚体，属于不完全抗体球蛋白，分为K型和λ型，其分子量分别为22 000和44 000，蛋白电泳时可在α₂至γ球蛋白区带间的某个部位出现M区带，多位于γ区带及β-γ区。易从肾脏排出称轻链尿。可通过肾小球滤过膜滤出，若其量超过近曲小管所能吸收的极限，则从尿中排出，在尿中排出率多于清蛋白。肾小管对本周蛋白具有重吸收及异化作用，通过肾排泄时，可抑制肾小管对其他蛋白成分的重吸收，并可损害近曲、远曲小管，因而导致肾功能障碍及形成蛋白尿，同时有清蛋白及其他蛋白成分排出。本周蛋白在加热至40～60℃时可发生凝固，温度升至90～100℃时可再溶解，故又称凝溶蛋白。

（一）原理
尿内本周蛋白在加热40～60℃时，出现凝固沉淀，继续加热至90～100℃时又可再溶解，故利用此凝溶特性可将此蛋白与其他蛋白区分。

（二）参考值
尿本周蛋白定性试验：阴性（加热凝固法或甲苯磺酸法）。

（三）临床意义

1. 多发性骨髓瘤

多发性骨髓瘤是浆细胞恶性增生所致的肿瘤性疾病，其异常浆细胞（骨髓瘤细胞），在制作免疫球蛋白的过程中，产生过多的轻链且在未与重链装配前即从细胞内分泌排出，经血循环由肾脏排至尿中，有35%～65%的病例本周蛋白尿呈阳性反应，但每日排出量有很大差别，可从1 g至数十克，最高达90 g者，有时定性试验呈间歇阳性，故一次检测阴性不能排除本病。

2. 华氏巨球蛋白血症

华氏巨球蛋白血症属浆细胞恶性增殖性疾病，血清内IgM显著增高为本病的重要特征，约有20%的患者尿内可出现本周蛋白。

3. 其他疾病

如淀粉样变性、恶性淋巴瘤、慢淋白血病、转移瘤、慢性肾炎、肾盂肾炎、肾癌等患者尿中也偶见本周蛋白，可能与尿中存在免疫球蛋白碎片有关。

三、尿液血红蛋白、肌红蛋白及其代谢产物的检查

（一）血红蛋白尿的检查

当血红蛋白内有大量红细胞破坏，血浆中游离血红蛋白超过1.5 g/L（正常情况下肝珠蛋白最大结合力为1.5 g/L血浆）时，血红蛋白随尿排出，尿中血红蛋白检查阳性，称血红蛋白尿。血红蛋白尿特点，外观呈脓茶色或透明的酱油色，镜检时无红细胞，但隐血呈阳性反应。

1. 原理

血红蛋白中的亚铁血红素与过氧化物酶的结合相似，而且具有弱的过氧化物酶活性，能催化过氧化氢放出新生态的氧，氧化受体氨基比林使之呈色，借以识别血红蛋白的存在。

2. 参考值

正常人尿中血红蛋白定性试验：阴性（氨基比林法）。

3. 临床意义

（1）阳性可见于各种引起血管内溶血的疾病，如6-磷酸葡萄糖脱氢酶缺乏在食蚕豆或使用药物伯氨喹、碘胺、菲那西丁时引起的溶血。

（2）血型不合输血引起的急性溶血，广泛性烧伤、恶性疟疾、某些传染病（猩红热、伤寒、丹毒）、毒蕈中毒、毒蛇咬伤等大都有变性的血红蛋白出现。

（3）遗传性或继发性溶血性贫血，如阵发性寒冷性血红蛋白尿症、行军性血红蛋白尿症及阵发性睡眠性血红蛋白尿症。

（4）自身免疫性溶血性贫血、系统性红斑狼疮等。

（二）肌红蛋白尿的检查

肌红蛋白是横纹肌、心肌细胞内的一种含亚铁血红素的蛋白质，其结构及特性与血红蛋白相似，但仅有一条肽链，分子量为1.6万~1.75万。当肌肉组织受损伤时，肌红蛋白可大量释放到细胞外入血流，因分子量小，可由肾排出。尿中肌红蛋白检查阳性，称肌红蛋白尿。

1. 原理

肌红蛋白和血红蛋白一样，分子中含有血红素基团，具有过氧化物酶活性，能用邻甲苯胺或匹拉米洞与过氧化氢呈色来鉴定，肌红蛋白在80%饱和硫酸铵浓度下溶解，而血红蛋白和其他蛋白质则发生沉淀，可资区别。

2. 参考值

肌红蛋白定性反应：阴性（硫酸铵法）肌红蛋白定量试验：小于4 mg/L（酶联免疫吸附法）。

3. 临床意义

（1）阵发性肌红蛋白尿：肌肉疼痛性痉挛发作72 h后出现肌红蛋白尿。

（2）行军性肌红蛋白尿：非习惯性过度运动。

（3）创伤：挤压综合征、子弹伤、烧伤、电击伤、手术创伤。

（4）原发性肌疾病：肌肉萎缩、皮炎及多发性肌炎、肌肉营养不良等。

（5）组织局部缺血性肌红蛋白尿：心肌梗死早期、动脉梗死。

（6）代谢性肌红蛋白尿：乙醇中毒、砷化氢、一氧化碳中毒、巴比妥中毒、肌糖原积累等。

（三）含铁血黄素尿的检查

含铁血黄素尿为尿中含有暗黄色不稳定的铁蛋白聚合体，是含铁的棕色色素。血管内溶血时肾在清除游离血红蛋白过程中，血红蛋白大部分随尿排出，产生血红蛋白尿。其中的一部分血红蛋白被肾小管上皮细胞重吸收，并在细胞内分解成含铁血黄素，当这些细胞脱落至尿中时，可用铁染色法检出，细胞解体时，则含铁血黄素颗粒释放于尿中，也可用Prussian蓝反应予以鉴别。

1. 原理

含铁血黄素中的高铁离子，在酸性环境下与亚铁氰化物作用，产生蓝色的亚铁氰化铁，又称普鲁士蓝反应。

2. 参考值

含铁血黄素定性试验：阴性（普鲁士蓝法）。

3. 临床意义

尿内含铁血红素检查，对诊断慢性血管内溶血有一定价值，主要见于阵发性睡眠性血红蛋白尿症、行军性肌红蛋白尿、自身免疫溶血性贫血、严重肌肉疾病等。但急性溶血初期，血红蛋白检查阳性，因血红蛋白尚未被肾上皮细胞摄取，未形成含铁血黄素，本试验可呈阴性。

（四）尿中卟啉及其衍生物检查

卟啉是血红素生物合成的中间体，为构成动物血红蛋白、肌红蛋白、过氧化氢酶、细胞色素等的重要成分，是由4个吡咯环连接而成的环状化合物。血红素的合成过程十分复杂，其基本原料是琥珀酰辅酶A和甘氨酸，维生素B也参与作用。正常人血和尿中含有少量的卟啉类化合物。卟啉病是一种先天性或获得性卟啉代谢紊乱的疾病，其产物大量由尿和粪便排出，并出现皮肤、内脏、精神和神经症状。

1. 卟啉定性检查

（1）原理：尿中卟啉类化合物（属卟啉、粪卟啉、原卟啉）在酸性条件下用乙酸乙酯提取，经紫外线照射下显红色荧光。

（2）参考值：尿卟啉定性试验：阴性（Haining法）。

2. 卟胆原定性检查

（1）原理：尿中卟胆原是血红素合成的前身物质，它与对二甲氨基苯甲醛在酸性溶液中作用，生成红色缩合物。尿胆原及吲哚类化合物亦可与试剂作用，形成红色。但前者可用氯仿将红色提取，后者可用正丁醇将红色抽提除去，残留的尿液如仍呈红色，提示有卟胆原。

（2）参考值：尿卟胆原定性试验：阴性（watson-schwartz法）。

（3）临床意义：卟啉病引起卟啉代谢紊乱，导致其合成异常和卟啉及其前身物与氨基-γ-酮戊酸及卟胆原的排泄异常，在这种异常代谢过程中产生的尿卟啉、粪卟啉大量排出。其主要临床应用：①肝性卟啉病呈阳性。②鉴别急性间歇性卟啉病。因患者出现腹疼、胃肠道症状、精神症状等，易与急性阑尾炎、肠梗阻、神经精神疾病混淆，检查卟胆原可作为鉴别诊断参考。

四、尿糖检查

临床上出现在尿液中的糖类，主要是葡萄糖尿，偶见乳糖尿、戊糖尿、半乳糖尿等。正常人尿液中可有微量葡萄糖，每日尿内排出小于2.8 mmol/24 h，用定性方法检查为阴性。糖定性试验呈阳性的尿液称为糖尿，尿糖形成的原因为：当血中葡萄糖浓度大于8.8 mmol/L时，肾小球滤过的葡萄糖量超过肾小管重吸收能力（"肾糖阈"）即可出现糖尿。

尿中出现葡萄糖取决于三个因素：①动脉血中葡萄糖浓度。②每分钟流经肾小球中的血浆量。③近端肾小管上皮细胞重吸收葡萄糖的能力即肾糖阈。肾糖阈可随肾小球滤过率和肾小管葡萄糖重吸收率的变化而改变。当肾小球滤过率减低时可导致"肾糖阈"提高，而肾小管重吸收减少时则可引起肾糖阈降低。葡萄糖尿除因血糖浓度过高引起外，也可因肾小管重吸收能力降低引起，后者血糖可正常。

（一）参考值

尿糖定性试验：阴性（葡萄糖氧化酶试带法）尿糖定量试验：小于2.8 mmol/24 h（0.5 g/24 h），浓度为0.1～0.8 mmol/L。

（二）临床意义

1. 血糖增高性糖尿

（1）饮食性糖尿：因短时间摄入大量糖类（大于200 g）而引起。确诊须检查清晨空腹的尿液。

（2）持续性糖尿：清晨空腹尿中呈持续阳性，常见于因胰岛素绝对或相对不足所致糖尿病，此时空腹血糖水平常已超过肾阈，24 h尿中排糖近于100 g或更多，每日尿糖总量与病情轻重相平行。如并发肾小球动脉硬化症，则肾小球滤过率减少，肾糖阈升高，此时血糖虽已超常，尿糖亦呈阴性，进食后2 h由于负载增加则可见血糖升高，尿糖阳性，对于此型糖尿病患者，不仅需要检查空腹血糖及尿糖定量，还需进一步进行糖耐量试验。

（3）其他疾病血糖增高性糖尿见于：①甲状腺功能亢进：由于肠壁的血流加速和糖的吸收增快，因而在饭后血糖增高而出现糖尿。②肢端肥大症：可因生长激素分泌旺盛而致血糖升高，出现糖尿。③嗜铬细胞瘤：可因肾上腺素及去甲肾上腺素大量分泌，致使磷酸化酶活性增强，促使肝糖原降解为葡萄糖，引起血糖升高而出现糖尿。④库欣综合征：因皮质醇分泌增多，使糖原异生旺盛，抑制已糖磷酸激酶和对抗胰岛素作用，因而出现糖尿。

（4）一过性糖尿：又称应激性糖尿，见于颅脑外伤、脑血管意外、情绪激动等情况下，脑血糖中枢受到刺激，导致肾上腺素、胰高血糖素大量释放，因而可出现暂时性高血糖和糖尿。

2. 血糖正常性糖尿

肾性糖尿属血糖正常性糖尿，因近曲小管对葡萄糖的重吸收功能低下所致。其中先天性者为家族性肾性糖尿，见于范可尼综合征，患者出现糖尿而空腹血糖、糖耐量试验均正常；新生儿糖尿是因肾小管功能还不完善；后天获得性肾性糖尿可见于慢性肾炎和肾病综合征时；妊娠后期及哺乳期妇女，出现糖尿可能与肾小球滤过率增加有关。

3. 尿中其他糖类

尿中除葡萄糖外还可出现乳糖、半乳糖、果糖、戊糖等，除受进食种类不同影响外，可能与遗传代谢紊乱有关。

（1）乳糖尿：有生理性和病理性两种，前者出现在妊娠末期或产后 2～5 d，后者见于消化不良的患儿尿中，当乳糖摄取量在 100～150 g 以上时因缺乏乳糖酶，则发生乳糖尿。

（2）半乳糖尿：先天性半乳糖血症是一种常染色体隐性遗传性疾病。由于缺乏半乳糖-1-磷酸尿苷转化酶或半乳糖激酶，不能将食物内半乳糖转化为葡萄糖所致，患儿可出现肝大、肝功损害、生长发育停滞、智力减退、哺乳后不安、拒食、呕吐、腹泻、肾小管功能障碍等，此外还可查出氨基酸尿（精、丝、甘氨酸等）。由半乳糖激酶缺乏所致白内障患者也可出现半乳糖尿。

（3）果糖尿：正常人尿液中偶见果糖，摄取大量果糖后尿中可出现暂时性果糖阳性。在肝脏功能障碍时，肝脏对果糖的利用下降，导致血中果糖升高而出现果糖尿。

（4）戊糖尿：尿液中出现的主要是 L-阿拉伯糖和 L-木糖。在食用枣、李子、樱桃及其他果汁等含戊糖多的食品后，一过性地出现在尿液中，后天性戊糖增多症，是因为缺乏从 L-木酮糖向木糖醇的转移酶，尿中每日排出木酮糖 4～5 g。

五、尿酮体检查

酮体是乙酰乙酸、β-羟丁酸及丙酮的总称，为体内脂肪酸代谢的中间产物。正常人血中丙酮浓度较低，为 2.0～4.0 mg/L，其中乙酰乙酸、β-羟丁酸、丙酮分别约占 20%、78%、2%。一般检查方法为阴性。在饥饿，各种原因引起糖代谢发生障碍、脂肪分解增加及糖尿病酸中毒时，因产生酮体速度大于组织利用速度，可出现酮血症，继而产生酮尿。

（一）原理

尿中丙酮和乙酰乙酸在碱性溶液中与亚硝基铁氰化钠作用产生紫红色化合物。

（二）参考值

尿酮体定性试验：阴性（Rothera 法）。

（三）临床意义

1. 糖尿病酮症酸中毒

由于糖利用减少、分解脂肪产生酮体增加而引起酮症，尿内酮体呈强阳性反应。当肾功能严重损伤而肾阈值增高时，尿酮体可减少，甚至完全消失。

2. 非糖尿病性酮症者

如感染性疾病发热期、严重腹泻、呕吐、饥饿、禁食过久、全身麻醉后等均可出现酮尿。妊娠妇女常因妊娠反应，呕吐、进食少，以致体脂降解代谢明显增多，发生酮病而致酮尿。

3. 中毒

如氯仿、乙醚麻醉后、磷中毒等。

4. 服用双胍类降糖药

如降糖灵等，由于药物有抑制细胞呼吸的作用，可出现血糖降低，但酮尿阳性的现象。

六、脂肪尿和乳糜尿检查

尿液中混有脂肪小滴时称为脂肪尿。尿中含有淋巴液、外观呈乳糜状称乳糜尿。由呈胶体状的乳糜微粒和蛋白质组成，其形成原因是经肠道吸收的脂肪皂化后成乳糜液，由于种种原因致淋巴引流不畅而未能进入血液循环，以至逆流在泌尿系统淋巴管中时，可致淋巴管内压力升高、曲张破裂、乳糜液流入尿中呈乳汁样。乳糜尿中混有血液，则称乳糜血尿。乳糜尿中主要含卵磷脂、胆固醇、脂酸盐及少量纤维蛋白原、清蛋白等。如合并泌尿道感染，则可出现乳糜脓尿。

（一）原理

乳糜由脂肪微粒组成，较大的脂粒在镜下呈球形，用苏丹Ⅲ染成红色者为乳糜阳性。过小的脂粒，不易在镜下观察，可利用其溶解乙醚的特性，加乙醚后使乳白色浑浊尿变清，即为乳糜阳性。

（二）参考值

乳糜定性试验：阴性。

（三）临床意义

1. 淋巴管阻塞

淋巴管阻塞常见于丝虫病，乳糜尿是慢性期丝虫病的主要临床表现之一。这是由丝虫在淋巴系统中，引起炎症反复发作，大量纤维组织增生，使腹部淋巴管或胸导管广泛阻塞所致。

2. 过度疲劳、妊娠及分娩后等因素

诱发出现间歇性乳糜尿，偶尔也见少数病例呈持续阳性。

3. 其他

先天性淋巴管畸形、腹内结核、肿瘤、胸腹部创伤、手术伤、糖尿病、高脂血症、肾盂肾炎、包虫病、疟疾等也可引起乳糜尿。

七、尿液胆色素检查

尿中胆色素包括胆红素、尿胆原及尿胆素。由于送检多为新鲜尿，尿胆原尚未氧化成尿胆素，故临床多查尿胆红素及尿胆原。

（一）胆红素检查

胆红素是血红蛋白分解代谢的中间产物，是胆汁中的主要成分，可分为未经肝处理的未结合胆红素和经肝与葡萄糖醛酸结合形成的结合胆红素。未结合胆红素不溶于水，在血中与蛋白质结合不能通过肾小球滤膜。结合胆红素分子量小，溶解度高，可通过肾小球滤膜，由尿中排出。由于正常人血中结合胆红素含量很低（小于 4μmol/L），滤过量极少，因此尿中检不出胆红素，如血中结合胆红素增加可通过肾小球滤膜使尿中结合胆红量增加，尿胆红素试验阳性反应。

1. 原理

尿液中的胆红素与重氮试剂作用，生成红色的偶氮化合物。红色的深浅大体能反应胆红素含量的多少。

2. 参考值

胆红素试验：阴性（试带法）。

（二）尿胆原检查

1. 原理

尿胆原在酸性溶液中与对二甲氨基苯甲醛作用，生成樱红色化合物。

2. 参考值

尿胆原定性试验：正常人为弱阳性，其稀释度在 1：20 以下（改良 Ehrlich 法）。

（三）尿胆素检查

1. 原理

在无胆红素的尿液中，加入碘液，使尿中尿胆原氧化成尿胆素，当与试剂中的锌离子作用，形成带绿色荧光的尿胆素-锌复合物。

2. 参考值

尿胆素定性试验：阴性（Schilesinger 法）。

3. 临床意义

临床上根据黄疸产生的机制可区分为溶血性黄疸、肝细胞性黄疸和阻塞性黄疸三型。尿三胆检验在诊断鉴别三型黄疸上有重要意义。

（1）溶血性黄疸：见于体内大量溶血时，如溶血性贫血、疟疾、大面积烧伤等。由于红细胞破坏时未结合胆红素增加，使血中含量增高，未结合胆红素不能通过肾，尿中胆红素检查为阴性。未结合胆红素增加，导致肝细胞代偿性产生更多的结合胆红素。当将其排入肠道后转变为粪胆原的量亦增多，尿胆原的形成也增加,而肝脏重新利用尿胆原的能力有限(肝功能也可能同时受损)所以尿胆原的含量也增加可呈阳性或强阳性。

(2)肝细胞性黄疸:肝细胞损伤时其对胆红素的摄取、结合、排除功能均可能发生障碍。由于肝细胞坏死、肝细胞肿胀、毛细胆管受压,而在肿胀与坏死的肝细胞间弥散经血窦使胆红素进入血液循环,导致血中结合胆红素升高,因其可溶于水并经肾排出,使尿胆红素试验呈阳性。但由于肝细胞处理未结合胆红素及尿胆原的能力下降,故血中未结合胆红素及尿胆原均可增加,此外经肠道吸收的粪胆原也因肝细胞受损不能将其转变为胆红素,而以尿胆原形式由尿中排出,因此在肝细胞黄疸时尿中胆红素与尿胆原均呈明显阳性,而粪便中尿胆原则往往减少。在急性病毒性肝炎时,尿胆红素阳性可早于临床黄疸。其他原因引起的肝细胞黄疸,如药物、毒物引起的中毒性肝炎也出现类似结果。

(3)阻塞性黄疸:胆汁淤积使肝胆管内压增高,导致毛细胆管破裂,结合胆红素不能排入肠道而逆流入血由尿中排出,尿胆红素检查呈阳性。由于胆汁排入肠道受阻,故尿胆原粪胆原均显著减少。可见于各种原因引起的肝内外完全或不完全梗阻,如胆石症、胆管癌、胰头癌、原发性胆汁性肝硬化等。

八、尿液氨基酸检查

尿中有一种或数种氨基酸增多称为氨基酸尿。随着对遗传病的认识,氨基酸尿的检查已受到重视。由于血浆氨基酸的肾阈较高,正常尿中只能出现少量氨基酸。即使被肾小球滤出,也很易被肾小管重吸收。尿中氨基酸分为游离和结合二型,其中游离型排出量约为1.1 g/24 h,结合型约为2 g/24 h。结合型是氨基酸在体内转化的产物如甘氨酸与苯甲酸结合生成马尿酸;N-2酰谷氨酸与苯甲酸结合生成苯乙酰谷氨酸。正常尿中氨基酸含量与血浆中明显不同,尿中氨基酸以甘氨酸、组氨酸、赖氨酸、丝氨酸及氨基乙磺酸为主。排泄量在年龄组上有较大差异,某些氨基酸儿童的排出量高于成人,可能由于儿童肾小管发育未成熟,重吸收减少之故。但成人的β-氨基异丁酸、甘氨酸、门冬氨酸等又明显高于儿童。尿氨基酸除与年龄有关外,也因饮食、遗传和生理变化而有明显差别,如妊娠期尿中组氨酸、苏氨酸可明显增加。检查尿中氨基酸及其代谢产物,可作为遗传性疾病氨基酸异常的筛选试验。血中氨基酸浓度增加,可溢出在尿中,见于某些先天性疾病。如因肾受毒物或药物的损伤,肾小管重吸收障碍,肾阈值降低,所致肾型氨基酸尿时,患者血中氨基酸浓度则不高。

(一)胱氨酸尿检查

胱氨酸尿是先天性代谢病,主要原因是肾小管对胱氨酸、赖氨酸、精氨酸和鸟氨酸的重吸收障碍导致尿中这些氨基酸排出量增加。由于胱氨酸难溶解,易达到饱和,易析出而形成结晶,反复发生结石,尿路梗阻合并尿路感染。严重者可形成肾盂积水、梗阻性肾病,最后导致肾功能衰竭。

1. 原理

胱氨酸经氰化钠作用后,与亚硝基氰化钠产生紫红色反应。

2. 参考值

胱氨酸定性试验:阴性或弱阳性胱氨酸定量试验:正常尿中胱氨酸、半胱氨酸为83～830 μmol(10～100 mg)/24 h尿(亚硝基铁氰化钠法)。

3. 临床意义

定性如呈明显阳性为病理变化,见于胱氨酸尿症。

(二)酪氨酸尿检查

酪氨酸代谢病是一种罕见的遗传性疾病。由于缺乏对羟基苯丙酮酸氧化酶和酪氨酸转氨酶,尿中对羟基苯丙酮酸和酪氨酸显著增加,临床表现为结节性肝硬化、腹部膨大、脾大、多发性肾小管功能障碍等。

1. 原理

酪氨酸与硝酸亚汞和硝酸汞反应生成一种红色沉淀物。

2. 参考值

尿酪氨酸定性试验:阴性(亚硝基苯酚法)。

3. 临床意义

临床见于急性磷、氯仿或四氯化碳中毒，急性重型肝炎或肝硬化、白血病、糖尿病性昏迷或伤寒等。

（三）苯丙酮尿检查

苯丙酮尿症是由于患者肝脏中缺乏苯丙氨酸羟化酶，使苯丙氨酸不能氧化成酪氨酸，只能变成苯丙酮酸。大量苯丙氨酸和苯丙酮酸累积在血液和脑脊液中，并随尿液排出。

1. 原理

尿液中的苯丙酮酸在酸性条件下，与三氯化铁作用，生成蓝绿色。

2. 参考值

尿液苯丙酮酸定性试验：阴性（三氯化铁法）。

3. 临床意义

苯丙酮酸尿见于先天性苯丙酮酸尿症。大量的苯丙酮酸在体内蓄积，对患者的神经系统造成损害并影响体内色素的代谢。此病多在小儿中发现，患者的智力发育不全，皮肤和毛发颜色较淡。

（四）尿黑酸检查

尿黑酸是一种罕见的常染色体隐性遗传病，本病是由于患者体内缺乏使黑酸转化为乙酰乙酸的尿黑酸氧化酶。而使酪氨酸和苯丙氨酸代谢终止在尿黑阶段。尿黑酸由尿排出后，暴露在空气中逐渐氧化成黑色素。其早期临床症状为尿呈黑色，皮肤色素沉着，在儿童期和青年期往往被忽视，但在中老年期常发生脊柱和大关节炎等严重情况。

1. 原理

尿液中的尿黑酸与硝酸银作用，遇上氨产生黑色沉淀，借以识别尿黑酸的存在。

2. 参考值

尿黑酸定性试验：阴性（硝酸银法）。

3. 临床意义

黑酸尿在婴儿期易观察，因其尿布上常有黑色污斑。患者一般无临床症状，至老年时可产生褐黄病（即双颊、鼻、巩膜及耳郭呈灰黑色或褐色），是尿黑酸长期在组织中储积所致。

（五）Hartnup 病的检查

Hartnup 病是一种先天性常染色体隐性遗传病。由于尼克酰胺缺乏，患者常表现为糙皮病性皮疹及小脑共济失调。这是由于肾小管对色氨酸重吸收发生障碍所致。可用薄层法予以确证，在层析图上可见 10 种以上的氨基酸。

1. 原理

2，4-二硝基苯肼与尿中存在的 α-酮酸（由异常出现的单氨基单羧基中性氨基酸经代谢所致）作用生成一种白色沉淀物。

2. 参考值

Hartnup 病的检查：阴性（2，4-二硝基苯肼法）。

3. 临床意义

当发生先天性或获得性代谢缺陷时，尿中一种或数种氨基酸量比正常增多，称为氨基酸尿。

（1）肾性氨基酸尿：这是由于肾小管对某些氨基酸的重吸收发生障碍所致。非特异性 Fanconi 综合征（多发性肾近曲小管功能不全）、胱氨酸病、Wilson 病（进行性肝豆状核变性）、半乳糖血症。特异性胱氨酸尿、甘氨酸尿。

（2）溢出性氨基酸尿：由于氨基酸中间代谢的缺陷，导致血浆中某些氨基酸水平的升高，超过正常肾小管重吸收能力，使氨基酸溢入尿中。非特异性：肝病、早产儿和新生儿、巨幼细胞性贫血、铅中毒、肌肉营养不良、Wilson 病及白血病等。槭糖尿病、Hartnup 病（遗传性尼克酰胺缺乏）、苯丙酮尿。

（3）由氨基酸衍生物的异常排泄所致：黑酸尿、草酸盐沉积症、苯丙酮尿及吡哆醇缺乏。

九、尿酸碱度检查

尿液酸碱度即尿的 pH 值，可反映肾脏调节体液酸碱平衡的能力。尿液 pH 值主要由肾小管泌 H^+，分泌可滴定酸、铵的形成、重碳酸盐的重吸收等因素决定，其中最重要的是酸性磷酸盐及碱性磷酸盐的相对含量，如前者多于后者，尿呈酸性反应，反之呈中性或碱性反应。尿 pH 值受饮食种类影响很大，如进食蛋白质较多，则由尿排出的磷酸盐及硫酸盐增多，尿 pH 值较低；而进食蔬菜多时尿 pH 值常大于 6。当每次进食后，由于胃黏膜要分泌多量盐酸以助消化，为保证有足够的 H^+ 和 Cl^- 进入消化液，则尿液泌 H^+ 减少和 Cl^- 的重吸收增加，而使尿 pH 值呈一过性增高，称之为碱潮。其他如运动、饥饿、出汗等生理活动，夜间入睡后呼吸变慢，体内酸性代谢产物均可使尿 pH 值降低。药物、不同疾病等多种因素也影响尿液 pH 值。

（一）原理

甲基红和溴麝香草酚蓝指示剂适当配合可反映 pH 值 4.5～9.0 的变异范围。

（二）参考值

尿的 pH 值：正常人在普通膳食条件下尿液 pH 值为 4.6～8.0（平均 6.0）（试带法）。

（三）临床意义

1. 尿 pH 值降低

酸中毒、慢性肾小球肾炎、痛风、糖尿病等排酸增加。呼吸性酸中毒，因 CO_2 潴留等，尿多呈酸性。

2. 尿 pH 值升高

频繁呕吐丢失胃酸、服用重碳酸盐、尿路感染、换氧过度及丢失 CO_2 过多的呼吸性碱中毒，尿呈碱性。

3. 尿液 pH 值一般与细胞外液 pH 值变化平行

但应注意：①低钾血症性碱中毒时：由于肾小管分泌 H^+ 增加，尿酸性增强；反之，高钾性酸中毒时，排 K^+ 增加，肾小管分泌 H^+ 减少，可呈碱性尿。②变形杆菌性尿路感染时：由于尿素分解成氨，呈碱性尿。③肾小管性酸中毒时：因肾小管形成 H^+、排出 H^+ 及 H^+-Na^+ 交换能力下降，尽管体内为明显酸中毒，但尿 pH 值呈相对偏碱性。

十、尿路感染的过筛检查

尿路感染的频度仅次于呼吸道感染，其中有 70%～80% 因无症状而忽略不治，成为导致发展成肾病的一个原因。无症状性尿路感染的发生率很高，18% 的妇女有潜在性尿路感染。

（一）氯化三苯四氮唑还原试验

此法是利蒙（Limon）在 1962 年提出的一种尿路感染诊断试验。当尿中细菌在 10^5 个/mL 时，本试验为阳性，肾盂肾炎的阳性为 68%～94%。

原理：无色的氯化三苯四氮唑，可被大肠埃希菌等代谢产物还原成三苯甲，呈桃红色至红色沉淀。

（二）尿内亚硝酸盐试验

本试验又称 Griess 试验。当尿路感染的细菌有还原硝酸盐为亚硝酸盐的能力时，本试验呈阳性反应。大肠埃希菌属、枸橼酸杆菌属、变形杆菌属、假单胞菌属等皆有还原能力，肾盂肾炎的阳性率可达 69%～80%。

原理：大肠埃希菌等革兰氏阴性杆菌，能还原尿液中的硝酸盐为亚硝酸盐，使试剂中的对氨基苯磺酸重氮化，成为对重氮苯磺酸。对氨基苯磺酸再与 α-萘胺结合成 N-α-萘胺偶氮苯磺酸，呈现红色。

十一、泌尿系结石检查

泌尿系结石是指在泌尿系统内因尿液浓缩沉淀形成颗粒或成块样聚集物，包括肾结石、输尿管结石、膀胱结石和尿路结石，为常见病，好发于青壮年，近年来发病率有上升趋势。尿结石病因较复杂，近年报道的原因：①原因不明、机制不清的尿结石称为原发性尿石。②微小细菌引起的尿石：近年由芬兰科学家证明形成肾结石的原因是由自身能够形成矿物外壳的微小细菌。③代谢性尿石：是由体内或肾内代谢紊乱而引起，如甲状腺功能亢进、特发性尿钙症引起尿钙增高、痛风的尿酸排泄增加、肾小管酸中毒时磷酸盐大量增加等。其形成结石多为尿酸盐、碳酸盐、胱氨酸、黄嘌呤结石。④继发性或感染性结石：主要为泌尿系统细菌感染，特别是能分解尿素的细菌如变形杆菌将尿素分解为游离氨使尿液碱化，促使磷酸盐、碳酸盐以菌团或脓块为核心而形成结石。此外结石的形成与种族（黑人发病少）、遗传（胱氨酸结石有遗传趋势）、性别、年龄、地理环境、饮食习惯、营养状况以及尿路本身疾患如尿路狭窄、前列腺增生等均有关系。

结石的成分主要有6种，按所占比例高低依次为草酸盐、磷酸盐、尿酸盐、碳酸盐、胱氨酸及黄嘌呤。多数结石混合两种或两种以上成分。因晶体占结石重量常超过60%，因此临床常以晶体成分命名。

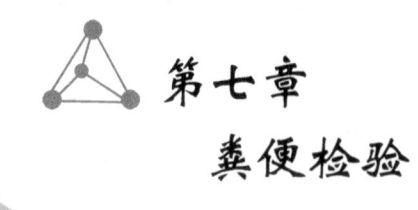

第七章 粪便检验

第一节 粪便标本的采集与处理

一、粪便收集

1. 常规检验

采集粪便标本的方法因检查目的不同而有差别，如常规检验留取新鲜指头大小（约 5 g）即可，放入干燥、清洁、无吸水性的有盖容器内送检。不应采取尿壶、便盆中的粪便标本，因标本中混入尿液和消毒剂等，可破坏粪便的有形成分，混入植物、泥土、污水等，因腐生性原虫、真菌孢子、植物种子，花粉等易干扰检验结果。粪便标本检验时，应选择其中脓血黏液等病理成分，若无病理成分，可多部位取材，采集标本后，应在 1 h 内完成检查，否则可因 pH 值及消化酶等影响，使粪便中细胞成分破坏分解。

2. 寄生虫检验

粪便必须新鲜，送检时间一般不宜超过 24 h。如检查肠内原虫滋养体，应于排便后迅速送检，立即检查，冬季需采取保温（35~37℃）措施。血吸虫毛蚴孵化应留新鲜便，不少于 30 g。检查蛲虫卵需用透明胶带，在清晨排便前由肛门四周取标本，也可用棉签拭取，但均须立即镜检。检查寄生虫体及虫卵计数，须用洁净、干燥的容器，并防止污染；粪便不可混入尿液及其他体液等，以免影响检查结果。

3. 化学检验

采用化学法做隐血试验应嘱患者于收集标本前 3 天起禁食动物性和含过氯化物酶类食物（如萝卜、西红柿、韭菜，木耳、花菜、黄瓜、苹果、柑橘和香蕉等），并禁服铁剂和维生素 C 等，以免假阳性反应；连续检查 3 天，并选取外表及内层粪便；收集标本后须迅速送检，以免因长时间放置使隐血反应的敏感度降低。粪胆原定量检查应收集 3 天粪便，混合称量，从其中取出约 20 g 送验；查胆汁成分的粪便标本不应在室温中长时间放置，以免阳性率减低。

4. 细菌检验

粪便标本应收集于灭菌有盖容器内，勿混入消毒剂及其他化学药品，并立即送检。

二、检验后粪便标本的处理

1. 粪标本

应按生物危害物处理，遵照各级医院规定的医疗废弃物处理方法进行处理。

2. 纸类或塑料等容器

使用后置入医疗废弃物袋中，统一处理。

3. 瓷器、玻璃等器皿

使用后可先浸入消毒液（如0.5%过氧乙酸、5%甲酚皂液等）浸泡消毒12～24 h后再处理。

第二节　粪便理学检验

粪便理学检验包括颜色、性状、粪便隐血试验。

一、颜色

可根据观察所见报告，如黄色、灰白色、绿色、红色和柏油样等。

正常粪便因粪胆素而呈棕黄色，但可因饮食、药物或疾病影响而改变粪便颜色。灰白色见于钡餐后、服硅酸铝、阻塞性黄疸、胆汁减少或缺乏。绿色见于食用含叶绿素的蔬菜后及含胆绿素时，红色见于下消化道出血、食用西红柿、西瓜等。柏油样便见于上消化道出血等。酱色便常见于阿米巴痢疾、食用大量咖啡和巧克力等。

二、性状

可报告为软、硬、糊状、泡沫样、稀汁样、血水样、血样、黏液血样、黏液脓样、米泔水样和有不消化食物等。

正常时为有形软便，球形硬便可见于便秘。黏液稀便可见于肠壁受刺激或发炎时，如肠炎、痢疾和急性血吸虫病等。黏液脓性血便多见于细菌痢疾。酱色黏液（可带脓）便多见于阿米巴痢疾。稀汁样便可见于急性肠胃炎，大量时见于假膜性肠炎及隐孢子虫感染等。米泔水样便并有大量肠黏膜脱落，见于霍乱、副霍乱等。扁平带状便可能因直肠或肛门狭窄所致，如直肠癌和直肠息肉等。

第三节　粪便隐血试验

上消化道有少量出血时，红细胞被消化而分解破坏，由于显微镜下不能发现，故称为隐血。目前，粪便隐血试验（occult blood test, OBT）常用化学法或免疫法测定粪中血红蛋白，也可联合测定粪中转铁蛋白。其中，免疫法粪便隐血试验是一种高灵敏度的测定方法，有胶乳凝集法、EIA法、胶体金法和免疫层析法等。此外，还有半自动、全自动的粪便隐血试验仪器。

一、化学法

（一）原理

血红蛋白中的亚铁血红素有类似过氧化物酶的活性，能催化H_2O_2作为电子受体使色原（如邻联甲苯胺）氧化而显色（如邻联甲苯胺氧化成邻甲偶氮苯显蓝色）。

（二）试剂

（1）10 g/L邻联甲苯胺冰醋酸溶液。

（2）3%过氧化氢液。

（三）操作

（1）用小木棍挑取少量粪便，涂在消毒棉签或白瓷板上。

（2）滴加10 g/L邻联甲苯胺（o-tolidine）冰醋酸溶液2～3滴于粪便上。

（3）滴加3%过氧化氢液2～3滴。

（4）立即观察结果，在2 min内显蓝色为阳性。

（四）结果判定

1. 阴性

加入试剂2 min后仍不显色为阴性。

2. 阳性 +

加入试剂 10 秒后，由浅蓝色渐变蓝色。

3. 阳性 2 +

加入试剂后初显浅蓝褐色，逐渐呈明显蓝褐色。

4. 阳性 3 +

加入试剂后立即呈现蓝褐色。

5. 阳性 4 +

加入试剂后立即呈现蓝黑褐色。

（五）注意事项

（1）3% 过氧化氢液易变质失效，须进行阳性对照试验，将过氧化氢滴在血片上，应产生大量泡沫。

（2）齿龈出血、鼻出血、月经血等可导致阳性反应。

（3）用具应加热处理（如试管、玻片、滴管等），以破坏污染的过氧化物酶。

（4）也可选用中等敏感（0.3 ~ 1 mg Hb/g 粪便）的愈创木酯法，但必须选购质量优良的愈创木酯，配制成 20 g/L 愈创木酯（gumguaiacum）乙醇溶液，代替 10 g/L 邻联甲苯胺冰醋酸溶液，操作同上。

二、免疫法

（一）原理

采用抗人血红蛋白的单克隆抗体或多克隆抗体，与粪便样品中的人血红蛋白特异性结合以检测粪便中有无血液。本试验不受动物血红蛋白的干扰，试验前不须禁食肉类。

（二）操作

根据不同试剂盒的说明书操作。

（三）注意事项

1. 灵敏度和特异性

（1）灵敏度：样品中血红蛋白浓度达到 10 ~ 14 mg Hb/L 或 0.2 mg Hb/g 粪便，就可得到阳性结果。

（2）特异性：免疫法对人血红蛋白特异性很强，样品中鸡、牛、马、猪、羊等动物血液血红蛋白含量在 500 mg/L 以下时，不出现假阳性结果。

2. 试验局限性

（1）本法可以帮助医生早期发现胃肠道因病变的出血，然而，由于家族性息肉或直肠癌可能不出血，或间断性出血，或出血在粪便中分布不均匀，或粪便处理不当（高温、潮湿、放置过久等）都可造成阴性结果。

（2）本法对正常人检验有时也会得到阳性结果，这是由于某种刺激胃肠道的药物造成粪便隐血所致。

（3）本法只能作为筛查或辅助诊用，不能替代胃镜、直肠镜、内镜和 X 线检查。

（4）消化道出血者本法阳性率低于化学法。

（四）临床意义

（1）消化道出血时（如溃疡病、恶性肿瘤、肠结核、伤寒、钩虫病等）本试验可阳性。一般而言，上消化道出血时化学法比免疫法阳性率高；下消化道血时免疫法比化学法灵敏度高。

（2）消化道恶性肿瘤时，一般粪便隐血可持续阳性，溃疡病时呈间断性阳性。本法对消化道恶性肿瘤的早期检出率 30% ~ 40%，进展期为 60% ~ 70%。如果连续检查 2 天，阳性率可提高 10% ~ 15%。

第四节 粪便有形成分检验

一、直接涂片镜检

（一）操作

（1）洁净玻片上加等量盐水1~2滴，选择粪便的不正常部分，或挑取不同部位的粪便做直接涂片检查。

（2）制成涂片后，应覆以盖玻片。涂片的厚度以能透过印刷物字迹为度。

（3）在涂片中如发现疑似包囊，则在该涂片上于盖玻片边缘近处加1滴碘液或其他染色液，在高倍镜下仔细鉴别，如仍不能确定时，可另取粪便做寄生虫检查。

（4）粪便脂肪由结合脂肪酸，游离脂肪酸和中性脂肪组成，经苏丹Ⅲ染液（将1~2g苏丹Ⅲ溶于100 mL 70% 乙醇溶液）直接染色后镜检，脂肪呈较大的橘红色或红色球状颗粒，或呈小的橘红色颗粒。若显微镜下脂肪滴大于60个/HP表明为脂肪泻。

（二）注意事项

（1）应注意将植物纤维及其细胞与寄生虫、人体细胞相鉴别，并应注意有无肌纤维、结缔组织、弹力纤维、淀粉颗粒，脂肪小滴等。若大量出现，则提示消化不良或胰腺外分泌功能不全。

（2）细胞中应该注意红细胞、白细胞、嗜酸性粒细胞（直接涂片干后用瑞氏染色）、上皮细胞和巨噬细胞等。

（三）临床意义

1. 白细胞

正常粪便中不见或偶见。小肠炎症时，白细胞数量不多（小于15个/HP），均匀混合于粪便中，且细胞已被部分消化难以辨认。结肠炎症如细菌性痢疾时，白细胞大量出现，可见白细胞呈灰白色，胞质中充满细小颗粒，核不清楚，呈分叶状，胞体肿大，边缘已不完整或已破碎，可见成堆出现的脓细胞。若滴加冰醋酸，胞质和核清晰可见。过敏性肠炎、肠道寄生虫病（阿米巴痢疾或钩虫病）时还可见较多的嗜酸性粒细胞，同时常伴有夏科·雷登结晶。

2. 红细胞

正常粪便中无红细胞。上消化道出血时，红细胞多因胃液及肠液而破坏，可通过隐血试验予以证实。下消化道炎症（如细菌性痢疾、阿米巴痢疾、溃疡性结肠炎）、外伤、肿瘤及其他出血性疾病时可见到多少不等的红细胞。在阿米巴痢疾的粪便中以红细胞为主，成堆存在，并有破碎现象。在细菌性痢疾时红细胞少于白细胞，常分散存在，形态多正常。

3. 巨噬细胞

正常粪便中无巨噬细胞。胞体较中性粒细胞大，核形态多不规则，胞质常有伪足状凸起，内常吞噬有颗粒或细胞碎屑等异物。粪便中出现提示为急性细菌性痢疾，也可见于急性出血性肠炎或偶见于溃疡性结肠炎。

4. 肠黏膜上皮细胞

整个小肠和大肠黏膜的上皮细胞均为柱状上皮细胞。在生理情况下，少量脱落的上皮细胞大多被破坏，故正常粪便中不易发现。当肠道发生炎症，如霍乱、副霍乱、坏死性肠炎等时，上皮细胞增多。假膜性肠炎时，粪便的黏膜块中可见到数量较多的肠黏膜柱状上皮细胞，多与白细胞共同存在。

5. 肿瘤细胞

乙状结肠癌、直肠癌患者的血性粪便中涂片染色，可见到成堆的癌细胞，但形态多不太典型，判断较难。

6. 夏科-雷登（Charcot-Leyden）结晶

为无色或浅黄色两端尖而透明具有折光性的菱形结晶，大小不一。常见于肠道溃疡，尤以阿米巴感染粪便中最易检出。过敏性腹泻及钩虫病患者粪便亦常可见到。

7. 细菌

细菌占粪便净重的 1/3，小肠正常菌群以乳酸杆菌、肠球菌和类白喉杆菌等为主，大肠正常菌群以厌氧菌为主，包括拟杆菌属、双歧杆菌、梭状芽孢杆菌、乳酸杆菌、厌氧链球菌等。正常菌群消失或比例失调可因大量应用抗生素所致，除涂片染色找细菌外，应采用不同培养基培养鉴定。

二、寄生虫检查

粪便检查是诊断寄生虫病常用的病原学检测方法，详见寄生虫检验。

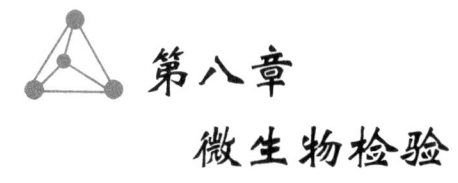

第八章 微生物检验

第一节 细菌检验基本技术

一、细菌形态检验技术

细菌形态学检查是细菌检验技术中最常用的方法之一，利用显微镜对细菌的大小、形态、排列、结构和染色性等特点进行观察分析，可对细菌进行初步识别和分类，为进一步做培养和鉴定提供依据。对某些细菌，如痰液中的抗酸杆菌、脑脊液中的脑膜炎奈瑟菌等，通过形态学检查可对其进行初步诊断和报告，为临床早期诊断和治疗提供依据。

（一）染色标本镜检

细菌是无色半透明的微小生物，在光学显微镜不能观察清楚，可将细菌制片染色后再进行显微镜镜检。细菌着色后，可与周围环境形成鲜明对比，在普通光学显微镜下能清楚看到细菌的大小、形态、排列、染色性，有助于对细菌进行鉴别，因此染色标本的检查已广泛用于细菌的鉴定。

1. 染色标本检查的一般程序

（1）涂片：根据所用标本不同，涂片的方法亦有差异。临床标本或液体培养物直接涂于玻片上；固体培养物涂于玻片上预先加的生理盐水中并混匀，涂成 1 cm² 的圆形或蚕豆大小的菌膜。

（2）干燥：涂片后最好在室温下自然干燥，也可置火焰上方微微加热以加速干燥，切记勿接触火焰，防止高温引起细菌变形。

（3）固定：最常用的方法是火焰固定。将干燥好的菌膜向上，在酒精灯的外焰中以钟摆速度来回通过3次，以手背触及玻片不烫手为宜。也可用化学固定法。固定的目的：①杀死细菌，并使菌体蛋白质凝固，形态固定。②改变细菌对染料的通透性，以利于着色。③使菌体牢固黏附在玻片上，水洗时不易冲掉。

（4）染色：根据所用染料的种类分单染法和复染法。染液所用量以覆盖菌膜为宜，染色时间因方法而异。

单染色法只选用一种染料染色，如吕氏亚甲蓝和稀释苯酚复红染色法，染色后可观察到细菌的形态、大小、排列及简单的结构，但无法观察不同细菌的染色特性。

复染色法是用两种或两种以上的不同染料进行染色，染色后既可观察到细菌的形态、大小和排列方式，又可观察不同种类细菌或同一细菌不同结构的染色性，有利于更好地鉴别细菌，因此又称为鉴别染色法。复染色法是细菌检验中最常用的染色法，常用的有革兰染色法和抗酸染色法。

复染色法的基本程序有涂片、干燥、固定及染色，其中染色过程又可分为初染、媒染、脱色、复染

4个步骤。

①初染：对已固定好的细菌涂片进行初次染色，可以初步显示细菌的形态特征和排列方式。

②媒染：用媒染剂来增强初染的染料与细菌的亲和力，使染料固定于菌体内，或使细菌细胞膜通透性改变，有利于染料进入菌体以提高染色效果。常用的媒染剂有苯酚、碘液、鞣酸、明矾、酚等。

③脱色：用脱色剂使已着色的细菌脱去颜色，以检测染料与细菌结合的稳定性，常用的脱色剂有醇类、三氯甲烷、丙酮、酸类和碱类，其中95%乙醇是最常用的脱色剂。

④复染：经过脱色处理的细菌再以复染液进行染色使其重新着色，并与初染颜色形成鲜明的对比，故又称对比染色。常用的复染剂有稀释复红、沙黄、亚甲蓝、苦味酸等。复染液颜色不宜过深，染色时间不宜过长，以免复染颜色遮盖初染的颜色。

（5）镜检：将染色好的标本干燥后，置显微镜下观察其形态、结构和染色性。

2. 常用的染色方法

1）单染色法。

①染液：稀释苯酚复红液、吕氏亚甲蓝液等。

②染色方法：细菌标本经涂片、干燥、固定后，滴加染液染色1 min，水洗后待玻片干燥后即可在显微镜下进行观察。

2）复染色法。

（1）革兰染色法。

①染液：结晶紫染液、碘液（卢戈碘液）、95%酒精、稀释石炭酸复红或沙黄。

②染色方法：将固定好的标本片先用结晶紫初染1 min，用细流水冲洗，再用碘液媒染1 min，用细流水冲洗，再用90%酒精脱色直至菌膜无紫色脱出为止，大约30 s，用细流水冲洗，最后用稀释石炭酸复红或沙黄复染30 s，用细流水冲洗，干燥后镜检。

③结果：紫色为革兰阳性菌（G^+菌），红色为革兰阴性菌（G^-菌）。

④染色原理：革兰染色的原理主要有3种学说：

a. 细胞壁学说：G^+菌细胞壁结构较致密，肽聚糖层厚，脂质少，酒精不容易透入，并能使细胞壁脱水，间隙缩小，形成一层屏障，阻止结晶紫-碘复合物从胞内渗出，保留紫色。而G^-菌细胞壁结构较疏松，肽聚糖层薄，脂质多，易被酒精溶解，使细胞壁通透性增高，菌体内的结晶紫-碘复合物易被乙醇溶解逸出而脱掉紫色，复染后成红色。

b. 等电点学说：G^+菌等电点（PI 2～3）比G^-菌（PI 4～5）低，在相同pH值染色环境中，G^+菌所带负电荷多，与带正电荷的结晶紫染料结合较牢固，不容易被酒精脱色，保留紫色。而G^-菌所带负电荷少，与带正电荷的结晶紫染料结合不牢固，很容易被酒精脱色，复染后成红色。

c. 核糖核酸镁盐学说：G^+菌含有大量的核糖核酸镁盐，可与结晶紫-碘液结合形成大分子复合物，不容易被酒精脱出，保留紫色。而G^-菌含核糖核酸镁盐较少甚至无，结晶紫-碘液不能与之结合成大分子复合物，易被酒精脱掉，复染后成红色。

⑤革兰染色的实际意义：a. 鉴定细菌：通过革兰染色可将细菌分为两类：一类是革兰阳性菌，另一类是革兰阴性菌。便于初步鉴定细菌，缩小检验范围，有助于进一步选择检验方法。b. 参考用药：如大多数革兰阳性菌对青霉素、溶菌酶和头孢菌素等敏感，而革兰阴性菌对青霉素不敏感，对链霉素、庆大霉素和氯霉素等敏感。c. 了解细菌的致病性：大多数革兰阳性菌以外毒素致病，而革兰阴性菌则以内毒素致病。

⑥影响因素。

a. 操作因素：影响革兰染色的关键步骤是脱色，染色结果的准确性与脱色时间的长短有直接关系；涂片太厚、太薄都会使菌体分布不匀；干燥时过热会导致菌体变形，排列异常等；水洗后没有甩干，菌膜上留有水分过多，会造成染液稀释从而影响染色效果。

b. 染液因素：染液放置过久可能会因水分蒸发、化学沉淀等原因而降低浓度。如革兰碘液放置过久或被光照射后容易失去媒染作用；95%乙醇可能会因瓶盖密封不良而挥发导致浓度降低；结晶紫与草酸铵混合溶液放置时间过久，容易出现沉淀影响其浓度。一般染液新配制出后应先用已知的革兰阴性菌和革兰阳性菌做对照实验以鉴定染液质量。

c. 细菌因素：不同时期的细菌标本或培养物，染色结果会有所差异。一般幼龄细菌或正常生长状态下的细菌形态染色较为典型，衰老、变异或死亡的细菌染色性质会发生明显改变。细菌染色应选用新鲜标本或培养 18～24 h 的细菌培养物。

（2）抗酸染色法：分枝杆菌的细胞壁内含大量脂质（主要是分枝菌酸），一般不易着色，要经过加热和延长染色时间来促使其着色，可一旦着色，又能抵抗酸酒精脱色，故名抗酸染色。

①染液：5% 石炭酸复红、3% 盐酸酒精、吕氏亚甲蓝液。

②染色方法：将固定好的标本片滴加 5% 石炭酸复红并加热至冒蒸汽初染 5 min，冷却后用细流水冲洗，再用 3% 盐酸酒精脱色直至菌膜无红色脱出为止，大约 30 s，用细流水冲洗，最后用吕氏亚甲蓝复染 1 min，用细流水冲洗，干燥后镜检。

③结果：红色为抗酸菌，蓝色为非抗酸菌，背景也为蓝色。

3）其他染色法。

（1）特殊染色法：细菌的某些结构如细菌的细胞壁、异染颗粒、芽孢、鞭毛、荚膜等，用普通染色法不易着色，需要用相应的特殊染色法才能染上颜色。常用的特殊染色法有细胞壁染色法、异染颗粒染色法、芽孢染色法、鞭毛染色法和荚膜染色法等。

（2）负染色法：是使被观察的菌体或某个结构不着色而背景着色的染色法，又称为衬托染色法和间接染色法，如墨汁染色法和刚果红染色法。实际工作中常用于检查荚膜。

（3）荧光染色法：用各种可以发荧光的物质来染细菌，置于荧光显微镜下观察，可见细菌发出某种颜色的荧光。

（二）不染色标本镜检

细菌不经染色直接镜检，主要观察活菌的动力和运动情况。

1. 常用方法

（1）压滴法：就是将菌液滴加在洁净的载玻片中央，取一盖玻片使其一边接触菌液的边缘，缓慢放下盖玻片于菌液上，注意避免气泡的产生和菌液的外溢，即可放置在高倍镜暗视野下观察。

（2）悬滴法：取凹玻片和盖玻片，在凹玻片的凹孔周围涂少许凡士林，在盖玻片中央加一小滴菌液，然后将凹玻片的凹孔对准盖玻片的菌液盖上，迅速翻转凹玻片，按紧盖玻片，即可放置在显微镜下观察。

2. 影响因素

（1）操作因素：菌液应适量，以免菌液外溢或产生气泡。制好片后尽快观察，以免水分蒸发。冬天注意保温，以免影响动力。

（2）玻片因素：选择干净无油渍无划痕的玻片，厚度 1.0～1.1 mm。

（3）光线亮度：不染色标本镜检时，光线不宜过亮，可通过调节光圈的大小和聚光器的位置来控制光线的亮度。光圈应调小些，光亮应暗些。

（三）其他显微镜检查

1. 暗视野显微镜检查法

暗视野显微镜又叫暗场显微镜，是一种通过观察样品受侧向光照射时所产生的散射光来分辨样品细节的特殊显微镜。主要用于检查未染色标本的细菌形态和动力。

（1）原理：暗视野显微镜装有一个中央遮暗的聚光器，使光线不能通过聚光器，而只能从聚光器四周边缘及未遮暗的部位斜射到载玻片的标本上。因光线是斜射的，不能进入物镜，故观察的视野是暗的，而聚光器斜射到菌体上的光线，因菌体对光散射作用反射到物镜内，而使菌体发出亮光，这样在显微镜中可见到暗视野中明亮的物像。

（2）方法：按照压滴法制片备用。先用低倍物镜观察，调节光环置中央后，在暗视野聚光器表面滴上香柏油，再将标本夹在标本夹上。调节暗视野聚光器，使油滴与镜台上的载玻片底面接触。其余操作同普通显微镜。

（3）结果：背景黑暗，菌体呈发亮的小体。

2. 电子显微镜检查法

电子显微镜是根据电子光学原理，用电子束和电子透镜代替光束和光学透镜，使菌体的细微结构在非常高的放大倍数下成像的仪器。电子显微镜有透射电子显微镜和扫描电子显微镜。

二、细菌接种与培养技术

（一）培养基

培养基是指用人工方法配制的适合于细菌生长繁殖的营养基质。

1. 培养基的成分和作用

（1）营养物质。

①肉浸液：是用新鲜牛肉浸泡、煮沸而制成的肉汤。其中含有可溶性含氮浸出物和非含氮浸出物，还有一些生长因子。肉浸液可为细菌提供氮源和碳源。

②牛肉膏：由肉浸液经长时间加热浓缩而制成。糖类在加热过程中被破坏，所以其营养价值低于肉浸液，但因无糖可用作肠道杆菌鉴别培养基的基础成分。

③蛋白胨：蛋白胨是制备培养基时最常用的成分之一，主要提供细菌生长繁殖所需要的氮源，是动物或植物蛋白质经酶或酸碱分解而成。蛋白胨易溶于水，遇酸不沉淀，受高温不凝固，并作为两性电解质有缓冲作用。但吸水性强，应注意干燥密封保存。

④无机盐类：提供细菌生长所需要的各种元素，如钾、钠、铁、镁、钙、磷、硫等。用于制备培养基的无机盐类有多种，其中最常用的有氯化钠和磷酸盐，前者对维持酶的活性、调节菌体内外的渗透压非常重要，后者是细菌良好的磷源，并在培养基中具有缓冲作用。

⑤糖类与醇类：为细菌生长提供碳源和能源。常用的糖类有单糖（葡萄糖和阿拉伯糖等）、双糖（乳糖和蔗糖等）和多糖（淀粉和菊糖等）。常用的醇类有甘露醇、卫茅醇等。糖类和醇类还可用于鉴定细菌。糖类物质不耐热，需用115℃ 30 min灭菌，超过这个温度容易碳化。

⑥血液：血液中既含有蛋白质、氨基酸、糖类和无机盐等营养物质，又能提供辅酶（如V因子）和血红素（X因子）等特殊生长因子，所以培养基中加入血液用于培养营养要求较高的细菌。另外，还可根据细菌在血液培养基中的溶血现象而进行鉴定。

⑦鸡蛋和动物血清：不是培养基的基本成分，却是某些细菌生长所必需的营养物质，所以仅用于制备一些特殊的培养基，如培养结核分枝杆菌的鸡蛋培养基和培养白喉杆菌的吕氏血清培养基等。此外，鸡蛋和动物血清还有凝固剂的作用，便于观察细菌的菌落和生长现象。

⑧生长因子：是某些细菌生长所必需的，需要量很小，但自身不能合成的物质。在制备培养基时，常加入肝浸液、肉浸液、酵母浸液和血液以提供维生素、氨基酸、嘌呤、嘧啶等生长因子。

（2）水：水是细菌代谢过程中最重要的物质，菌体所需要的营养物质都是溶解于水中被吸收的。用于制备培养基的水常用不含杂质的蒸馏水和去离子水。

（3）凝固物质：制备固体培养基时，需要在液体培养基中加入凝固物质。最常用的凝固物质为琼脂，特殊情况下也可用明胶、卵白蛋白和血清等。

琼脂是从石花菜中提取出来的一种半乳糖胶，当温度达98℃以上时可溶于水，在45℃以下则凝固成凝胶状态，无营养作用，不能被细菌分解利用，是一种理想的凝固剂。

（4）指示剂：在培养基中加入一定种类的指示剂，是为了便于观察细菌是否分解培养基中的糖、醇类等以鉴定细菌。常用的有酚红（酚磺酞）、中性红、甲基红、溴甲酚紫、碱性伊红、溴麝香草酚蓝和中国蓝等酸碱指示剂。美兰和刃天青常用作氧化还原指示剂。

（5）抑制剂：在培养基中加入一定种类的抑制剂，目的在于抑制非检出菌（非病原菌）的生长，以利于检出菌（病原菌）的生长。常用的有胆盐、煌绿、亚硫酸钠、玫瑰红酸、亚硒酸钠、亚碲酸盐、四硫磺酸盐、叠氮钠及一些染料和某些抗生素等。

2. 培养基的种类

（1）按物理性状分类。

①液体培养基：在肉浸液中加入0.5%的氯化钠和1%的蛋白胨，加热溶化，调pH值至7.4即成。常用于增菌培养或纯培养后观察细菌在其中的生长现象。

②固体培养基：是在液体培养基中加入1.5%～2.0%的凝固剂如琼脂等。固体培养基常用于微生物分离纯化、鉴定、药敏、菌落计数和菌种保存等方面。

③半固体培养基：是在液体培养基中加入0.2%～0.5%的凝固剂如琼脂等。可用于观察细菌的动力、菌种保存等方面。

（2）按用途分类。

①基础培养基：只含有一般微生物生长繁殖所需基本营养物质的培养基。如肉汤和普通琼脂平板等。

②营养培养基：是在基础培养基中加入血液、血清、动植物组织提取液制成的培养基。用于培养营养要求比较苛刻的某些微生物。如血清肉汤、血琼脂平板和巧克力琼脂平板等。

③选择性培养基：是在普通培养基中加入抑制剂，以抑制非目的菌而促进目的菌的生长。如SS培养基和麦康凯培养基等。

④鉴别培养基：是在培养基中加入特定底物和指示剂，通过指示剂的显色等变化观察细菌对特定底物的利用情况，从而鉴定和鉴别细菌。如SS培养基和麦康凯培养基等。

⑤增菌培养基：大多为液体培养基，是因为标本中的微生物数量较少，直接检出率不高，为了提高检出率，需要增菌培养。根据培养目标分非选择性增菌培养基和选择性增菌培养基。如葡萄糖肉汤和碱性蛋白胨水等。

⑥特殊培养基：包括厌氧培养基和细菌L型培养基。厌氧培养基如庖肉培养基是培养专性厌氧菌的培养基，除含营养成分外，还加入还原剂以降低培养基的氧化还原电势。细菌L型培养基是针对细胞壁缺损的细菌L型，由于胞内渗透压较高，故培养基必须采用高渗低琼脂培养基。

3. 培养基的制备

（1）培养基制备的一般程序：配料→溶化→矫正pH→过滤→分装→灭菌→检定→保存。

（2）培养基的制备：不同细菌所需的营养成分不同，培养基的制备也就不同，但主要步骤是一致的。

①配料：按培养基配方比例准确地称量各成分，置于含蒸馏水的三角烧瓶中。

②溶化：在有石棉网的电炉上加热使其溶解。加热过程中，需不断搅拌，以防外溢和糊底。最后补足所失的水分。

③矫正pH值：用pH比色计、精密pH试纸或比色法矫正。一般矫正到pH 7.6。常用1 mol/L HCl或1 mol/L NaOH进行调节。

④过滤：趁热用滤纸或多层纱布过滤，使之澄清以利于细菌生长现象的观察。一般无特殊要求的情况下，这一步可以省去。

⑤分装。

a. 基础培养基：基础培养基一般分装于三角烧瓶中，灭菌后备用。

b. 琼脂平板：将溶化的固体培养基（已灭菌），按无菌操作倾入无菌平皿内，轻摇平皿，使培养基铺于平皿底部，凝固后备用。一般内径为90 mm的平皿中倾入培养基的量为13～15 mL，如为MH琼脂则每个平皿倾入培养基的量为25 mL。内径为70 mm的平皿内，倾入培养基7～8 mL较为适宜。

c. 半固体培养基：半固体培养基一般分装于试管内，分装量约为试管长度的1/3，灭菌后直立凝固待用。

d. 琼脂斜面：制备琼脂斜面应将培养基分装在试管内，分装量为试管长度的1/5，灭菌后趁热放置斜面凝固，斜面长约为试管长度的2/3。

e. 液体培养基：液体培养基一般分装在试管内，分装量为试管长度的1/3，灭菌后备用。

⑥灭菌:培养基的灭菌可根据其性质和成分的不同选择不同的灭菌方法。普通基础培养基一般用高压蒸汽法灭菌,此类培养基分装量少时,用 103.4 kPa/cm^2 的压力灭菌 15 min 即可,若分装量多则用此压力灭菌 30 min。培养基中若含糖和明胶时,则以 68.45 kPa/cm^2 的压力灭菌 15 min 为宜。培养基中如含有糖、血清、牛乳、鸡蛋等不耐高温高压的物质则选用间歇蒸汽灭菌法灭菌。含尿素、血清、腹水等物质的培养基选用过滤除菌为宜。

⑦检定:培养基制备后是否符合要求,需要进行质量检查。检查内容包括无菌检测和效果检测。无菌检测是将制备好的培养基置于 35℃环境培养 18~24 h,若无菌生长说明被检培养基无菌。效果检测则用标准菌株接种在被检培养基上,观察细菌在该培养基上生长的菌落和形态等是否典型。

⑧保存:制备好的培养基注明名称、配制的日期等,置保鲜袋内存放于冰箱(4℃)或冷暗处,保存时间一般不超过两周。培养基贮存时间不宜过长,应根据实际需要制备。

(二)接种工具与无菌技术

1. 接种工具

接种环和接种针是最常用的接种工具。由三部分组成,即接种环(针)、金属杆和绝缘柄。环(针)一般由镍合金制成。环的直径一般 2~4 mm,针的长度 50~80 mm。使用时右手持笔式握住绝缘柄,将环(针)放于酒精灯火焰的外焰中灭菌,冷却后,取菌,接种后再灭菌。

2. 无菌技术

微生物检验的标本中可能有致病菌,具有传染性,操作不当有可能导致感染。另外,微生物广泛分布于自然界及正常人体,这些微生物可能污染实验环境、实验材料等,因而影响实验结果的判断。因此,微生物检验工作中,工作人员必须牢固树立无菌观念,严格执行无菌操作技术,避免标本中的致病菌引起感染,同时避免环境中的杂菌污染标本。

(1)无菌室、超净工作台、生物安全柜使用前必须消毒。

(2)微生物检验所用物品在使用前应严格进行灭菌,在使用过程中不得与未灭菌物品接触,如有接触必须更换无菌物品。

(3)接种环(针)在每次使用前后,均应在火焰上烧灼灭菌。

(4)无菌试管或烧瓶在拔塞后及回塞前,管(瓶)口应通过火焰 1~2 次,以杀灭管(瓶)口附着的细菌。

(5)细菌接种、倾注琼脂平板等应在超净工作台或生物安全柜内进行操作。

(6)使用无菌吸管时,吸管上端应塞有棉花,不能用嘴吹出管内余液,以免口腔内杂菌污染,应使用洗耳球轻轻吹吸。

(7)微生物实验室所有污染性废弃物、细菌培养物等不能拿出实验室,亦不能随意倒入水池需进行严格消毒灭菌处理后,用医用废物袋装好,送医疗废物集中处置部门处置。

(8)临床微生物检验工作人员须加强个人防护,工作时穿工作衣、戴口罩及工作帽。必要时穿防护衣、戴防护镜及手套,离开时更衣、洗手。实验台在工作完毕应进行消毒灭菌。

(三)常用的接种方法

1. 平板划线接种法

用于细菌的分离培养。将标本划线接种到固体培养基表面,由于划线的作用使细菌分散开,培养后单个细菌可繁殖成肉眼可见的细菌集团,称为菌落,有利于从含有多种细菌的标本中分离出目的菌。这种将混有杂菌的标本在固体培养基表面分离开来的过程叫分离培养。将分离后的单个菌落接种到另一个培养基中生长出的细菌称为纯种菌,此方法为纯培养。

(1)分区划线法:接种环经火焰灭菌,待冷却后,挑取标本少许涂于培养基表面一角,并以此为起点进行连续平行划线,接种环与平板表面成 30°~40° 角,划线范围约占培养基表面积的 1/5,此为第一区。烧灼接种环,杀灭环上残留细菌,待冷却后,转动平板约 70°,将接种环通过第一区 3~4 次划线后,再继续连续平行划线,范围约占培养基表面积的 1/5,依次划第三区、第四区,将平板表面划完

（图8-1）。此法用于含菌量多的标本的分离培养。

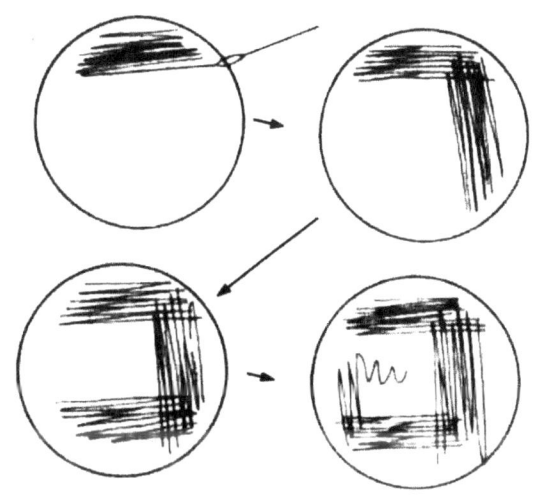

图8-1　分区划线分离法示意图

（2）连续划线法：将标本涂于平板培养基的1/5处，然后由此开始在平板表面连续平行划线，直至画满整个平板（图8-2）。此法用于含菌量少的标本的分离培养。

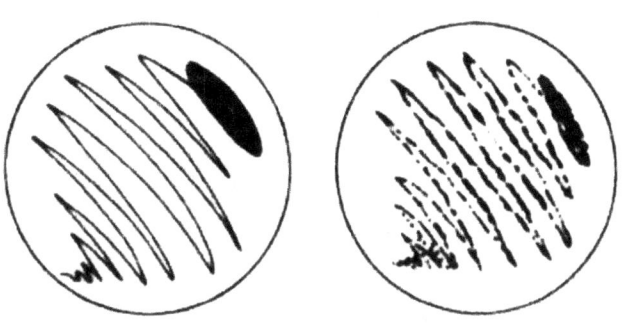

图8-2　连续划线分离法示意图

2. 斜面接种法

主要用于纯培养、保存菌种或生化反应所用的斜面培养基的接种。挑取少量菌落将其立即伸入斜面培养基底部，由下而上在斜面上划一条直线，返回底部由下而上在斜面上蛇行划线即可（图8-3）。

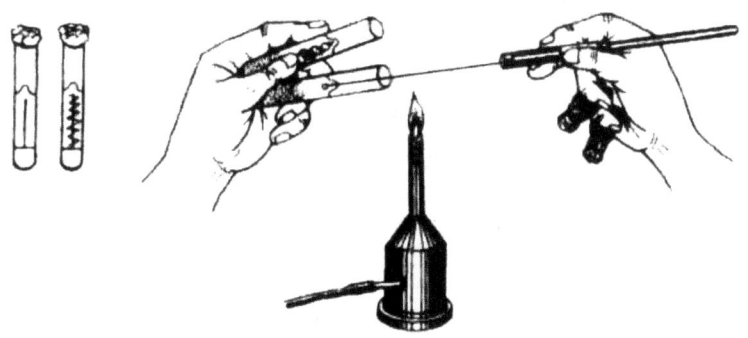

图8-3　斜面接种法示意图

3. 穿刺接种法

主要用于观察动力的半固体培养基或生化反应所用的高层斜面培养基（双糖铁培养基）接种。用接种针取细菌少许，从培养基中央平行于管壁垂直刺入，接近管底但不可接触管底（距管底约0.4 cm），然后将接种针沿原路退出（图8-4）。若是高层斜面培养基接着再在斜面划线接种（图8-5）。

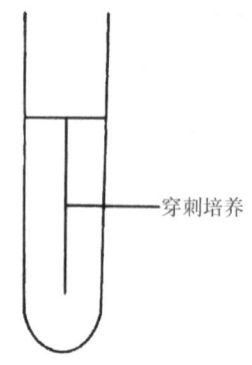

图8-4 穿刺接种法示意图

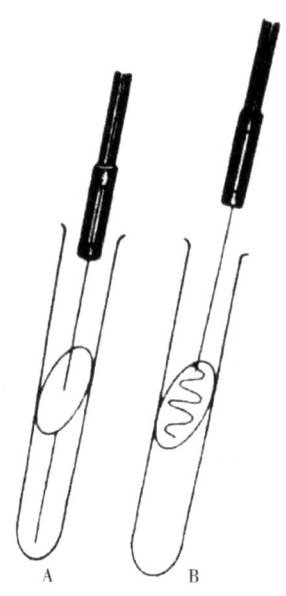

图8-5 高层斜面接种法示意图

4. 液体接种法

多用于增菌培养基（肉汤）或生化反应所用的液体培养基的接种。用灭菌接种环取菌少许，倾斜试管，在试管内壁与液面交接处的管壁上轻轻研磨，使细菌混合于培养液中（图8-6）。

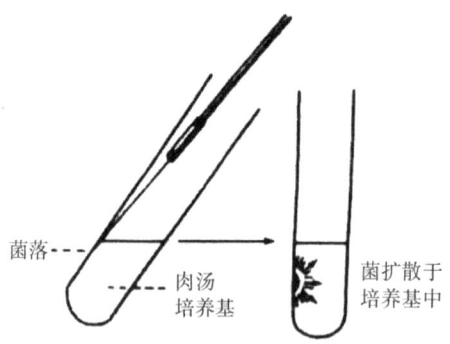

图8-6 液体接种法示意图

5. 倾注平板法

用于尿液、牛乳和饮水等标本细菌计数。将标本稀释液1 mL加入已灭菌的平皿内，倾入已溶化并冷却至45℃左右的琼脂培养基，混匀，待凝固后倒置、培养。根据培养基内的菌落数和稀释倍数，即可计算出标本的细菌数。

6. 涂布接种法

多用于药敏试验。用无菌棉拭子蘸取菌液，在琼脂平板表面均匀涂抹接种 3 次，每次旋转 60°，最后在平板内壁来回涂抹 2 周。

（四）细菌的培养方法

根据培养细菌的目的和细菌类型选择合适的培养方法。培养方法分为一般培养法、二氧化碳培养法和厌氧培养法等三种。

1. 一般培养法

一般培养法也称为需氧培养法，适用于需氧和兼性厌氧菌的培养。将已接种过的培养基，置 37℃ 培养箱内 18～24 h。少数生长缓慢的细菌，需培养 3～7 天直至一个月才能生长。为使培养箱内保持一定湿度，可在其内放置一杯水。培养时间较长的培养基，接种后应将试管口塞棉塞后用石蜡凡士林封固，以防培养基干裂。

2. 二氧化碳培养法

有些细菌（如布鲁菌、脑膜炎奈瑟菌和淋球菌等）需要在含有 5%～10% CO_2 的空气中才能生长，尤其是初代分离培养要求更为严格。二氧化碳培养法有以下几种：

（1）二氧化碳培养箱培养法：二氧化碳培养箱可以调节箱内的二氧化碳的含量、温度和湿度。将已接种过的培养基直接放入箱内孵育，即可获得二氧化碳环境。

（2）烛缸法：将已接种标本的培养基置于标本缸或干燥器内，再放入小段点燃的蜡烛于缸内，用凡士林密封缸盖。燃烧的蜡烛因缺氧自行熄灭，此时容器内产生的二氧化碳含量为 5%～10%。连同容器一并置于 37℃ 温箱中培养。

（3）化学法（重碳酸钠盐酸法）：将已接种标本的培养基置于标本缸或干燥器内，按标本缸每升容积加重碳酸钠 0.4 g 与浓盐酸 0.35 mL 的比例，分别将两者置于平皿内，将该平皿也放入标本缸，用凡士林密封缸盖后，倾斜标本缸，使盐酸与重碳酸钠接触生成二氧化碳。

（五）细菌的生长现象

1. 细菌在液体培养基中的生长现象

（1）混浊：大多数细菌在液体培养基中生长后，使培养基变混浊。

（2）沉淀：少数链状细菌在液体培养基底部生长形成沉淀，如链球菌和炭疽芽孢杆菌等。

（3）菌膜：专性需氧菌在液体培养基表面生长形成菌膜，如枯草杆菌和结核分枝杆菌等。

2. 细菌在固体培养基上的生长现象

（1）菌落：细菌在固体培养基上分离培养，由单个细菌繁殖形成的肉眼可见的细菌集团称为菌落。不同的细菌菌落特性不同，可用于鉴别细菌。菌落的特性包括大小、形状、颜色、气味、透明度、光滑度、湿润度、黏度、边缘和溶血性等。

根据表面光滑度的不同，细菌的菌落大体分为三型：

①光滑型菌落（S 型菌落）：表面光滑、湿润、边缘整齐。新分离的细菌大多为光滑型菌落。

②粗糙型菌落（R 型菌落）：表面粗糙、干燥，呈皱纹或颗粒状，边缘不整齐。R 型细菌多为 S 型细菌变异，失去表面多糖或蛋白质而形成，其细菌抗原不完整，毒力及抗吞噬能力均比 S 型细菌弱。但也有少数细菌新分离的毒力株为 R 型，如结核分枝杆菌和炭疽芽孢杆菌等。

③黏液型菌落（M 型菌落）：表面光滑、湿润、黏稠、有光泽，似水珠样。多见于有厚荚膜或丰富黏液层的细菌，如肺炎克雷伯菌等。

另外，细菌在血琼脂平板上生长可出现不同的溶血现象。如出现 α 溶血（亦称不完全溶血），菌落周围出现 1～2 mm 的草绿色溶血环，可能为细菌代谢产物使红细胞中的血红蛋白变为高铁血红蛋白所致；β 溶血（又称完全溶血），菌落周围出现完全透明的溶血环，系由细菌产生溶血素使红细胞完全溶解所致；γ 溶血（即不溶血），菌落周围无溶血环。

有些细菌在代谢过程中产生水溶性色素，使菌落及周围培养基出现颜色变化，有些细菌产生脂溶性色素，使菌落本身出现颜色变化，此外，有的细菌在琼脂平板上生长繁殖后，可产生特殊气味，如铜绿假单胞菌产生生姜味、白假丝酵母菌产生酵母味等。

（2）菌苔：多个菌落融合成片称为菌苔。

3. 细菌在半固体培养基中的生长现象

（1）无鞭毛的细菌：只沿穿刺线呈线状生长，穿刺线清晰，周围培养基澄清透明。

（2）有鞭毛的细菌：可沿穿刺线呈扩散生长，穿刺线模糊，周围培养基呈羽毛状或云雾状混浊。

三、细菌生化反应鉴定技术

不同的细菌具有不同的酶系统，因而在代谢过程中对底物的分解能力不同，所产生的代谢产物也不同。利用生化试验来检测这些代谢产物，可以鉴别和鉴定细菌，称为细菌的生化反应。在临床细菌检验工作中，除根据细菌的形态与染色及培养特性对细菌进行初步鉴定外，细菌的生化反应对绝大多数分离的未知菌属（或种）的鉴定具有重要作用，无论是用手工鉴定，还是应用自动化仪器进行鉴定，都是通过生化反应来实现的，因此，掌握细菌生化反应的原理、方法及应用对于鉴定和鉴别细菌具有重要意义。

（一）糖（醇）类代谢试验

1. 糖发酵试验

（1）原理：不同细菌含有分解不同糖（醇）的酶，因而分解糖形成的产物不同，有些细菌分解糖（醇）产酸产气，有些只产酸不产气，有的不分解糖类。根据指示剂（溴甲酚紫）的变色反应可鉴别细菌。

（2）方法：将待检菌无菌操作接种于糖（醇）发酵培养基中，于37℃培养18～24 h，观察结果。

（3）结果：①只产酸，溴甲酚紫呈黄色；为+；②产酸又产气，溴甲酚紫呈黄色，小导管内有气泡；为+；③不分解糖，溴甲酚紫不变色仍呈紫色为-。

（4）应用：是鉴定细菌最常用最基本的生化反应，特别是肠杆菌科细菌的鉴别。

2. 甲基红试验（MR试验）

（1）原理：有些细菌分解葡萄糖产生丙酮酸后，将其继续分解产生甲酸、乙酸、乳酸等大量混合酸，使培养基pH值降至4.4以下，加入甲基红指示剂显红色，为阳性；若细菌产酸量少或将酸转化为醇、醛、酮等，使培养基pH值在5.4以上，加入甲基红指示剂显黄色，为阴性。

（2）方法：将待检菌接种于葡萄糖蛋白胨水培养基中，置37℃培养18～24 h后，滴加入甲基红试剂，轻摇后观察结果。

（3）结果：红色为甲基红试验阳性，黄色为甲基红试验阴性。

（4）应用：甲基红试验主要用于肠杆菌科细菌的鉴别。

3. V-P试验

（1）原理：有些细菌能分解葡萄糖产生丙酮酸，丙酮酸脱羧成乙酰甲基甲醇，后者在强碱环境下，被空气中氧氧化为二乙酰，二乙酰与胍基化合物反应生成红色化合物。

（2）方法：将待检菌接种于葡萄糖蛋白胨水培养基中，置37℃培养18～24 h后，加入含0.3%的肌酸或肌酐（含胍基）的40%KOH溶液0.1 mL，充分振荡后观察结果。

（3）结果：红色为V-P试验阳性，不变色为V-P试验阴性。

（4）应用：主要用于肠杆菌科细菌的鉴别。

（二）蛋白质类和氨基酸的代谢试验

1. 靛基质（吲哚）试验

（1）原理：有些细菌产生色氨酸酶，可分解蛋白胨中的色氨酸，生成靛基质（吲哚），靛基质与对二甲基氨基苯甲醛作用，生成玫瑰靛基质，呈红色。

（2）方法：将待检菌接种于蛋白胨水培养基中，置37℃培养18～24 h后，沿管壁缓缓加入靛基质试剂（对二甲基氨基苯甲醛），观察结果。

（3）结果：试剂与培养基两液面交界处出现红色为阳性，无色为阴性。

（4）应用：主要用于肠杆菌科细菌的鉴定。

2. 硫化氢试验

（1）原理：有些细菌分解蛋白质中的含硫氨基酸，生成硫化氢，硫化氢与培养基中的铁盐或铅盐结合生成黑色硫化亚铁或硫化铅。

（2）方法：将待检菌接种含硫酸亚铁或醋酸铅的培养基中，于37℃培养18～24h后，观察结果。

（3）结果：出现黑色为阳性，无色为阴性。

（4）应用：主要用于肠杆菌科属间鉴定。

3. 尿素酶（脲酶）试验

（1）原理：有些细菌产生脲酶，可水解尿素生成氨和CO_2，于氨使培养基呈碱性，从而使指示剂（酚红）呈红色。

（2）方法：将待检菌接种于尿素培养基中，于37℃培养18～24h后，观察结果。

（3）结果：红色为阳性，不变色者为阴性。

（4）应用：主要用于肠杆菌科属间鉴定。

4. 苯丙氨酸脱氨酶试验

（1）原理：有些细菌能产生苯丙氨酸脱氨酶，可使培养基中的苯丙氨酸脱氨，形成苯丙酮酸，苯丙酮酸与三氯化铁作用，形成绿色化合物。

（2）方法：将待检菌接种于苯丙氨酸培养基中，置37℃培养18～24h后，加入含10%的三氯化铁试剂，观察结果。

（3）结果：绿色为阳性，不变色者为阴性。

（4）应用：主要用于肠杆菌科细菌的鉴定。

5. 氨基酸脱羧酶试验

（1）原理：有些细菌可产生氨基酸脱羧酶，使氨基酸脱羧生成胺和二氧化碳，胺使培养基呈碱性，从而使指示剂（溴甲酚紫）呈紫色。

（2）方法：将待检菌分别接种于1支氨基酸（赖氨酸，鸟氨酸或精氨酸）脱羧酶培养基和1支氨基酸对照管（无氨基酸），各覆盖至少0.5cm高度的无菌液状石蜡，于37℃培养18～24h后，观察结果。

（3）结果：对照管应为黄色，表示有菌生长。试验管紫色为阳性，黄色为阴性。

（4）应用：主要用于肠杆菌科细菌的鉴定。

（三）碳源利用试验

枸橼酸盐利用试验：

1. 原理

有些细菌能利用培养基中的枸橼酸盐为唯一碳源，铵盐为唯一氮源，在生长过程中分解枸橼酸盐产生碳酸盐，分解铵盐产生氨，使培养基呈碱性，指示剂（溴麝香草酚蓝）呈蓝色。

2. 方法

将待检菌接种于枸橼酸盐斜面培养基上，于37℃培养24～48h后，观察结果。

3. 结果

培养基变深蓝色为阳性，颜色不变保持绿色为阴性。

4. 应用

主要用于肠杆菌科属间的鉴别。

（四）酶类试验

1. 触酶（过氧化氢酶）试验

（1）原理：有些细菌具有触酶，能催化过氧化氢生成水和氧气，出现气泡。

（2）方法：用接种环挑取待检菌置于洁净玻片上，加3% H_2O_2 试剂 1～2 滴，立即观察结果。

（3）结果：若 1 min 内出现大量气泡为阳性，无气泡为阴性。

（4）应用：主要用于革兰阳性球菌的初步分类。葡萄球菌阳性，链球菌阴性。

2. 氧化酶（细胞色素氧化酶）试验

（1）原理：某些细菌具有氧化酶，能将盐酸四甲基对苯二胺或盐酸二甲基对苯二胺氧化生成红色化合物。

（2）方法：取洁净滤纸条，蘸取待检菌少许，然后加氧化酶试剂于菌上，或将氧化酶试剂直接滴加于待检菌菌落上，立即观察结果。

（3）结果：立即出现红色为阳性，继而变为深红色甚至深紫色。

（4）应用：主要用于肠杆菌科细菌与非发酵菌的鉴别，前者为阴性，后者为阳性。

3. 凝固酶试验

（1）原理：金黄色葡萄球菌能产生血浆凝固酶，使血浆中纤维蛋白原转变为不溶性纤维蛋白。凝固酶有两种，一种是结合凝固酶，在细菌细胞壁上，可用玻片法检测，另一种是游离凝固酶，分泌到菌体外，可用试管法检测。

（2）方法。

①玻片法：在 1 张洁净玻片中央加 1 滴生理盐水溶液，用接种环取待检菌与其混合制成菌悬液（需做阳性对照及阴性对照），若经 10～20 s 内无自凝现象发生，则加入兔新鲜血浆 1 环，与菌悬液混合，立即观察结果。

②试管法：试管中加入 0.5 mL 1∶4 稀释的新鲜兔血浆，再加入 0.5 mL 待检菌肉汤培养物（需做阳性对照及阴性对照），混匀后置 37℃ 水浴中，每 30 min 观察 1 次结果。

（3）结果。

①玻片法：5～10 s 内出现凝集者为阳性。

②试管法：3 h 内出现凝固为阳性。

（4）应用：凝固酶试验仅用于致病性葡萄球菌的鉴定。

4. DNA 酶试验

（1）原理：某些细菌产生 DNA 酶，能分解培养基中的 DNA，使长链 DNA 水解成寡核苷酸链。由于长链 DNA 可被酸沉淀，寡核苷酸链则溶于酸，在琼脂平板上加入酸后，菌落周围形成透明环。

（2）方法：将被检细菌接种到 DNA 琼脂平板上，35℃ 培养 18～24 h 后，用 1 mol/L 盐酸覆盖琼脂平板。

（3）结果：菌落周围出现透明环者为阳性，无透明环者为阴性。

（4）应用：可用于葡萄球菌、沙雷菌及变形杆菌的鉴定，三者均为阳性。

5. 硝酸盐还原试验

（1）原理：某些细菌能还原培养基中的硝酸盐为亚硝酸盐，亚硝酸盐与醋酸作用，生成亚硝酸，亚硝酸与试剂中的对氨基苯磺酸作用生成重氮磺酸，再与 α-萘胺结合，生成 N-α-萘胺偶氮苯磺酸（红色化合物）。

（2）方法：将待检细菌接种于硝酸盐培养基中，35℃ 培养 18～24 h，加入甲液（对氨基苯磺酸 0.8 g、5 mol/L 醋酸 100 mL）和乙液（α-萘胺 0.5 g、5 mol/L 醋酸 100 mL）等量混合液，观察结果。

（3）结果：立即出现红色者为阳性。若加入试剂不出现红色，需要检查硝酸盐是否被还原，可于培养管内加入少许锌粉，如无色，说明亚硝酸盐进一步分解，硝酸盐还原试验为阳性。若加锌粉后出现红色，说明锌使硝酸盐还原为亚硝酸盐，而待检细菌无还原硝酸盐的能力，硝酸盐还原试验为阴性。

（4）应用：硝酸盐还原试验可用于肠杆菌科细菌、假单胞菌及厌氧菌的鉴定。如肠杆菌科的细菌、铜绿假单胞菌、嗜麦芽窄食单胞菌、韦荣球菌等硝酸盐还原试验阳性。

6. 卵磷脂酶试验

（1）原理：有些细菌产生卵磷脂酶（α-毒素），在钙离子存在时，此酶可迅速分解卵磷脂，生成混浊沉淀状的甘油酯和水溶性磷酸胆碱，在卵黄琼脂平板上菌落周围形成不透明的乳浊环，或使血清、卵黄液变混浊，以此鉴别细菌。

（2）方法：将被检菌划线接种或点种于卵黄琼脂平板上，于35℃培养3～6 h。

（3）结果：若3 h后在菌落周围形成乳浊环，即为阳性，6 h后乳浊环可扩展至5～6 mm。无乳浊环，即为阴性。

（4）应用：主要用于厌氧菌的鉴定。产气荚膜梭菌、诺维梭菌卵磷脂酶试验阳性，其他梭菌为阴性。

7. 胆汁溶菌试验

（1）原理：肺炎链球菌可以产生自溶酶，一般培养24 h后菌体可以发生自溶，自溶酶可以被胆汁所激活加速细菌的自溶。

（2）方法。

①平板法：取10%脱氧胆酸钠溶液一接种环，滴加于被测菌的菌落上，置35℃ 30 min后观察结果，菌落消失判为阳性。

②试管法：取2支含0.9 mL被检菌液，分别加入10%脱氧胆酸钠溶液和生理盐水（对照管）0.1 mL，摇匀后置35℃水浴10～30 min，观察结果。加胆盐的菌液变透明，对照管仍混浊判为阳性。

（3）应用：主要用于肺炎链球菌和甲型溶血性链球菌的鉴别。

（五）复合生化试验

1. 克氏双糖铁（KIA）试验

（1）原理：克氏双糖铁培养基制成高层斜面，其中含有葡萄糖和乳糖（1∶10）、硫酸亚铁、酚红。若细菌只分解葡萄糖而不分解乳糖，因葡萄糖量较少，所生成的酸量少，斜面和底层均先呈黄色，后因斜面上少量酸接触空气而氧化，加之细菌分解氨基酸生成氨中和斜面部分酸，因此斜面部分又变成红色；若细菌分解葡萄糖、乳糖则产生大量酸，使斜面与底层均呈黄色；若细菌产生硫化氢，可与培养基中的硫酸亚铁作用，形成黑色的硫化亚铁。

（2）方法：用接种针挑取待检菌，先穿刺接种到KIA深层，退回后在斜面上划线，于37℃培养18～24 h后，观察结果。

（3）结果：常见的KIA反应有如下几种。

①斜面碱性（K）/底层碱性（K）：不发酵糖类，如铜绿假单胞菌。

②斜面碱性（K）/底层酸性（A）：发酵葡萄糖、不发酵乳糖，如志贺菌。

③斜面碱性（K）/底层酸性（A）（黑色）：发酵葡萄糖、不发酵乳糖，产生硫化氢，如沙门菌和变形杆菌等。

④斜面酸性（A）/底层酸性（A）：发酵葡萄糖、乳糖，如大肠埃希菌、克雷伯菌属和肠杆菌属。

（4）应用：主要用于肠杆菌科细菌的鉴别。

2. 动力-吲哚-脲酶（MIU）试验

（1）原理：MIU培养基，为半固体培养基，其中除含有200 g/L尿素和酚红指示剂外，其蛋白胨较原克利斯顿森尿素培养基高10倍。产生尿素酶的细菌分解培养基中的尿素产碱，使酚红显桃红色。产生色氨酸酶的细菌可以水解蛋白胨中的色氨酸形成吲哚，加入吲哚试剂后形成红色玫瑰吲哚。因此，该试验可同时观察细菌动力、尿素分解和吲哚产生的情况。

（2）方法：取待检细菌穿刺接种到MIU培养基内，于37℃培养18～24 h后，观察结果。

（3）结果：接种线变宽，变模糊，培养基变混浊为动力试验阳性；培养基全部变成桃红色为尿素酶试验阳性；加入吲哚试剂后，试剂与培养基的接触界面形成玫瑰红色为吲哚试验阳性。

（4）应用：MIU常与KIA共同用于肠杆菌科细菌的鉴别。

四、细菌的其他鉴定技术

（一）免疫学鉴定

免疫学检测是应用免疫学试验的原理和方法，用已知的抗原（或抗体）来检测标本中的抗体（或抗原），是细菌感染性疾病重要的诊断方法。

1. 抗原检测

许多免疫学方法都可以检测细菌的抗原，较常用的方法有凝集反应、荧光免疫显微技术、酶联免疫吸附试验（ELISA）等。

（1）凝集反应：玻片凝集试验、反向间接凝集试验、协同凝集试验可检测传染病患者早期血液、脑脊液和其他分泌液中可能存在的抗原。如取流行性脑脊髓膜炎患者的脑脊液，用脑膜炎奈瑟菌特异性诊断血清可直接检测脑膜炎奈瑟菌。

（2）荧光免疫显微技术：荧光免疫技术是以荧光显微镜为检测工具，用荧光素标记抗体，检测固定标本上的细菌抗原的技术。常用于脑膜炎奈瑟菌、淋病奈瑟菌、链球菌、致病性大肠埃希菌、志贺菌、沙门菌等细菌的检测。

（3）酶联免疫吸附试验（ELISA）：具有高度的特异性和敏感性，可用于细菌抗原及细菌代谢产物的检测，是临床细菌检验中应用最为广泛的免疫学检测技术。

除上述方法外，对流免疫电泳、免疫印迹试验、化学发光免疫技术等亦可用于临床标本中细菌抗原的检测。

2. 抗体的检测

人体感染病原性细菌后，细菌抗原刺激机体免疫系统发生免疫应答而产生特异性抗体。产生抗体的量常随感染过程而改变，表现为效价（滴度）的改变。因此用已知细菌抗原检测患者血清中有无相应抗体及其效价的动态变化，可作为某些传染病的辅助诊断，特别适用于不能人工培养或难于培养的病原体引起的感染性疾病。

常用于检测细菌特异性抗体的免疫学方法有：①直接凝集试验：如肥达试验（用于辅助诊断伤寒、副伤寒）、外-斐试验（用于辅助诊断斑疹伤寒）等。②沉淀试验：如性病研究实验室试验（用于辅助诊断梅毒）等。③ELISA：诊断各类微生物引起的感染性疾病等。

（二）药敏鉴定试验

细菌对药物的敏感试验是在体外测定药物抑制或杀死细菌能力的试验，有些药敏试验亦可用于鉴定某些细菌。

1. 杆菌肽敏感试验 A

群链球菌可被低浓度的杆菌肽所抑制，而其他链球菌大多数不受抑制。试验时取待检细菌肉汤培养物均匀涂布在血琼脂平板上，贴上杆菌肽纸片（0.04 u/片），35℃培养 18～24 h，观察结果。抑菌圈大于 10 mm 为敏感，抑菌圈小于 10 mm 时为耐药。该试验为鉴定 A 群链球菌的首选试验。

2. O/129 敏感试验

O/129 即二氨基二异丙基蝶啶，该化合物对弧菌属、邻单胞菌属等的菌株有抑制作用。试验时取 80 mg 二氨基二异丙基蝶啶溶于 10 mL 无水酒精中。吸取此液 1 mL 于 200 片直径 6 mm 的无菌滤纸片中，充分浸匀后，35℃烘干备用。将待检细菌的蛋白胨水培养物均匀地涂布于碱性琼脂平板上，贴上 O/129 纸片，35℃培养 18～24 h，观察结果出现抑菌圈为敏感，无抑菌圈者为阴性。O/129 抑菌试验主要用于鉴定弧菌属、邻单胞菌属、气单胞菌属、发光杆菌属及假单胞菌属。弧菌属、邻单胞菌属、发光杆菌属均为敏感。气单胞菌属、假单胞菌属为耐药。

3. Optochin 敏感试验

肺炎链球菌对 Optochin（乙基氢化羟基奎宁）敏感，而其他链球菌则对 Optochin 耐药。将待检菌液均匀地涂布在血琼脂平板上，贴上 Optochin 纸片，35℃培养 18～24 h，观察结果。抑菌圈直径大于 14 mm 为敏感，抑菌圈小于 14 mm 时，参照胆汁溶菌试验，以证实是否为肺炎链球菌。Optochin 敏感试验主要用于鉴定肺炎链球菌及其他链球菌。

（三）毒素检测

毒素是细菌代谢过程中产生的毒性物质，包括外毒素和内毒素等。

外毒素的检测常有体内法（即动物试验，如幼猫试验检测金黄色葡萄球菌肠毒素）和体外法（多为免疫学试验，如检测白喉外毒素的Elek平板毒力试验）。外毒素检测可用于待检菌的鉴定，也可区分细菌是否为产毒株。

内毒素检测常用鲎试验，方法是：取3支盛有鲎试剂的安瓿，各加入0.1 mL无热原质生理盐水使试剂溶解，在上述安瓿瓶中，分别加入0.1 mL检样、0.1 mL无菌蒸馏水、0.1mL标准内毒素，混匀后于37℃水浴箱中孵育1 h。鲎试剂不形成凝胶，判定为阴性，鲎试剂形成凝胶，判定为阳性。该试验简单、快速、灵敏和准确，常用于检测药物制剂中有无内毒素存在，也可帮助查明病原菌类型，有助于临床合理用药。

（四）分子生物学检测

1. 聚合酶链反应

聚合酶链反应（PCR）即试管内DNA的扩增技术，是一种体外进行DNA基因片段扩增的方法，该方法具有特异性强、灵敏度高、快速、简便、重复性好和易自动化等突出优点。PCR基本操作分为DNA模板制备、PCR循环和PCR产物测定3个步骤。对于目前传统培养方法不能及时准确检出或培养时间较长的病原体可应用PCR技术检测。如结核分枝杆菌培养需6~8周，需要的时间长，影响诊断；麻风分枝杆菌迄今不能用人工方法培养，病原诊断仅能从组织活检中取材做抗酸染色镜检，检出的阳性率低；沙眼衣原体感染时常无典型症状，而且需要用组织培养；军团杆菌、肺炎支原体、立克次体等用PCR检测均可做出快速鉴定。

另外，PCR技术在检测细菌的毒素方面也有广泛应用，根据不同细菌毒素基因序列设计合成各自特异的引物，扩增特异的毒素基因片段。如金黄色葡萄球菌产生的肠毒素、霍乱肠毒素、ETEC产生的LT和ST、EHEC产生的Vero毒素等都可通过PCR进行基因检测。

2. 核酸杂交

单链核酸分子在适宜条件下，与具有碱基互补序列的异源核酸形成双链杂交体的过程称为核酸分子杂交。核酸分子杂交是分子生物学研究中应用最为广泛的技术之一，是定性或定量检测特异DNA和RNA序列片段的重要工具。该技术特异性强、敏感、简便和快速，可直接检出临床标本中的病原菌的基因。核酸杂交的方法是制备特定序列DNA片段，进行标记后用作探针，在一定条件下，按碱基互补配对原则与标本中已变性的待检细菌DNA进行杂交，通过检测杂交信号确定是否发生杂交反应，从而鉴定标本中有无相应的待检细菌基因。目前，核酸分子杂交技术已广泛用于致病性大肠埃希菌、沙门菌、志贺菌、空肠弯曲菌、结核分枝杆菌、衣原体等多种病原体的检测。也可根据毒素基因中的特异碱基序列而制成探针，直接检测分离菌株或临床标本中某一毒素基因，如霍乱弧菌产生的霍乱毒素等的检测。

第二节 细菌对抗菌药物敏感性检验

随着临床抗菌药物长期、广泛和大量的使用，细菌的耐药性越来越严重，甚至产生超级细菌，给临床治疗带来很大的困难。了解病原微生物对各种抗菌药物的敏感（或耐受）程度，可以指导临床合理选用抗菌药物，因此，能够准确地报告细菌对抗菌药物的敏感性是临床微生物实验室的主要工作之一。

一、基本概念

1. 细菌对抗菌药物敏感性试验

细菌对抗菌药物敏感性试验是指在体外测定抗菌药物抑制或杀灭细菌能力的试验。

2. 敏感（S）

待检菌可被常规剂量测定药物在感染部位达到的浓度所抑制或杀灭。

3. 耐药（R）

待检菌不能被常规剂量测定药物在感染部位达到的浓度所抑制。

4. 中介（M）

待检菌对常规剂量测定药物在感染部位达到的浓度的反应性低于敏感株，但在测定药物浓集部位的体液（如尿液）或使用高于正常给药量临床上使用有效。

5. 最低抑菌浓度（MIC）

能抑制待检菌生长的最低药物浓度。

6. 最低杀菌浓度（MBC）

能杀灭待检菌的最低药物浓度。

抗菌药物敏感试验的意义在于：①预测抗菌治疗的效果。②指导抗菌药物的临床应用。③发现细菌耐药机制的存在，帮助临床医生合理选择药物，避免产生或加重细菌的耐药。

临床微生物实验室应选择先进、方便的方法进行常规的抗菌药物敏感试验。常用的药敏试验方法包括纸片扩散法、稀释法、抗菌药物梯度法（E-test）和自动化仪器法。

二、药敏试验方法

（一）纸片扩散法

纸片扩散法又称 Kirby-Bauer（K-B）法，该方法操作简便、选药灵活、成本低廉，被WHO推荐为定性药敏试验的基本方法，是目前临床实验室应用最广泛的药敏试验方法。

1. 原理

将含有定量抗菌药物的纸片贴在接种有待检菌的琼脂平板上，纸片中所含的药物吸收琼脂中的水分溶解后不断地向纸片周围扩散，形成递减的浓度梯度。在纸片周围抑菌浓度范围内待检菌的生长被抑制，从而形成无菌生长的透明圈即抑菌圈。抑菌圈的大小反映待检菌对测定药物的敏感性，并与该药对待检菌的最低抑菌浓度（MIC）呈负相关，即抑菌圈越大，MIC越小。

2. 实验材料

（1）水解酪蛋白（MH）琼脂：是对需氧和兼性厌氧菌进行药敏试验的标准培养基，pH值7.2～7.4。对营养要求较高的细菌进行药敏试验时，应在MH琼脂中加入相应的营养添加剂。制平板时，直径90 mm平板倾注25 mL，使琼脂厚度为4 mm，最好现用现配，也可置于塑料密封袋中4℃保存备用，最长可保存1周。使用前应将平板置35℃温箱孵育15 min，使其表面干燥。

（2）抗菌药物纸片：选择直径6.35 mm，吸水量为20 μL的专用药敏纸片，经浸泡药物溶液后使每片的含药量相当于表8-1所示，冷冻干燥密封置于-20℃保存。需要反复使用的可置于4℃冰箱中保存。使用前置室温平衡1～2 h，避免开启储存容器时产生冷凝水，使纸片潮解。

表8-1　部分药物纸片扩散法及稀释法结果解释标准（CLSI）

药物及菌名	纸片含量（μg/片）	抑菌圈直径（mm）			相应的MIC（μg/mL）		
		耐药	中介	敏感	耐药	中介	敏感
（1）β-内酰胺类							
阿莫西林/克拉维酸							
不产青霉素酶葡萄球菌	20/10	≤19		≥20	≥8/4		≤4/2
其他细菌	20/10	≤13	14～17	≥18	≥32/16	16/8	≤8/4
氨苄西林/舒巴坦	10/10	≤11	12～14	≥15	≥32/16	16/8	≤8/4
替卡西林/克拉维酸							
假单胞菌属	75/10	≤14		≥15	≥128/2		≤16/2
其他革兰阴性杆菌	75/10	≤14	15～19	≥20	≥128/2	64/2-32/2	≤16/2
葡萄球菌	75/10	≤22		≥23	≥16/2		≤8/2
（2）青霉素类							
氨苄西林		≤13					

续 表

药物及菌名	纸片含量（μg/片）	抑菌圈直径（mm）			相应的MIC（μg/mL）		
		耐药	中介	敏感	耐药	中介	敏感
肠杆菌科	10	≤18	14~16	≥17	≥32	1	≤8
嗜血杆菌属	10	≤16	19~21	≥22	≥4	2	≤1
肠球菌属	10	≤21		≥17	≥16		≤8
链球菌属	10	≤28	22~29	≥30		0.25~2	≥0.12
不产青霉素酶葡萄球菌	10			≥29	≥0.5		≤0.25
羧苄西林		≤19					
肠杆菌科	100	≤13	20~22	≥23	≥64	32	≤6
假单胞菌属	100		14~16	≥17	≥512	256	≤128
美洛西林		≤17					
肠杆菌科	75	≤15	18~20	≥21	≥128	32~64	≤16
假单胞菌属	75	≤9		≥16	≥128		≤64
甲氧西林	5		10~13	≥14	≥16		≤8
苯唑西林		≤10					
金黄色葡萄球菌/里昂	1		11~12	≥13	≥4		≤2
葡萄球菌		≤17					
凝固酶阴性葡萄球菌	1			≥18	≥0.5		≤0.25
哌拉西林		≤17					
肠杆菌科	100		18~20	≥21	≥128	32~64	≤16

（3）菌液：

①药敏试验标准比浊管的配制：取0.2 mL 0.25% $BaCl_2$加入9.8 mL 1% H_2SO_4，充分混匀，其浊度为0.5麦氏比浊标准，相当于10^8 CFU/mL的含菌量，使用前要充分混合均匀，每半年重新配制一次。

②被检菌液的制备：一般采用比浊法控制菌悬液的浓度。有两种方法可以选择。①生长法：接种环挑取分纯的被检菌菌落4~5个，接种于3~5 mL MH肉汤，置35℃孵箱培养4 h。用生理盐水或肉汤校正菌液浓度至与0.5麦氏比浊标准相同。②直接调制法：用接种环挑取适量菌落，充分混匀在生理盐水中，或振荡混匀，将细菌悬液浓度校正至与0.5麦氏比浊标准相同。校正浓度后的菌液应在15 min内接种完毕。

3. 实验方法

（1）接种：用无菌棉拭子蘸取菌液，在管内壁挤出多余菌液，在琼脂平板表面均匀涂抹接种3次，每次旋转60°，最后沿平板内壁来回涂抹2周。接种时，注意无菌操作。接种后室温干燥5 min。

（2）贴抗菌药物纸片：用纸片分配器或无菌镊子将选定的含药纸片紧贴于琼脂表面，用镊尖轻压纸片使其与琼脂紧贴。各纸片的中心距离大于24 mm，纸片距平板内缘大于15 mm，纸片贴上后不可再移动，因为纸片与培养基接触后其所含的药物已开始扩散到培养基中。用无菌镊子贴不同含药纸片前，须将镊子尖端在酒精灯上灭菌。

（3）培养：贴好纸片的平板置35℃孵箱中，16~18 h后判读结果。苛养菌应在含5% CO_2培养20~24 h。苯唑西林、甲氧西林、奈夫西林和万古霉素的药敏试验需培养24 h。平板最好单独平放，最多不超过两个叠放，使平板受热均匀。

4. 结果判断

用游标卡尺或直尺量取抑菌圈直径，肉眼观察无明显细菌生长的区域作为抑菌圈边缘（图8-7）。依据CLSI对细菌抑菌圈直径和最低抑菌浓度解释标准，对待测菌做出"敏感""耐药"和"中介"的判断。

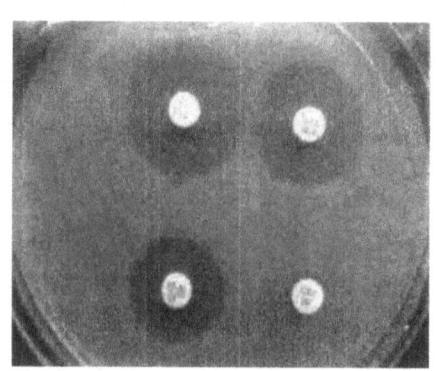

图 8-7 纸片扩散法药敏试验结果

5. 影响因素

（1）培养基：培养基成分、pH 值、硬度、湿度和深度等，都可影响药物扩散。

（2）药敏纸片：纸片质量是影响药敏试验结果的主要因素。纸片含药量直接影响抑菌圈的大小，它与纸片的重量、吸水性、直径有关。保存条件以低温干燥为佳，纸片保存不当可使药效降低。β-内酰胺类药敏纸片应冷冻储存，且不超过 1 周，否则效价降低。

（3）接种菌量：待检菌液的浓度、接种量应达到规定的麦氏比浊标准，菌液浓度过大可使抑菌圈缩小，反之亦然。

（4）操作质量：涂布细菌方法、纸片贴放位置、纸片移动、孵箱内平饭的放置方法等都将影响结果。

（5）培养条件、温度和时间的控制：置 35℃孵育 16~24 h，量取抑菌圈直径。苯唑西林、甲氧西林、奈夫西林和万古霉素的药敏试验需培养 24 h。

（6）抑菌圈测量工具的精确度：常用精确度为 0.10 mm 的游标卡尺。

（7）质控菌株：其本身的药敏特性是否合格，有无变异。

6. 质量控制

（1）质控菌：控制影响药敏试验因素的主要措施是采用标准菌株进行质控。标准菌株来源于国家微生物菌种保藏中心，如金黄色葡萄球菌 ATCC25923、大肠埃希菌 ATCC25922、铜绿假单胞菌 ATCC27853、粪肠球菌 ATCC29212 等。标准菌株应每周在 MH 琼脂上传代一次，4℃保存。

（2）质控方法：在同一条件下，将新鲜传代质控菌株用与常规实验相同的测定药物进行相同方法操作，测定质控菌株的抑菌圈，以对照监测。原则上要求每天做临床测定的同时做质控，在实验条件恒定的情况下，每周测 2 次即可。

（3）抑菌圈质控范围：标准菌株的抑菌圈应落在规定范围内，这个范围为 95% 的可信限，即日间质控得到的抑菌圈直径在连续 20 个数值中仅允许 1 个超出这个范围。如果经常有质控结果超出该范围，则不应报告，应从上述影响因素中找原因，并及时纠正。每日标准菌株的测定结果的均值应接近允许范围的中间值，变化数不得超过 2 mm，否则说明操作中有不规范之处，应予以调整。

（二）稀释法

稀释法可直接定量检测抗菌药物在体外对病原菌的抑制或杀菌浓度，有利于临床根据 MIC、药物代谢等拟定合理的治疗方案。

1. 原理

以一定浓度的抗菌药物与培养基进行一系列不同倍数稀释，经培养后观察待检菌的最低抑菌浓度，根据 CLSI 提供的 MIC 解释标准判断细菌对抗菌药物的敏感程度。稀释法中使用肉汤培养基为肉汤稀释法，使用琼脂培养基为琼脂稀释法。

2. 方法

（1）肉汤稀释法。

①培养基：使用水解酪蛋白（MH）液体培养基，需氧菌、兼性厌氧菌在此培养基中生长良好。在

该培养基中加入补充营养成分可支持流感嗜血杆菌、链球菌生长。液体培养基配制完毕后25℃校正pH值至7.2～7.4。

②药物稀释：药物原液的制备和稀释遵照CLSI的指南进行，有宏量稀释法和微量稀释法。宏量稀释法肉汤含量每管≥1.0 mL（通常2 mL），微量稀释法每孔含0.1 mL。

③菌种接种：配制0.5麦氏标准浓度的菌液，用肉汤（宏量稀释法）、蒸馏水或生理盐水（微量稀释法）稀释菌液。稀释菌液于15 min内接种完毕，35℃孵育16～20 h。嗜血杆菌属、链球菌属孵育时间20～24 h。葡萄球菌、肠球菌对苯唑西林和万古霉素的药敏试验孵育时间为24 h。

④结果判断：以在试管内或小孔内无肉眼可见细菌生长的最低药物浓度为最低抑菌浓度（MIC）。

（2）琼脂稀释法。

①培养基：配制水解酪蛋白（MH）琼脂并校正pH值至7.2～7.4；将已稀释的抗菌药物按1∶9加入预先在45～50℃水浴中平衡融化的MH琼脂中，充分混匀后倾入平皿，使琼脂厚度为3～4 mm。将凝固的含药MH平板放入密封袋置于2～8℃备用，贮存日期为5天。易降解的抗菌药物在配制好平板后，应在48 h之内使用。

②菌种接种：将0.5麦氏浓度菌液稀释10倍，以多点接种器吸取接种于琼脂表面，稀释菌液于15 min内接种完毕，使平皿接种菌量为$1×10^4$ CFU/点。35℃孵育16～20 h。嗜血杆菌属、链球菌属孵育时间20～24 h。

③结果判断：将平板置于暗色、无反光的表面上判断终点，以抑制细菌生长的药物稀释度为终点。药敏试验结果可用MIC报告，也可对照CLSI标准用敏感、中介、耐药报告。

（三）E-test法

E-test法是一种结合了扩散法和稀释法的原理和特点、对抗菌药物直接测量MIC的药敏试验。试验所用的E试条是一条宽5 mm、长50 mm的无孔试剂载体，一面固定有一系列预先制备的、对倍稀释梯度的抗菌药物，另一面标出所含药物浓度的刻度。

操作时将E试条紧密贴放在接种有细菌的琼脂平板上，试条MIC刻度朝上，浓度最大处靠平板边缘。90 mm平板上可放E试条1～2条，140 mm平板最多可放6条。经孵育过夜，抗菌药物在琼脂内向四周呈梯度递减扩散，敏感菌在一定范围内的生长受到抑制，围绕试条可见椭圆形抑菌圈，圈的边缘与试条交点的刻度浓度即为抗菌药物抑制细菌的最小抑菌浓度（图8-8）。

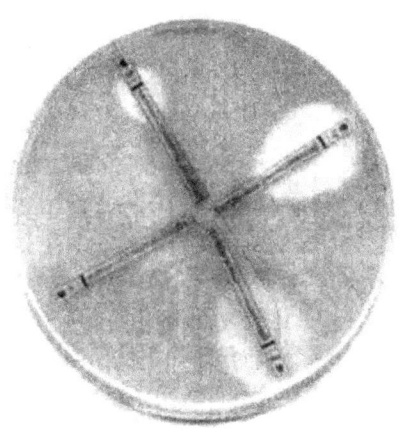

图8-8　E-test法药敏试验结果

E-test法操作简单、影响因素少、结果直观准确、稳定性高，连续浓度梯度与琼脂稀释法相关性好。常用于苛养菌、厌氧菌、酵母菌、分枝杆菌的药物敏感试验。

（四）联合药物敏感试验

联合药物敏感试验是用两种抗菌药物同时对待检菌进行药敏试验。常用的方法有棋盘稀释法和单药纸片搭桥法。棋盘稀释法是目前临床实验室常用的联合抑菌定量方法。联合用药结果有：①协同作用：

两种抗菌药物联合使用后，药效大于同样浓度的两种药物抗菌作用的总和。②无关作用：两种药物联合使用后，与单独一种抗菌药物作用相同。③累加作用：两种药物联合使用后，其活性等于两种药物抗菌作用的总和。④拮抗作用：两种药物联合使用后，其活性小于单独一种药物的抗菌作用。

三、细菌的耐药性检查

判断细菌对抗菌药物的耐药性还可进行以下检测：

1. β-内酰胺酶检测

主要有碘淀粉测定法和头孢硝噻吩纸片法。β-内酰胺酶能裂解青霉素类和头孢菌素类抗生素的β-内酰环，使此类药物失去抗菌活性。通过检测细菌产生的β-内酰胺酶，可了解细菌的耐药性。

2. 双纸片协同试验

双纸片协同试验是主要用于筛选产超广谱β-内酰胺酶（ESBL）革兰阴性杆菌的纸片琼脂扩散试验。

3. 耐药基因检测

临床可检测的耐药基因主要有：葡萄球菌与甲氧西林耐药有关的MecA基因，大肠埃希菌与β-内酰胺类耐药有关的blaTEM、blaSHV、blaOXA基因，肠球菌与万古霉素耐药有关的vanA、vanB、vanC、vanD基因。检测抗菌药物耐药基因的方法主要有：PCR、PCR-RFLP分析、PCR-SSCP分析、PCR-线性探针分析、生物芯片技术、自动DNA测序等方法。

第三节 病原性球菌检验

球菌分布广泛，种类繁多。对人致病的球菌称为病原性球菌，因临床上通常引起机体化脓性感染，故又称化脓性球菌。根据革兰染色性的不同，分为革兰阳性球菌和革兰阴性球菌两类。前者主要包括葡萄球菌属、链球菌属及肠球菌属等；后者主要包括奈瑟菌属、卡他布兰汉菌等。

一、葡萄球菌属

葡萄球菌属广泛分布于自然界，大多数无致病性，并构成人体的正常菌群。其中少数可引起人和动物的化脓性感染和食物中毒，金黄色葡萄球菌为其中最重要的致病菌，医务人员的带菌率可高达70%，是引起医院感染的重要微生物。

（一）生物学特性

1. 形态与染色

革兰阳性，呈圆球形，直径0.5~1.0μm，无鞭毛和芽孢，某些菌株可形成荚膜。在固体培养基上常呈葡萄状排列（图8-9）；在液体培养基或脓液中可呈单个、成双或短链状排列，少数堆积如葡萄状。当菌体衰老、死亡、被吞噬后或在青霉素的作用下形成L型细菌后可变为革兰染色阴性。

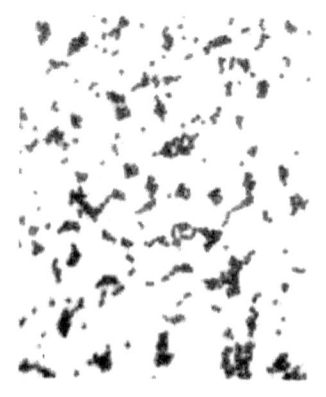

图8-9 葡萄球菌革兰染色镜检形态

2. 培养特性

需氧或兼性厌氧，营养要求不高，最适生长温度为35～37℃，最适pH值为7.4。在20%～30%二氧化碳环境中，有利于毒素的产生。某些菌株耐盐性强，能耐受10%～15%的氯化钠，故可用高盐培养基分离葡萄球菌。葡萄球菌在各种培养基上的生长特点如下：

（1）肉汤培养基：经35℃培养24 h后呈均匀混浊。

（2）普通琼脂平板：经35℃培养24 h后，可形成直径2～3 mm的圆形、凸起、光滑、湿润、边缘整齐的不透明菌落。不同菌株产生不同脂溶性色素，如金黄色、白色和柠檬色色素。

（3）血琼脂平板：菌落较大，多数致病性葡萄球菌能产生溶血毒素，使菌落周围红细胞溶解而形成透明的溶血环即β溶血环，非致病性葡萄球菌无此现象。

（4）高盐甘露醇平板：为葡萄球菌的选择性培养基。致病性葡萄球菌能分解甘露醇形成淡橙黄色菌落。

（5）高盐卵黄平板：致病性葡萄球菌可产生卵磷脂酶，使菌落周围形成白色沉淀圈。

3. 生化反应

触酶阳性，据此可与链球菌区别。多数菌株能分解葡萄糖、麦芽糖和蔗糖，产酸不产气。致病菌株甘露醇发酵阳性，耐热DNA酶阳性，凝固酶试验多为阳性，但有些凝固酶阴性的菌株也可致病。

4. 抗原结构

（1）蛋白抗原：为完全抗原，有种属特异性，无形特异性。主要为存在于细胞壁上的葡萄球菌A蛋白（SPA）。SPA的意义主要有：①具有抗吞噬、促细胞分裂、引起超敏反应和损伤血小板等作用，与致病有关。②能与IgG分子的Fc段结合，而IgG分子的Fab段仍能与相应抗原特异性结合，据此可开展协同凝集试验来检测多种微生物抗原。

（2）多糖抗原：为半抗原，具有型特异性，可用于葡萄球菌分型。

5. 分类

葡萄球菌属于微球菌科。葡萄球菌目前有35个种及17个亚种。主要有以下几种分类方法。

（1）根据色素和生化反应等可分为金黄色葡萄球菌、表皮葡萄球菌及腐生葡萄球菌。

（2）根据噬菌体分型，金黄色葡萄球菌可分为5个噬菌体群和26个型。

（3）根据产生的凝固酶可分为凝固酶阳性和凝固酶阴性（CNS）两大类。凝固酶阳性主要包括金黄色葡萄球菌、中间型葡萄球菌和猪葡萄球菌。凝固酶阴性主要包括表皮葡萄球菌和腐生葡萄球菌等。

6. 抵抗力

葡萄球菌是抵抗力最强的无芽孢细菌。耐盐、耐热、耐干燥。加热60℃ 1 h或80℃ 30 min才能被杀灭；在干燥的脓、痰、血中能存活2～3个月。对碱性染料、消毒剂、多种抗生素敏感。在5%苯酚、0.1%升汞溶液中10～15 min后死亡；1：10万～1：20万甲紫溶液可抑制其生长；由于近年来抗生素的广泛使用，耐药菌株逐年增多，尤其是耐甲氧西林金黄色葡萄球菌（MRSA）已经成为医院感染最常见的致病菌。

（二）临床意义

1. 致病物质

（1）血浆凝固酶：是一种能使经过枸橼酸钠或肝素抗凝的人或家兔的血浆发生凝固的酶，凝固物沉积在菌体表面，从而保护病原菌不被吞噬或免受抗体等作用，大多数致病性葡萄球菌能产生此酶，因此，凝固酶是鉴别葡萄球菌是否具有致病性的重要指标。

（2）耐热核酸酶：耐热，100℃ 15 min不被破坏，能水解DNA和RNA，具有免疫原性。

（3）溶血毒素：多数致病性葡萄球菌能产生溶血毒素，能溶解人和多种动物的红细胞。对人类有致病作用的主要是α溶血毒素，对白细胞、血小板及多种组织细胞有毒性作用，能使局部小血管收缩，导致局部缺血和坏死。

（4）肠毒素：金黄色葡萄球菌的某些溶血菌株能产生一种引起急性胃肠炎的肠毒素。此种菌株污染牛奶、肉类、鱼虾、糕点等食物后，在室温（20℃以上）下经8～10 h能产生大量毒素，人摄食该菌污染的食物2～3 h后可引起中毒症状，表现为急性胃肠炎。按等电点和免疫原性等不同，目前发现肠毒素有 A、B、C_1、C_2、C_3、D、E、G 和 H 等 9 个血清型，均能引起食物中毒。以 A、D 型多见，B、C 型次之。

肠毒素是一种可溶性蛋白质，耐热，100℃煮沸 30 min 不被破坏，主要作用于肠壁，能够抵抗胃肠液中蛋白酶的水解作用，并通过传入神经到达呕吐中枢而引起呕吐，可引起人、猫、猴急性胃肠炎。

（5）杀白细胞素：大多数致病性葡萄球菌能产生，是具有免疫原性，不耐热的蛋白质，能通过细菌滤器。只损伤中性粒细胞和巨噬细胞，导致中毒性炎症反应以及组织坏死等病变。杀白细胞素抗体能阻止葡萄球菌感染的复发。

（6）表皮剥脱毒素：又称表皮溶解毒素，约有 50% 的金黄色葡萄球菌可产生此毒素，能使表皮内连接细胞层裂开，导致表皮脱落，引起人类烫伤样皮肤综合征，多见于新生儿、幼儿、免疫功能低下或患有代谢缺陷的成人。

（7）毒性休克综合征毒素：引起机体多个器官系统的功能紊乱或毒性休克综合征。

2. 所致致病

（1）侵袭性疾病：主要引起化脓性炎症。

①局部化脓性炎症：如毛囊炎、疖、痈、蜂窝组织炎、伤口感染等。由于产生的血浆凝固酶使局部有纤维蛋白的凝固和沉积，限制了细菌向周围扩散，故感染病灶局限化，与周围组织界限明显。

②内脏器官感染：如气管炎、肺炎、脓胸、中耳炎等。

③全身感染：如果原发病灶处理不当，细菌会侵入血流向全身扩散，引起败血症；或转移到肝、肾、脾等器官引起脓毒血症。

（2）毒素性疾病。

①食物中毒：进食含有肠毒素的食物 1～6 h 即可发病，引起胃肠炎。患者以呕吐为主要症状，伴有腹痛、腹泻。发病急，病程短，1～2 天内可恢复。

②烫伤样皮肤综合征：多见于新生儿、幼儿、免疫功能低下或患有代谢缺陷的成人，由表皮剥脱毒素引起。开始皮肤有红斑，1～2 天表皮起皱，出现大疱，最后表皮脱落。

③毒性休克综合征：主要由毒性休克综合征毒素引起。主要表现为高热、低血压、猩红热样皮疹伴脱屑，严重时出现休克。

④假膜性肠炎：本质是一种菌群失调症。长期大量使用抗生素后，造成葡萄球菌肠毒素引起的以腹泻为主的临床症状，排出水样便和黏膜状物。

临床上的致病性葡萄球菌以凝固酶阳性的金黄色葡萄球菌最常见，凝固酶阴性的葡萄球菌近年来成为重要的条件致病菌和免疫受损者的感染菌。表皮葡萄球菌可引起人工瓣膜性心内膜炎、静脉导管炎、血管移植物感染和人工关节感染等，是医院感染的重要病原菌。腐生葡萄球菌主要引起泌尿系统（女性、孕妇）感染、前列腺炎和败血症等的重要病原菌。因此，从输液导管、人工植入组织中分离出表皮葡萄球菌和从脓尿标本中分离出腐生葡萄球菌应为病原菌。

预防葡萄球菌感染应加强食品卫生监督管理，防止葡萄球菌引起的食物中毒。应注意个人卫生，保持皮肤清洁，创伤应及时消毒处理。严格无菌操作，防止医院内交叉感染。合理使用抗生素，选择敏感药物进行治疗，预防耐药菌株的形成。

（一）微生物学检验

1. 标本采集

根据不同病症和体征采集不同的标本，如脓液、伤口分泌物、血液、脑脊液、粪便、呕吐物或剩余食物等。

2. 检验程序（图 8-10）

3. 检验方法

（1）直接镜检：标本直接涂片，革兰染色镜检，见革兰阳性、呈葡萄状排列的球菌，即可初步报告"查见革兰阳性球菌，葡萄状排列，疑为葡萄球菌"。无菌体液如脑脊液和关节穿刺液等，直接涂片检查具有重要价值；其他体液标本查见细菌的同时伴有炎性细胞则也有参考价值。

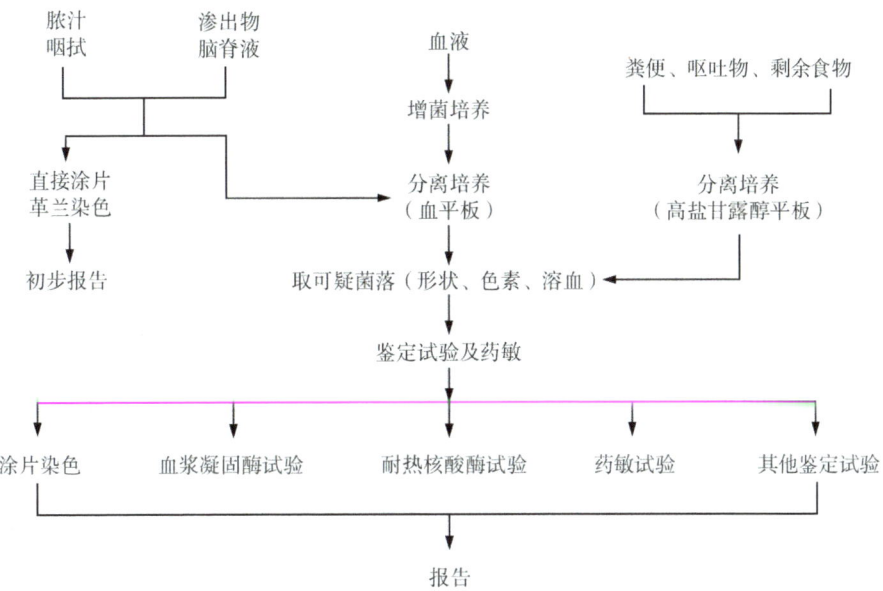

图 8-10 葡萄球菌检验程序

（2）分离培养。

①脓液、脑脊液标本：接种于血平板或含硫酸镁、对氨基苯甲酸的血平板上，经 35℃ 24 h 培养后，观察菌落形态、性状、溶血及色素产生等情况。

②粪便、呕吐物或剩余食物等有污染菌的标本：应接种在高盐甘露醇平板或高盐卵黄平板等选择性培养基上，经 35℃ 24 h 培养后，观察可疑菌落。

③血标本：疑为败血症患者，抽取静脉血 5 mL，注入 50 mL 葡萄糖肉汤增菌培养，迅速摇匀，以防凝固。若患者已接受磺胺类药物或抗生素治疗，需用含有硫酸镁、对氨基苯甲酸的肉汤增菌培养。经 35℃ 24 h 培养后，开始观察有无细菌生长，若有溶血或者均匀混浊及胶冻状生长，则接种到血平板，做进一步鉴定；若无细菌生长，则继续培养，48 h、72 h 后再观察，并移至血平板上确定有无细菌生长。一般增菌可培养 7 天。

经上述分离培养及增菌后生长的菌落，均应涂片革兰染色，如发现革兰阳性球菌则用普通培养基做纯培养，进一步做鉴定试验。如同一性状的菌落较多时，纯培养可省略，可以用同一性状的菌落直接进行鉴定。

（3）鉴定试验：取可疑菌落进行鉴定。

①涂片染色：可见革兰阳性葡萄状排列球菌。

②鉴别试验：

a. 与链球菌鉴别：触酶试验阳性可与链球菌区别。

b. 与微球菌鉴别（表 8-2）

表 8-2 葡萄球菌属与微球菌属的鉴别

鉴定项目	葡萄球菌属	微球菌属
形态、排列	球形、葡萄状	球形、四联状
发酵葡萄糖产酸	+	-
溶葡萄球菌素（200 μg/mL）敏感	+	-
呋喃唑酮（100 μg/片）	S（>15 mm）	R（6~10 mm）
杆菌肽（0.04 U/片）	R	S
甘油-红霉素（0.4 μg/mL）培养基产酸	+	-

c. 葡萄球菌属内种间鉴别（表 8-3）。

表 8-3 葡萄球菌属内种间鉴别

鉴定项目	金黄色葡萄球菌	表皮葡萄球菌	腐生葡萄球菌
色素	金黄色	白色	白色，柠檬色
凝固酶	+	−	−
甘露醇发酵	+	−	−
耐热核酸酶	+	−	−
新生霉素	S	S	R
溶血毒素	+	−	−
SPA	+	−	−

（4）肠毒素的测定：

①生物学试验：采用幼猫腹腔注射（肉汤培养物或呕吐物），4 h 内发生呕吐腹泻和体温升高或死亡现象者，提示金黄色葡萄球菌肠毒素的存在。

②免疫学方法：近年来常用 ELISA 法，在 25 min 内即可完成，肠毒素检出的最小量可至 $10^8\,\mu g/mL$。

金黄色葡萄球菌的鉴定依据：a. 涂片染色镜检为革兰阳性球菌，呈葡萄状排列。b. 血平板上菌落为金黄色，有 β 溶血现象。c. 血浆凝固酶试验阳性。d. 甘露醇发酵试验阳性。e. 耐热核酸酶试验阳性。f. 新生霉素敏感。

二、链球菌属

链球菌种类繁多，广泛分布于水、乳、粪便以及人或动物的口腔、鼻咽部和肠道。对人致病的主要有 A 群链球菌和肺炎链球菌。A 群链球菌主要引起各种化脓性感染、败血症和超敏反应。肺炎链球菌可引起支气管肺炎和大叶性肺炎。

（一）生物学特性

1. 形态与染色

革兰阳性，呈圆形或卵圆形，直径 0.5～1.0 μm，无鞭毛和芽孢，某些菌株在血清肉汤中可形成荚膜。在固体培养基或脓液中可呈单个、成双或短链状排列，易与葡萄球菌葡萄混淆。在液体培养基中呈链状排列，长短不一。肺炎链球菌呈矛头状，尖端相背，钝端相对，有荚膜，常成双排列。

2. 培养特性

需氧或兼性厌氧，少数专性厌氧。营养要求较高，在含有葡萄糖、血清、血液的培养基中生长良好。最适温度为 35～37℃，最适 pH 值为 7.4～7.6。在 5%～10% 二氧化碳环境中生长更好。链球菌在各种培养基中的生长特点如下：

（1）血清肉汤培养基：溶血性菌株呈絮状或颗粒状沉淀生长，菌链较长；不溶血菌株呈均匀混浊生长，菌链较短。

肺炎链球菌在血清肉汤培养基中呈混浊生长，如培养时间过长，可因产生自溶酶而使培养基变澄清，仅管底留有沉淀。

（2）血琼脂平板：经 35℃ 培养 24 h 后，可形成直径 0.5～0.75 mm 灰白色或乳白色、圆形、凸起、光滑、半透明或不透明的细小菌落。不同菌种在菌落周围出现不同的溶血现象。

肺炎链球菌在血平板上经 35℃ 培养 24 h 后，可形成直径 0.5～1.5 mm 灰白色、圆形、扁平、光滑、半透明或不透明的细小菌落，菌落周围有草绿色溶血环，易与甲型链球菌混淆，但肺炎链球菌菌落扁平兼有多数同心环，培养 48 h 后，因产生自溶酶菌落中央塌陷呈脐窝状。

3. 生化反应

触酶阴性，可与葡萄球菌区别。能分解葡萄糖产酸不产气，对其他糖类的分解因菌株不同而异。

A群链球菌对杆菌肽敏感，PYR试验阳性；B群链球菌CAMP试验阳性，可水解马尿酸钠；D群链球菌七叶苷试验阳性；肺炎链球菌分解菊糖，对Optochin（乙基氢化羟基奎宁）敏感，胆汁溶菌阳性，荚膜肿胀试验阳性，可与甲型链球菌相鉴别。

4. 抗原结构

链球菌抗原结构复杂，其主要抗原有：

（1）群特异性抗原：简称C抗原，有群特异性，是细胞壁的多糖成分，是链球菌血清群分类的依据。

（2）型特异性抗原：简称表面抗原，是链球菌细胞壁的蛋白质抗原。位于C抗原的外层，其中又分为M、T、R、S四种抗原。与人类致病性有关的是M抗原，它是A群链球菌的主要致病物质，是引起超敏反应的异嗜性抗原。根据M抗原可将A群链球菌分成80个型。

（3）非特异性抗原：简称P抗原，无特异性，不能用作分类。与葡萄球菌、肺炎链球菌的P抗原有交叉反应。

（4）荚膜多糖抗原：亦称型特异性抗原，存在于肺炎链球菌的荚膜中，有大量多糖多聚体组成。能溶于水，有型特异性，早根据凝集反应、沉淀反应及荚膜肿胀试验作肺炎链球菌的分型。目前，肺炎链球菌至少有85个血清型。

5. 分类

链球菌的分类方法很多，主要有以下几种：

（1）根据溶血能力分类：

①甲型（α）溶血性链球菌：通称草绿色链球菌，灰白色、针尖状菌落，在菌落周围有1～2mm宽的草绿色溶血环（α溶血环）。草绿色溶血环是由于细菌产生了过氧化氢，使血红蛋白氧化为正铁血红素所致，而不是溶血素的作用。甲型链球菌多为条件致病菌。

②乙型（β）溶血性链球菌：通称溶血性链球菌，灰白色小菌落，在菌落周围有2～4mm宽的透明溶血环（β溶血环）。主要是此菌产生溶血素导致红细胞完全溶解。乙型链球菌致病力最强。

③丙型（γ）链球菌：通称不溶血性链球菌，灰白色小菌落，在菌落周围无溶血环（γ溶血）。丙型链球菌一般无致病性。

（2）根据抗原结构分类：Lancefield根据群特异性抗原的不同，将乙型溶血性链球菌分为A～V共20个群，对人致病的90%为A群（化脓性链球菌）。

6. 抵抗力

本属细菌抵抗力不强。对各种常用的消毒剂敏感，一般加热60℃ 30 min即可被杀灭。在干燥的痰中能存活数周。对金霉素、青霉素、红霉素和磺胺类药物敏感，但也存在耐药菌株。

（二）临床意义

1. 致病物质

致病性链球菌对人具有较强的侵袭力，这与其产生的多种毒素和酶有关。

（1）M蛋白：是A群链球菌的主要致病物质。有抗吞噬和抗杀菌物质的作用，还与心肌、肾小球基底膜有共同抗原成分，可引起超敏反应。

（2）溶血毒素：由A群链球菌产生。有溶解红细胞，破坏白细胞、血小板及毒害心脏的作用，主要有溶血素O（SLO）和溶血素S（SLS）两种。

①SLO：耐热，对氧敏感，易被氧化而失去溶血能力。免疫原性强，感染后2～3周即可产生抗SLO抗体（抗O抗体），可持续数月至数年。检测血清中的抗O抗体可辅助诊断链球菌引起的风湿热、肾小球肾炎等超敏反应性疾病。

②SLS：对热和酸敏感，对氧稳定，免疫原性弱。血平板上菌落周围的β溶血环是SLS所致。

（3）致热外毒素：曾称红疹毒素，由A群链球菌产生。可引起发热、红疹和全身不适等，称为猩红热。

（4）侵袭性酶：透明质酸酶能分解结缔组织间的透明质酸；链道酶（链球菌DNA酶）能分解脓液中具有高度黏性的DNA，使脓液稀薄；链激酶（链球菌溶纤维蛋白酶）使血块溶解或阻止血浆凝固；胶原酶能水解肌肉和皮下组织中的胶原蛋白纤维。上述酶的作用均有利于细菌在机体内扩散。

（5）荚膜：是肺炎链球菌重要致病因素。

2. 所致致病

（1）A群链球菌：主要引起化脓性炎症、中毒性和超敏反应等疾病。

①局部化脓性炎症：由伤口侵入，引起皮肤及皮下组织化脓性感染，如疖、痈、蜂窝组织炎、丹毒等。经呼吸道侵入，常伴有扁桃体炎、咽炎、脓胸、中耳炎等。由于溶血性链球菌产生 多种侵袭性酶有利于细菌在机体内扩散，故感染的特点为脓液稀薄带血性，病灶周围界限不清，有明显扩散的倾向。

②全身感染：溶血性链球菌可沿淋巴管或血液扩散，引起淋巴管炎、淋巴结炎和菌血症等。

③毒素性疾病：猩红热是一种小儿急性呼吸道传染病，临床表现为发热、咽炎、全身弥散性红色皮疹。

④超敏反应性疾病：急性肾小球肾炎和风湿热。发病原主要与A群链球菌感染后引起Ⅱ、Ⅲ型超敏反应有关。

（2）B群链球菌：又称无乳链球菌，是鼻咽部、肠道、泌尿生殖道的正常菌群，是引起牛乳腺炎的病原菌，近年来发现是新生儿败血症和脑膜炎的主要病原菌，也可引起成人尿路感染，偶致败血症。

（3）C群链球菌：咽喉部正常菌群，偶可引起菌血症、心内膜炎、脑膜炎和呼吸泌尿生殖道感染。

（4）肺炎链球菌：可引起大叶性肺炎或支气管肺炎、心内膜炎、中耳炎、败血症等。

（5）甲型链球菌：为口腔和鼻咽部正常菌群，可因拔牙等原因进入血流，引起亚急性细菌性心内膜炎。

预防链球菌感染应注意空气、牛乳、器械等的消毒。早期彻底治疗咽炎、扁桃体炎，防止大叶性肺炎、风湿热、急性肾小球肾炎或亚急性细菌性心内膜炎等疾病的发生。治疗可采用胺类药物和抗生素。

（三）微生物学检验

1. 标本采集

根据临床上不同疾病类型，采集不同的标本，如脓液、咽拭子、炎性分泌物、血液、脑脊液、痰液及尿液等。

2. 检验程序（图8-11）

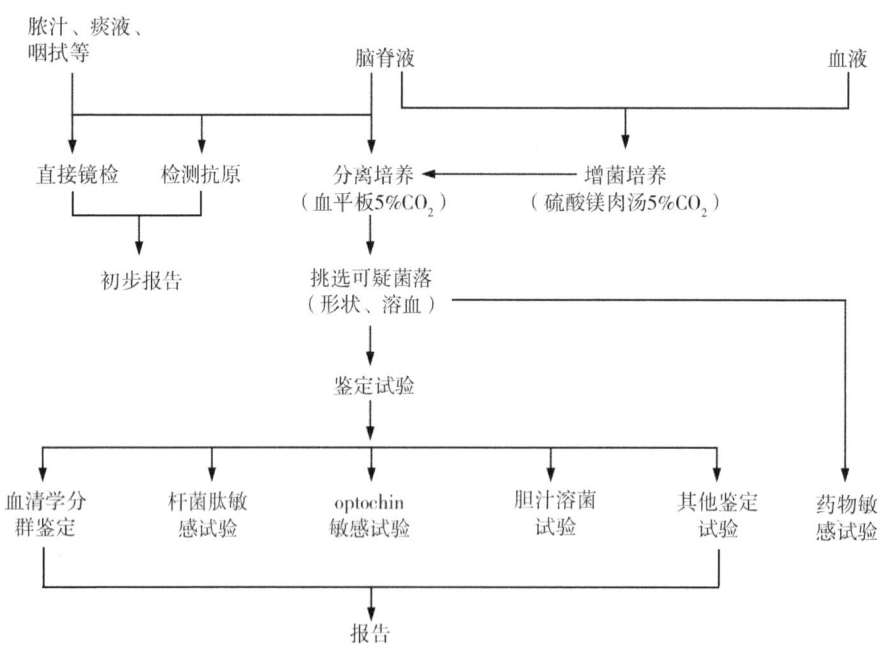

图8-11 链球菌检验程序

3. 检验方法

（1）直接镜检：将脓液、脑脊液的离心沉淀物等标本直接涂片，革兰染色镜检，如见革兰阳性链状排列的球菌，或见革兰阳性矛头状双球菌，有肥厚荚膜，即可做出初步报告。

（2）分离培养

分离培养：

①脓液、咽拭子：可接种于血平板，35℃24 h培养后，观察菌落特征和溶血情况。

②血液标本：先进行增菌培养，如增菌液发生上层溶血，下层沉淀生长；出现溶血或呈均匀混浊或有绿色荧光等现象，可进一步转种血平板进行分离培养。经培养7天后，仍无细菌生长者，报告为阴性。疑为草绿色链球菌引起的亚急性细菌性心内膜炎标本，应延长至4周。

（3）鉴定试验：取可疑菌落进行鉴定。

①革兰染色镜检：可见革兰阳性链状排列的球菌。

②鉴别试验：

a. 与葡萄球菌属鉴别：触酶试验阴性。

b. 与肠球菌属鉴别（表8-4）。

表8-4 链球菌属与肠球菌属的鉴别

菌属	PYR	6.5%NaCl生长	45°生长
链球菌属	-	-	-
肠球菌属	+	+	+

③β溶血性链球菌的鉴定：根据Lancefield分群的要求提取各菌落的群特异性抗原，与相应的分群血清进行凝集试验。与B群抗血清凝集的为无乳链球菌，与F群凝集并且菌落直径小于0.5 mm的为米勒链球菌，与A、C、G群抗血清凝集的不能确定种类，还需根据菌落大小和生化反应进一步鉴定（表8-5）。

表8-5 β溶血性链球菌鉴定

菌种名	Lancefield抗原群	菌落（mm）	杆菌肽	PYR	VP	CAMP	BGUR
化脓链球菌	A	> 0.5	S	+	-	-	-
米勒链球菌	A	< 0.5	S	-	+	-	-
无乳链球菌	B		R	-	-	+	
马链球菌	C	> 0.5	R	-	-	-	+
米勒链球菌	C	< 0.5	R	-	+	-	-
米勒链球菌	F	< 0.5	R	-	+	-	-
似马链球菌	G	> 0.5	R	-	-	-	+
米勒链球菌	G	< 0.5	R	-	+	-	-
米勒链球菌	未定群	< 0.5	R	-	+	-	-

④α溶血性链球菌的鉴定（表8-6）。

表8-6 α溶血性链球菌的鉴定

菌种	α溶血	Optochin敏感	胆汁溶菌	胆汁七叶苷
肺炎链球菌	+	+	+	-
甲型溶血性链球菌	+	-	-	-
D群链球菌	+/-	-	-	-

⑤肺炎链球菌与甲型链球菌的鉴别（表8-7）。

表8-7 肺炎链球菌与甲型链球菌的鉴别

	形态	菌落	血清肉汤	盐水	胆汁溶菌	菊糖发酵	Optochin敏感	小白鼠毒力
肺炎链球菌	矛头状、成双有荚膜	稍大、扁平脐窝状	均匀混浊	均匀	+	+	+	+
甲型链球菌	圆形、链状无荚膜	较小、圆形凸起	沉淀生长	自凝	-	-	-	-

⑥甲型溶血性链球菌种间鉴定（表8-8）。

表8-8 甲型溶血性链球菌种间鉴定

菌群	VP	脲酶	精氨酸	七叶苷	甘露醇	山梨醇
缓症链球菌群	-	-	-	-	-	-
咽颊炎链球菌	+	-	+	+	-	-
变异链球菌群	+	-	-	+	+	+
唾液链球菌群	+	d	-	+	-	-

（4）抗链"O"试验：是毒素和抗毒素的中和试验。本试验是测定患者血清中抗链球菌溶血素"O"抗体的效价，作为风湿性关节炎、急性肾小球肾炎等疾病的辅助诊断。效价大于400单位或逐步升高即有诊断意义。

鉴定依据：

①乙型溶血性链球菌：a. 血平板上呈β溶血。b. A群链球菌杆菌肽敏感。c. B群链球菌杆菌肽耐药，CAMP试验及马尿酸钠水解试验阳性。

②甲型溶血性链球菌：a. 血平板上呈α溶血。b. 杆菌肽敏感试验耐药、胆汁七叶苷试验、CAMP试验及6.5% NaCl生长试验均阴性。c. 菊糖发酵试验、胆汁溶菌试及Optochin敏感试验均匀阴性。

③肺炎链球菌：a. 革兰阳性矛头状成双排列球菌，有荚膜。b. 光滑湿润扁平小菌落，草绿色溶血环，培养稍久呈脐窝状。c. 菊糖发酵试验、胆汁溶菌试及Optochin敏感试验阳性。

三、肠球菌属

肠球菌是人类肠道中的正常菌群，在某些条件下可引起败血症、尿路感染、心内膜炎和伤口感染等。在革兰阳性球菌中是仅次于葡萄球菌的重要医院内感染病原菌。

（一）生物学特性

1. 形态与染色

革兰阳性，呈圆形或卵圆形，直径 0.5～1.0μm，单个、成双或短链状排列，无鞭毛和芽孢，少数有荚膜。

2. 培养特性

需氧或兼性厌氧，营养要求较高。最适温度为35℃，在10℃和45℃均可生长。血琼脂平板上，经35℃培养24 h，形成直径为1～2 mm灰白色、圆形、光滑、不透明的菌落。不同菌株可表现为α溶血或γ溶血。在普通平板和麦康凯平板上可见小菌落生长。在液体培养基中，呈混浊生长。在高盐（6.5%NaCl）、高碱（pH值9.6）、高胆汁（40%）培养基上能生长，此点可与链球菌鉴别。

3. 生化反应

触酶阴性，胆汁七叶苷试验阳性，6.5% NaCl中可生长。多数菌种具有吡咯烷酮芳基酰胺酶，能水解吡咯烷酮β萘基酰胺（PYR）。

4. 分类

本菌属于链球菌科。在Lancefield血清学分类上属于D群。据16SrRNA序列分析和核酸杂交等，证实肠球菌已有21个种，分成五群，临床标本分离的肠球菌多属于Ⅱ群。分离率最高的是粪肠球菌，其次是屎肠球菌。

（二）临床意义

肠球菌含有多种潜在性毒力因素，主要引起医院感染。最常见的是尿路感染，多与尿路器械操作、留置导尿管和患者尿路结构异常有关；其次是腹部、盆腔等部位的创伤和外科术后感染。肠球菌亦是引起老年患者和严重基础疾患败血症的常见病原菌。

近年来大多数肠球菌对青霉素族抗生素已呈现不同程度耐药，对庆大霉素呈高度耐药的菌株逐年增多，并已出现耐万古霉素菌株，使肠球菌所致的重症感染治疗已成为临床棘手的问题之一。

治疗肠球菌感染，一般采用β内酰胺类和氨基糖苷类联合治疗。如果氨基糖苷类高水平耐药，则此联合治疗不会产生协同效应，必要时改用万古霉素或替考拉宁。

（三）微生物学检验

1. 标本采集

根据临床上不同疾病类型，采集不同的标本，如血液、尿液、脓性分泌物等。

2. 检验程序（图8-12）

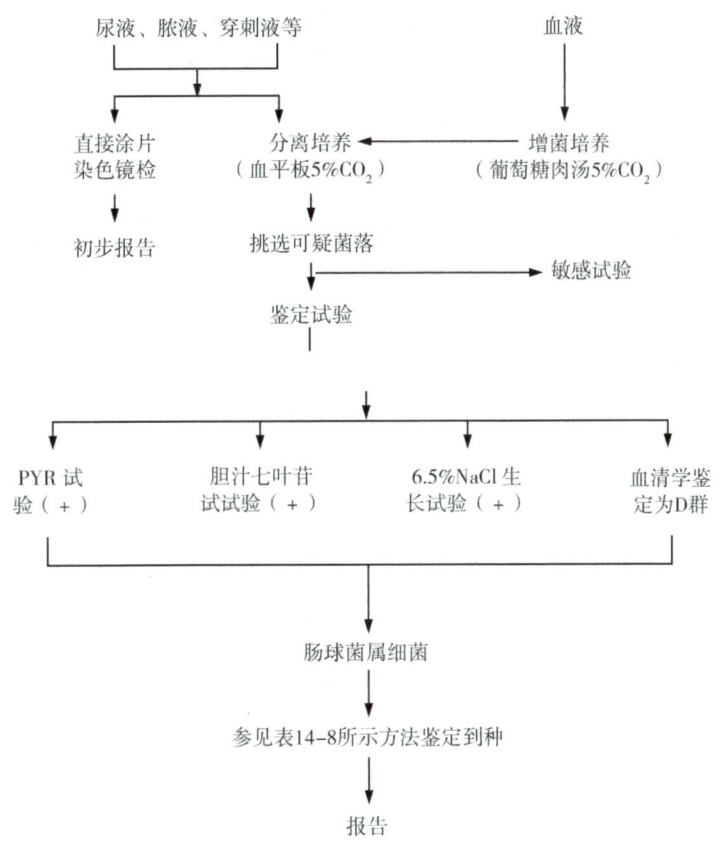

图8-12 肠球菌检验程序

3. 检验方法

（1）直接镜检：直接涂片，革兰染色镜检，如见单个、成双或短链状排列的革兰阳性球菌。可做出初步报告。

（2）分离培养。

①脓液、创伤和尿液标本：可直接接种于血平板或选择性培养基（叠氮钠胆汁七叶苷平板）、麦康

凯平板。

②血液、脑脊液标本：可先进行增菌培养，24 h 后，如发生混浊生长现象，可进一步转种血平板进行分离培养。如无变化，培养至 7 天。

（3）鉴定试验：取可疑菌落进行鉴定。

①革兰染色镜检：可见革兰阳性单个、成双或短链状排列的球菌。

②鉴别试验：

a. 与葡萄球菌属鉴别：触酶试验阴性。

b. 与链球菌属鉴别：参见链球菌属。

c. 肠球菌属的种间鉴别（表 8-9）。

表 8-9 常见肠球菌属种间鉴别

	山梨醇	阿拉伯糖	丙酮酸盐
粪肠球菌	+	−	+
屎肠球菌	−	+	−

四、奈瑟菌属

奈瑟菌属是一群专性需氧革兰阴性球菌。其共同特点是：革兰阴性，球形，成双排列；触酶和氧化酶阳性。其中对人致病的主要有脑膜炎奈瑟菌和淋病奈瑟菌，引起流行性脑脊髓膜炎和淋病。其他多为腐生菌，可寄生在人体的鼻咽腔等部位，一般不致病。奈瑟菌属常见菌种的生物学性状（表 8-10）。

表 8-10 常见的奈瑟菌和卡他莫拉菌的鉴定

| | MTM, -ML, NYC 培养基 | 30% H_2O_2 试验 | 营养琼脂35℃ | 巧克力血平板22℃ | 分解产酸 | | | | | 硝酸盐还原 | 亚硝酸盐还原 | 多糖合成 | DNA酶 | 三丁精水解 |
					葡萄糖	麦芽糖	乳糖	蔗糖	果糖					
脑膜炎奈瑟菌	+	−	V	−	+	+	−	−	−	−	V	−	−	−
淋病奈瑟菌	+	+	−	−	+	−	−	−	−	−	−	−	−	−
嗜乳奈瑟菌	+	−	+	V	+	+	+	−	−	−	V	−	−	−
灰色奈瑟菌	V	−	+	−	−	−	−	−	−	−	V	−	−	−
多糖奈瑟菌	V	−	+	+	+	+	−	V	−	−	−	−	−	−
微黄奈瑟菌	V	−	+	+	+	+	−	V	V	−	+	V	−	−
干燥奈瑟菌	−	−	+	+	+	+	−	+	+	−	+	+	−	−
黏液奈瑟菌	−	−	+	+	+	+	−	+	+	−	+	+	−	−
变黄奈瑟菌	−	−	+	+	+	+	−	+	+	−	V	+	−	−
长奈瑟菌	−	−	+	+	−	−	−	−	−	−	+	−	−	−
卡他莫拉菌	V	−	+	+	−	−	−	−	−	+	+	−	+	+

（一）脑膜炎奈瑟菌

脑膜炎奈瑟菌简称脑膜炎球菌，是流行性脑脊髓膜炎（流脑）的病原体。人类是脑膜炎奈瑟菌的唯一宿主，可定植在人类的鼻咽部黏膜上。

1. 生物学特性

（1）形态与染色：革兰阴性，呈肾形或咖啡豆形，凹面相对，成双排列，直径 0.6～1.0μm，在脑脊液中，本菌常位于中性粒细胞内。无芽孢，无鞭毛，从患者体内新分离的菌株有荚膜和菌毛。

（2）培养特性：本菌为专性需氧菌，初次分离需要在5%～10%二氧化碳环境下才能生长良好，并要保持一定湿度（50%）。对温度要求严格，低于30℃或高于40℃则不长。最适生长温度为35℃，最适pH值为7.5。营养要求较高，必须在含有血液、血清或卵黄的培养基中才能生长良好。培养时间过长，因产生自溶酶而自溶死亡。

①在巧克力色平板或血琼脂平板上：菌落为灰白色、半透明、凸起、光滑似露珠，不溶血，直径为1～2mm左右。

②在卵黄双抗（EPV）平板上：菌落无色较大、易乳化，质地呈奶油状。由于含多粘菌素B和万古霉素，可抑制鼻咽部杂菌作用，利用本菌的检出。因菌落色泽与背景反差小，可加入氯化三苯四氮唑，使菌落边缘呈红色，更利于细菌的检出。

③在血清肉汤中：呈混浊生长，若培养时间过长，可因产生自溶酶而发生自溶现象。

（3）生化反应：氧化酶、触酶试验阳性，只分解葡萄糖和麦芽糖产酸不产气，一般不分解其他糖。

（4）抗原结构及分类

①荚膜多糖抗原：有群特异性，可将本菌分为A、B、C、D、X、Y、Z、29E、W135、H、I、K、L等13个血清群，我国流行的菌株以A群为主，95%以上病例由它引起。

②外膜蛋白抗原和脂多糖抗原：有型特异性，可将脑膜炎奈瑟菌分为L1～L12型，我国流行的是A群L10型。

（5）抵抗力：对外界抵抗力极低。对干燥、寒冷、湿热、消毒剂均很敏感。室温中仅存活3h，55℃ 5min即死亡。青霉素敏感。

2. 临床意义

（1）致病物质。

①荚膜：可抵抗吞噬细胞的吞噬作用，增强细菌的致病性。

②菌毛：介导细菌黏附在宿主易感细胞表面，有助于细菌进一步侵入机体。

③内毒素：是主要的致病物质，作用于小血管或毛细血管，引起血栓、出血，表现为患者皮肤出血性皮疹或瘀斑；作用于肾上腺，引起肾上腺出血。

（2）所致致病：脑膜炎奈瑟菌常寄生于人的鼻咽部，细菌通过飞沫经呼吸道传播，大部分感染者仅表现为上呼吸道感染，成为带菌者；少数可发展为菌血症或败血症，患者出现恶寒、发热、恶心、呕吐，皮肤上有出血性皮疹；最后发展成化脓性脑脊髓膜炎，出现头痛、喷射状呕吐、颈项强直等脑膜刺激征。儿童免疫力弱，感染后发病率较高。6个月内的婴儿因有母体抗体，患病很少。

对患者要早发现、早隔离、早治疗。我国已经广泛开展应用混合多糖疫苗对儿童进行特异性预防，保护率90%以上。治疗首选药物为青霉素G，过敏患者可用红霉素、氯霉素和三代头孢菌素作为替代药物。

3. 微生物学检验

标本采集：根据临床症状和体征采集不同的标本，如鼻咽分泌物、脑脊液、血液、瘀点穿刺液等，由于本菌能产生自溶酶且低温和干燥敏感，故标本采集后应注意保温、保湿并及时送检或床边接种。标本不宜放冰箱保存，接种时培养基要预温。

4. 检验程序

检验程序见（图8-13）。

5. 检验方法

1）直接镜检：取脑脊液沉淀物涂片或瘀斑、组织液印片，若发现在白细胞内、外有典型肾形的革兰阴性双球菌，可初步报告"查见革兰阴性双球菌，疑似脑膜炎奈瑟菌"。

2）分离培养

脑脊液、瘀点组织液或血液标本经增菌培养后，转种在经35℃预温的巧克力琼脂或羊血琼脂平板；鼻咽拭子接种在选择性培养基上如卵黄双抗平板、MTM、NCY、ML等培养基；置5%～10% CO_2 环境中，经培养18～24h后，挑取可疑菌落，用生理盐水检查无自凝现象，即可做纯培养，进一步鉴定。

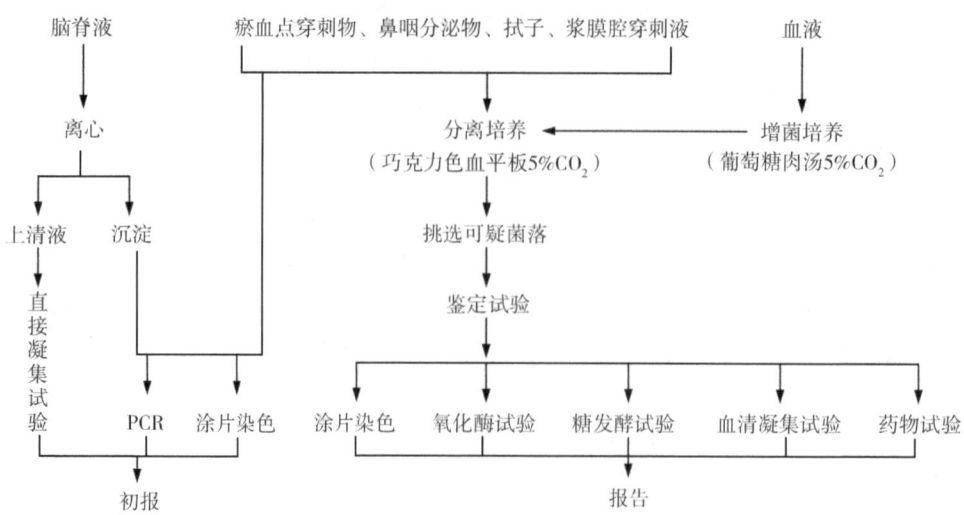

图8-13 脑膜炎奈瑟菌检验程序

3）鉴定试验
（1）革兰染色镜检：可见革兰阴性双球菌。
（2）鉴别试验：
①奈瑟菌属与其他相似菌属的鉴别（表8-11）。

表8-11 奈瑟菌属与其他相似菌属的鉴别

菌属	形态	菌落特征	氧化酶	触酶	葡萄糖产酸	硝酸盐还原
奈瑟菌属	球形	灰白色湿润	+	+	+	-
莫拉菌属	球杆状	灰白色湿润	+	+	-	-
不动杆菌属	球杆状	灰白色湿润	-	+	+	-
金氏杆菌属	球杆状	米黄色或灰棕色，湿润	+	-	+	+

②与卡他莫拉菌鉴别：卡他莫拉菌营养要求不高，在普通培养基上20℃即可生长，借此可与脑膜炎奈瑟菌鉴别。奈瑟菌与卡他莫拉菌的鉴别（表8-12）。

表8-12 奈瑟菌与卡他莫拉菌的鉴别要点

菌名	菌落特征	荚膜	自凝	DNA酶	葡萄糖产酸	硝酸盐还原
奈瑟菌	灰白色、湿润、边缘整齐	+	-	-	+	-
卡他莫拉菌	灰白色或红裳色、干燥、边缘不整齐、有特殊手感	-	+	+	-	+

（3）奈瑟菌属内种的鉴别（表8-10）。
（4）血清学试验：荚膜多糖抗原直接凝集试验阳性。用脑膜炎奈瑟菌群抗体血清与待检菌进行直接凝集试验，再用单价血清鉴定型别。
（5）快速诊断方法：目前常用的方法有荧光抗体法、对流免疫电泳、SPA协同凝集试验和ELISA等。
鉴定依据：①革兰阴性肾形成双排列球菌。②巧克力血平板菌落特征典型，普通培养基不生长（10% CO_2下24h），盐水无自凝现象。③分解葡萄糖和麦芽糖，触酶和氧化酶试验阳性。④血清学试验鉴定与分型。

（二）淋病奈瑟菌

淋病奈瑟菌简称淋球菌，是人类淋病的病原体。主要引起人类泌尿系统急、慢性化脓性感染，人类是唯一的天然宿主。淋病是目前世界上发病率最高的性传播疾病。

1. 生物学特性

（1）形态与染色：形态与脑膜炎奈瑟菌极为相似。在急性患者脓液中，本菌常位于中性粒细胞内，慢性淋病多在中性粒细胞外。无芽孢，无鞭毛，从患者体内新分离菌株有荚膜和菌毛。

（2）培养特性：本菌为专性需氧菌，初次分离需要在二氧化碳环境下良好生长。低于30℃不能生长，最适生长温度为35℃，高于36.5℃时不生长，最适pH值为7.5。营养要求较高，常用血琼脂平板、巧克力平板、EPV平板或含有万古霉素、多粘菌素及制霉菌素的专用选择性培养基（TM、MT、ML、NYC）培养。

①在巧克力平板或血琼脂平板上：形成灰白色圆形、凸起、光滑、半透明菌落，直径为0.5～1 mm，触之有黏性。若继续培养，菌落面积增大，表面变得粗糙，边缘出现皱缩。T_1和T_2型菌落小而致密，有菌毛有毒力；T_3、T_4、T_5型菌落较大颗粒状，无菌毛无毒力。

②血清肉汤中：T_1和T_2型呈凝聚沉淀生长，T_3、T_4、T_5型混浊生长。

（3）生化反应：触酶、氧化酶试验阳性，只分解葡萄糖产酸不产气，不分解麦芽糖（常借此与脑膜炎奈瑟菌相鉴别）、乳糖和蔗糖。

（4）抗原结构：主要有菌毛蛋白抗原，脂多糖抗原和外膜蛋白抗原。

（5）分类：可根据外膜蛋白抗原将本菌分为A、B、C、D等16个血清型，在流行病学调查上有重要意义。

（6）抵抗力：对外界抵抗力极低，对干燥、寒冷、湿热和常用消毒剂均敏感。大多数对青霉素、磺胺、土霉素、红霉素和氯霉素均敏感，但易耐药。

2. 临床意义

（1）致病物质：主要有菌毛、荚膜、外膜蛋白、IgA，蛋白酶、内毒素。

（2）所致致病：人类是唯一宿主和传染源。主要通过性接触传播，也可通过毛巾、浴缸间接接触传播和母婴传播，引起下列疾病：

①泌尿生殖道炎症：单纯性淋病，表现为尿频、尿急、尿痛，尿道口有脓性分泌物，子宫颈红肿、阴道分泌物增多和排尿困难。

②盆腔炎：表现为子宫内膜、输卵管、盆腔的淋菌性炎症。

③口咽部及肛门直肠淋病。

④淋病性眼结膜炎：发生于新生儿经产道感染，眼部出现大量脓性分泌物。

⑤播散性淋病：常见于补体（C_7、C_8、C_9）成分缺陷者，表现为菌血症、皮肤损害和关节炎症，少量患者可致化脓性关节炎和脑膜炎。

预防淋病应加强卫生宣传教育工作，彻底治疗患者，治疗首选药物为青霉素。新生儿用1%硝酸银滴眼，可预防新生儿淋病性眼结膜炎的发生。

（三）微生物学检验

1. 标本采集

根据临床症状和病史采集不同的标本：脓性分泌物、尿道拭子、宫颈口分泌物、结膜分泌物。男性可从尿道、前列腺、精囊等取，用特制的棉拭子深入尿道2 cm取尿道内膜分泌物，要求采到柱状上皮细胞阳性率高；女性可从尿道、子宫颈部、巴氏腺等取分泌物，用无菌棉拭子用盐水浸润再拧干后，在宫颈内0.5 cm处转一圈，采取宫颈分泌物。

上述各部位检材，为避免或减少污染，采样时应用无菌盐水清洗局部，取材后应立即送检，最好床边接种，立即培养。如远距离送检，需接种TM后运送或采用专门的运送培养基，冬季要保温。

2. 检验程序（图8-14）

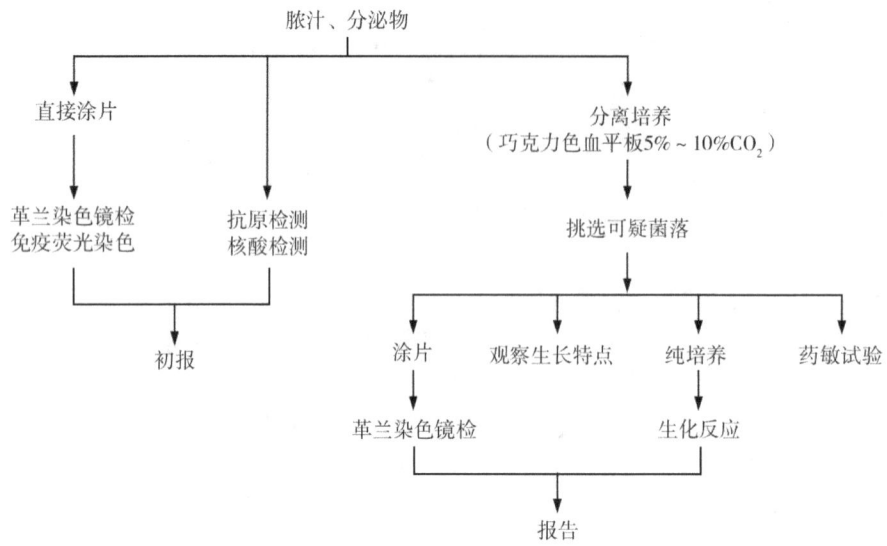

图8-14 淋病奈瑟菌检验程序

3. 检验方法

（1）直接镜检：取脓性分泌物做直接涂片染色镜检，若发现在中性粒细胞内、外有典型肾形的革兰阴性双球菌，具有初步诊断价值。

（2）分离培养：细菌培养仍是目前世界卫生组织推荐的筛选淋病患者的唯一可靠方法。采集的标本应及时接种在预温的巧克力平板或TM培养基上，置于5%～10%二氧化碳环境中，经35℃ 36～48 h后，取小而透明似水滴状、无色素易乳化菌落进一步鉴定。

（3）鉴定试验

①革兰染色镜检：可见革兰阴性双球菌。

②与脑膜炎奈瑟菌和卡他莫拉菌鉴别：见表8-10。

（3）血清学试验：用协同凝集试验、直接荧光免疫显微技术可检测标本中的抗原，以诊断淋病奈瑟菌感染。ELISA法简单、快速、敏感性和特异性与细菌培养结果相似，是一种有用的筛选试验。

（4）分子生物学方法：核酸探针杂交技术或核酸扩增技术检测淋病奈瑟菌，用于快速诊断和流行病学调查。

鉴定依据：①革兰阴性肾形成双排列球菌。②巧克力血平板菌落特征典型，普通培养基不生长。③分解葡萄糖，不分解麦芽糖。氧化酶、触酶和30% H_2O_2 试验阳性。④血清学试验鉴定与分型。

第九章 细胞免疫检验

所有参与免疫应答过程及有关的细胞都称为免疫细胞。担负细胞免疫功能的主要是T细胞，而巨噬细胞、K细胞、NK细胞和B细胞等也参与细胞免疫过程。每一种细胞又执行多方面的生物功能，尤其是T细胞，它可直接杀伤靶细胞，调节细胞和体液免疫功能，并且分泌多种活性因子调节免疫系统和机体其他系统的功能。免疫活性细胞都来自骨髓多能干细胞，主要有两大类，淋巴细胞前身在胸腺内成熟分化的为T细胞（胸腺依赖细胞），在法氏囊或相当器官内成熟分化的为B细胞（囊依赖细胞），按功能或表面标志各分为若干亚群。细胞免疫反应不仅是机体防御反应之一，而且是许多临床疾病的发病机制，参与许多临床疾病的发生、发展及转归等过程。细胞免疫检验是用体内或体外试验测定机体的细胞免疫功能。通过对外周血中各种细胞免疫功能执行细胞及其亚类的分离、计数和功能（包括分泌的多种活性因子）的检测，能够了解到机体的细胞免疫功能状态。对临床认识疾病、治疗疾病、评估预后以及预防有关疾病的发生，均有着极大的指导作用。

此章主要介绍T淋巴细胞花环试验、T淋巴细胞亚群检测、T淋巴细胞转化试验、B细胞功能测定、淋巴细胞毒试验、K细胞和NK细胞活性检测、混合淋巴细胞培养的、微量细胞毒（抗淋巴细胞抗体）试验。

第一节 T细胞花环试验

一、原理

T淋巴细胞表面有天然的绵羊红细胞（SRBC）的受体，可与SRBC形成花环样细胞团。此法用于检测T细胞的数量及判断细胞免疫水平。淋巴细胞与SRBC经37℃短时间共温，低速离心，再置4℃2h以上，形成的花环数代表被检标本中T淋巴细胞的总数，称总花环（EtRFC）；淋巴细胞与SRBC按1∶8～1∶20比例混合，37℃短时间温育后立即形成的花环称活性花环（EaRFC）。据认为EaRFC能更可靠地反映人T细胞免疫功能，EtRFC形成的能力有明显的温度依赖性，37℃ 30 min后绝大多数SRBC自淋巴细胞上解离下来，少数不解离的，称稳定性花环（EsRFC）。

二、参考值

(1) EtRFC：64.4% ± 6.7%（$\overline{X} \pm s$）。
(2) EaRFC：23.6% ± 3.5%（$\overline{X} \pm s$）。
(3) EsRFC：3.3% ± 2.6%（$\overline{X} \pm s$）。

三、临床应用

1. 有助于细胞免疫缺陷性疾病的诊断和疗效观察

原发性特异性细胞免疫缺陷性疾病如 Digeorge 综合征（胸腺无能综合征）、Nezelof 综合征（胸腺发育不全症）以及原发性细胞和体液免疫同时缺陷性疾病，E 花环值均可明显降低。当用胸腺素等治疗有应答者，E 花环值可增高，特别是 EaRFC 增高更明显。

2. 有利于恶性肿瘤疗效观察及预后判断

一些恶性肿瘤，E 花环值降低，且与病情和疗效有关。有人认为，活性花环较总花环值更能反映临床情况，活性花环值的降低可早于病情恶化（转移或复发）的临床症状和其他检验（如 X 线检验）的结果，而此时 EtRFC 仍属正常。

3. E 花环值降低的其他疾病

（1）某些病毒感染：如麻疹、麻疹脑炎、腮腺炎、流感及带状疱疹等。

（2）自身免疫性疾病：全身性红斑狼疮、皮肌炎等。

（3）放射治疗及应用激素、免疫抑制剂时。

（4）瘤型麻风。

4. E 花环增高的疾病

（1）甲亢和甲状腺炎患者 E 花环值可以增高，病情缓解时可恢复正常。

（2）重症肌无力及移植排斥时 EtRFC 增高。

（3）Es 花环形成细胞增多，亦可见于慢性活动性或慢性迁延性肝炎、急性淋巴细胞性白血病、SLE 等。

第二节　T 淋巴细胞亚群检验

T 细胞有多种表面标志，根据其表面标志和功能不同分成功能各异的 T 细胞亚群。T 细胞表面抗原命名以 CD 为基础统一编号。CD3 代表全部的 T 细胞，CD4 代表 Th/Ti（辅助/诱导）亚群，CD8 代表 Ts/c（抑制/细胞毒性）亚群。利用抗人 T 细胞单克隆抗体检验 T 细胞亚群的方法有多种，如免疫荧光法、SPA 花环法、免疫酶法、酸性 α-醋酸酯酶测定以及流式细胞仪。

一、免疫荧光法

（一）直接免疫荧光法

原理：CD3 抗原存在于全部 T 细胞上，CD4 抗原存在于 Ti/Th 细胞上，CD8 抗原存在 Ts/Tc 细胞上。利用鼠抗人 T 细胞 CD3、CD4、CD8 分子的单克隆抗体，将这些单克隆抗体标记上荧光素（如 FITC），直接与人淋巴细胞抗原结合，在荧光显微镜下观察或用流式细胞仪分析，即可检测出相应的 T 细胞亚群。

（二）间接免疫荧光法

1. 原理

用鼠抗人 T 细胞 CD3、CD4、CD8 分子的单克隆抗体与人淋巴细胞相应抗原结合，再用荧光素标记的兔或羊抗鼠抗体（第二抗体）和结合在 T 细胞膜表面的鼠单克隆抗体结合，在荧光显微镜下观察或用流式细胞仪分析，即可检测出相应的 T 细胞亚群。

2. 参考值

计数 200 个淋巴细胞中阳性细胞百分率。

$CD3^+$ 细胞：$69.40\% \pm 4.86\%$（$\overline{X} \pm s$）。

$CD4^+$ 细胞：$41.17\% \pm 5.28\%$（$\overline{X} \pm s$）。

$CD8^+$ 细胞：$24.58\% \pm 4.02\%$（$\overline{X} \pm s$）。

二、免疫酶法

1. 原理

用抗 CD3、CD4、CD8 的鼠抗人单克隆抗体与淋巴细胞进行反应，洗去未结合的鼠抗人单克隆抗体，再加入酶标记兔或羊抗鼠 Ig 抗体，通过酶催化底物显色，用普通显微镜观察结果，以鉴定相应的 T 细胞亚群。主要有两种：一是过氧化物酶－抗过氧化物酶（PAP）法；二是碱性磷酸酶－抗碱性磷酸酶（APAAP）法。由于体内存在着内源性过氧化物酶，因此，PAP 法存在内源酶干扰的非特异性反应，而 APAAP 法基本不受内源酶的干扰，因此，APAAP 法已成为检测 T 细胞亚群的一种重要手段。

2. 参考值

$CD3^+$：73.56% ± 9.23%（$\bar{X}$ ± s）。

$CD4^+$：40.92% ± 5.97%（$\bar{X}$ ± s）。

$CD4^+/CD8^+$：1.74% ± 0.32（$\bar{X}$ ± s）。

$CD8^+$：29.44% ± 4.30%（$\bar{X}$ ± s）。

三、酸性 α-醋酸酯酶测定

1. 原理

大多数 T 细胞具有酸性 α-醋酸酯酶（ANAE）活性，在弱酸性（pH 值 5.8）环境中能将温育液中的 α-醋酸萘酯水解，产生 α-萘酚，后者与重氮副品红偶联生成不溶性偶氮副品红萘酚，沉着于胞质 ANAE 处，呈现单一的或散在的红色点块或颗粒，显微镜观察结果。酯酶染色方法虽较简单，应用较广泛，但影响因素也较多。该法用于检测总 T 细胞，与 E 花环之间的符合率约为 80%，不能代替 E 花环实验。

2. 参考值

68.1% ± 11.4%（$\bar{X}$ ± s）。

3. 临床应用

（1）T 淋巴细胞各亚群间处于相互制约和相互辅助的平衡之中，任何一方的增加和减少者将影响其他亚群而形成失调。$CD4^+/CD8^+$ 比值更能反映免疫调节变化。

（2）$CD4^+$ 减少：恶性肿瘤，遗传性免疫缺陷，AIDS，应用免疫抑制剂的患者，巨细胞病毒感染。

（3）$CD4^+$ 增高：类风湿性关节炎。

（4）$CD8^+$ 增高：自身免疫病，如 SLE，慢性活动性肝炎，传染性单核细胞增多症，巨细胞病毒感染等。

（5）$CD8^+$ 减少：类风湿性关节炎，Sjogren 综合征，重症肌无力，膜型肾小球肾炎，胰岛素依赖型糖尿病。

（6）$CD4^+/CD8^+$ 比值降低：急性白血病化疗前，再生障碍性贫血，粒细胞减少症，单核细胞增多症，水痘，猩红热，麻疹，血吸虫病，石棉肺，CMV 感染，慢性乙型肝炎，丙型肝炎，银屑病，血小板减少症，恶性肿瘤，异体移植，上呼吸道感染，MDS，AIDS，疟疾，麻风病等。

（7）$CD4^+/CD8^+$ 比值升高：类风湿性关节炎，多发性硬化症，Sjogren 综合征，重症肌无力，膜型肾小球肾炎，心律失常，IgA 肾病，活动期 PM/DM，急性心梗和心衰，自身溶血性贫血，不孕症，硬皮病，活动性特应性皮炎等。

第三节　T 淋巴细胞转化试验

T 淋巴细胞在体外培养过程中受到非特异性有丝分裂原（植物血凝素，即 PHA）或特异性抗原（曾经致敏 T 淋巴细胞的抗原）刺激，可转化为体积较大的母细胞，细胞内核酸和蛋白质合成增加，部分细胞发生分裂，转化为体积较大的母细胞。此种转化能力可反映机体的细胞免疫功能。依据细胞的转化程度测定 T 细胞的免疫功能，称为淋巴细胞转化试验（lymphocyte transformation iest），简称淋转。常用的方法有形态学计数法、3H-TdR 掺入法和 MTT 比色分析法。

一、形态学计数法

1. 原理

在体外将人外周全血或分离的淋巴细胞与 PHA 共同培养一定时间，可使 T 淋巴细胞转化为淋巴母细胞，细胞内出现核仁，并有部分细胞发生有丝分裂现象，取培养液涂片染色与镜检，计数 100～200 个淋巴细胞，计算其转化率。

2. 参考值

正常人 60%±7.6%（$\overline{X}±s$），50% 以下为转化低下。

二、^{3}H-TdR 掺入法

1. 原理

T 淋巴细胞在体外养过程中受到植物血凝素（PHA）刺激，行有丝分裂，当进入 S 期时，细胞合成 DNA 明显增加，在培养液中加入 ^{3}H 标记的 DNA 前身的物质胸腺嘧啶核苷（TdR），可掺入细胞，参与细胞 DNA 合成。用 β-液体闪烁计数器测定细胞内 ^{3}H-TdR 的放射强度（cpm）即可以判定细胞转化增殖的程度。其结果用刺激指数（SI）表示：SI = PHA 刺激孔的 cpm 均值对照孔的 cpm 均值。

2. 参考值

用刺激指数（SI）表示转化水平，大于 2 有意义。每批试验必须设健康对照组。

三、MTT 比色分析法

1. 原理

MTT 为淡黄色的四甲基偶氮唑盐，活细胞特别是增殖细胞通过线粒体能量代谢过程，可以将 MTT 代谢形成蓝紫色的沉积物沉积于细胞内或者细胞周围，且数量与细胞增殖成正比关系。通过比色分析可以准确地反映出增殖细胞的活性。其结果用刺激指数（SI）表示：SI = PHA 刺激孔 A 均值细胞对照孔 A 均值。

2. 临床应用

（1）判断机体细胞免疫状态：①转化率增高 Down 综合征。②转化率低下：细胞免疫缺陷或功能低下者，如运动失调性毛细血管扩张症、霍奇金病、淋巴肉芽肿、SJogren 综合征、淋巴瘤、重症真菌感染、重症结核、瘤型麻风、尿毒症、慢性迁延性肝炎、重症肝硬化等。

（2）观察疾病的疗效，评估预后：恶性肿瘤或慢性白色假丝酵母菌病，经细胞因子或免疫增强剂治疗后，若其转化率可由以往的低值转变为正常，表示有疗效，且预后较好；反之，则预后不良。

（3）寻找迟发型超敏反应的原因：临床上常由于服用某种药物而发生迟发型超敏反应性疾病，为了寻找病因，可将患者外周血淋巴细胞与可疑的药物共同培养，转化率高于对照组，即可判明原因。

（4）可用作器官移植中组织相容性抗原配型，选择器官移植的供体。将供体和受体的淋巴细胞混合培养，转化率越小，组织相容性越好；反之，组织相容性越差。

第四节 B 淋巴细胞功能检验

一、B 淋巴细胞膜表面免疫球蛋白（SmIg）测定

1. 原理

膜表面免疫球蛋白（SmIg）是人类 B 淋巴细胞表面的特异标志之一，能与相应的特异性抗体结合。可用荧光素标记的抗人 Ig 抗体作免疫荧光染色镜检，可求得 SmIg 阳性细胞的百分数。

2. 参考值

SmIg 阳性细胞总数平均 21%（16% ~ 28%）。

3. 临床应用

免疫缺陷（无丙球蛋白血症、联合免疫缺陷）时 SmIg 细胞百分率低，慢性淋巴细胞性白血病时此百分率升高，有人发现，巨球蛋白血症患者末梢血中 SmIg 阳性细胞达 78%。

二、红细胞花环试验

（一）EA 花环法

1. 原理

B 细胞表面带有 FC 段结合受体，选用鸡或羊 RBC，用相应的抗红细胞抗体包被（EA），与 B 细胞 Fc 受体结合，形成花环样细胞团（EA 花环）。

2. 参考值

外周血 B 细胞为 8% ~ 12%。

（二）EAC 花环法

1. 原理

EAC 花环试验是红细胞－抗红细胞抗体－补体（erythrocyte-antibody-complement）花环试验的简称。B 细胞表面具有补体受体（CR），能与补体 C_3 裂解成分（C_{3b} 和 C_{3d}）结合，用抗体致敏的红细胞（EA），激活 C_3 形成 EAC 复合物，与 B 细胞补体受体结合，即形成 EAC 花环。

2. 参考值

外周血 B 细胞为 8% ~ 12%。

（三）鼠红细胞花环法

1. 原理

人的 B 细胞表面有小鼠的红细胞受体，与小鼠红细胞结合，而形成小鼠红细胞花环（M-RFC）。主要结合于带有 IgM 受体的 B 细胞上，形成 MRFC 的多为幼稚 B 细胞。

2. 参考值

$8.5 \pm 2.8\%$（$\overline{X} \pm s$）。

（四）酵母菌花环试验

1. 原理

B 细胞表面具有补体受体 C_{3b}，能与补体 C_3 裂解成分 C_{3b} 结合。B 细胞通过 C_{3b} 受体吸附 C_{3b} 致敏的酵母菌，形成酵母菌花环。

2. 参考值

$11.6\% \pm 4.3\%$（$\overline{X} \pm s$）（以 AB 型血清吸附 C_{3b}）。

$111\% \pm 3.6\%$（$\overline{X} \pm s$）（以自身血清吸附 C_{3b}）。

3. 临床应用

（1）降低：免疫缺陷（无丙球蛋白血症、联合免疫缺陷），恶性肿瘤、自身免疫病。

（2）升高：B 细胞恶性增生（慢性淋巴细胞性白血病、毛细胞性白血病、淋巴肉瘤）。

第五节　K 细胞和 NK 细胞活性检验

一、K 细胞活性检测

（一）溶血空斑法

1. 原理

鸡红细胞（CRBC）上的抗原决定簇与血清中特异性抗体 IgG 结合时，IgG 的 Fc 段变构而活化，当与分离提纯的被检淋巴细胞共同温育一定时间后，同 K 细胞膜上的 Fc 受体结合，触发 K 细胞活化，促使鸡红细胞内酶类对自身溶解，致使鸡红细胞破坏，淋巴细胞周围形成空斑。镜检形成空斑和无空斑的淋巴细胞数，即可测出具有 ADCC 功能的 K 细胞数。

2. 参考值

正常人 K 细胞占淋巴细胞总数的 15%，占外周血的 2.5%～3.5%；溶血空斑法其正常值大约 5.6%。

（二）LDH 测定法

1. 原理

靶细胞（Hela 细胞）与抗靶细胞 IgG 抗体结合后，IgG 的 Fc 段变构而活化，与 K 细胞膜上的 Fc 受体结合，触发 K 细胞活化并杀伤靶细胞，靶细胞内 LDH 释放出来，LDH 催化乳酸－丙酮酸反应，辅酶 I 由还原型变为氧化型，还原型在 340 nm 有较大的光吸收，而氧化型则没有。利用 LDH 释放的浓度及光吸收反应，可间接推断 K 细胞杀伤活性。

2. 参考值

$55.35\% \pm 14.92\%$（$\overline{X} \pm s$）。

（三）^{51}Cr 标记释放法

靶细胞（传代细胞系 Hela 细胞）体外培养加入同位素铬酸盐（$Na^{51}CrO_4$），^{51}Cr 进入细胞并与胞质成分结合。K 细胞活化并杀伤靶细胞后，胞内结合的 ^{51}Cr 便释放出来，不能被其他细胞再吸收。根据 ^{51}Cr 释放量（cpm 值），可计算靶细胞被破坏程度，从而判断杀伤细胞的活力。此法为目前应用最广泛，敏感性高，且能定量的一种方法。

二、NK 细胞活性检测

（一）LDH 测定法

1. 原理

NK 细胞即自然杀伤细胞（natural killer cell，NK），它产生的细胞毒效应不依赖抗体和补体，能直接杀伤靶细胞，如肿瘤细胞、病毒感染细胞；靶细胞内 LDH 释放出来，LDH 催化乳酸－丙酮酸反应，辅酶 I 由还原型变为氧化型，还原型在 340 nm 有较大的光吸收，而氧化型则没有。利用 LDH 释放的浓度及光吸收反应，可间接推断 NK 细胞杀伤活性。

2. 参考值

$39.49\% \pm 12.01\%$（$\overline{X} \pm s$）。

（二）^{51}Cr 标记释放法

原理：靶细胞（传代细胞系 Hela 细胞）体外培养加入同位素铬酸盐（$Na^{51}CrO_4$），^{51}Cr 进入细胞并与胞质成分结合。NK 细胞直接杀伤靶细胞后，胞内结合的 ^{51}Cr 便释放出来，不能被其他细胞再吸收。根据 ^{51}Cr 释放量，可计算靶细胞被破坏程度，从而判断 NK 细胞的活力。

（三）^{125}IUdR 试验

1. 原理

靶细胞（肿瘤细胞）体外培养加入 5-125 碘 -2'- 脱氧尿嘧啶核苷（^{125}IUdR），^{125}IUdR 取代胸腺嘧啶核苷掺入到细胞核 DNA 链上。NK 细胞直接杀伤靶细胞后，靶细胞内的 ^{125}IUdR 释放入培养液中，此释放的同位素几乎不再被活细胞利用。根据 ^{125}IUdR 释放量（cpm 值），可计算靶细胞被破坏程度，从而判断 NK 细胞的活力。

2. 临床应用

临床主要用于肿瘤、病毒感染、寄生虫感染、自身免疫和移植免疫等患者，通过检测其 K、NK 细胞杀伤功能，有利于判断患者病情，指导临床调节特异性免疫治疗。

第六节　器官移植的免疫学检验

一、混合淋巴细胞培养法

此法主要测定由受体淋巴细胞介导的对移植的供体细胞抗原的反应。当受体、供体组织相容性抗原（HIA）差异较大时，供体移植抗原可刺激受体T细胞，使其致敏并发生母细胞转化。转化率越高，说明供受体间抗原差距越大，移植成活率越低。

二、微量细胞毒（抗淋巴细胞抗体）试验

1. 原理

受体血清中如存在有抗淋巴细胞抗体，在补体存在的情况下，可破坏供体淋巴细胞。加入染料，并利用死细胞可被染料染色、而活细胞抗拒染色的原理，计数染上色的死细胞数，从而判定有无抗淋巴细胞抗体的存在。

2. 临床应用

只有当T组死细胞百分率小于或等于15%时，才能进行移植，否则可能发生超急排斥。

第七节　淋巴细胞毒试验

当特异的效应T淋巴细胞在体外与靶细胞接触时，可表现出破坏和溶解靶细胞的特性，称为淋巴细胞毒作用（cytoxicity）。靶细胞可以是肿瘤细胞或其他组织细胞。淋巴细胞杀伤靶细胞的方式可通过直接杀伤或产生淋巴因子破坏靶细胞。

本试验方法有形态检验法和核素释放法两种。前者不需特殊设备，只需用显微镜计数靶细胞的存活数，操作比较方便，后者则是用 $^{123}I-$ 脱氧脲嘧啶核苷或 ^{51}Cr 标记靶细胞，以放射性核素的释放作为靶细胞受损伤的指标，此法需要特殊设备如液闪仪等，但可自动测量，结果重复性好。

一、形态学检验法

各种贴壁生长的靶细胞，当被致敏的T淋巴细胞杀伤后可失去贴壁能力，故可从贴壁靶细胞数目的减少情况判断淋巴细胞杀伤靶细胞的能力。

二、^{51}Cr 释放法

1. 原理

^{51}Cr 标记靶细胞后可长期保留于胞质中。故将效-靶细胞按一定比例混合，孵育3～6h后，若靶细胞经效应细胞攻击而破裂，^{51}Cr 即释放到培养液中。检测培养液中的同位素放射活性以cpm表示，可用于判断淋巴细胞的细胞毒活力。

2. 临床应用

本试验可以作为体外测定肿瘤患者细胞免疫的指标；也可以通过测定机体免疫活性细胞杀伤肿瘤细胞的能力，来判断肿瘤患者预后，还可以鉴定淋巴细胞的功能性亚群。

第十章 临床基因扩增检验

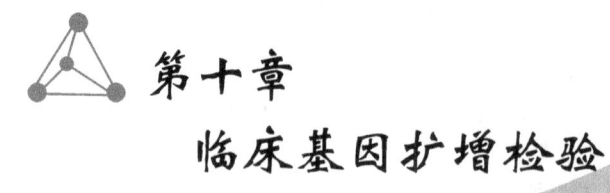

临床基因扩增检验技术是指以临床诊断治疗为目的，以扩增 DNA 或 RNA 为手段的检测技术，如聚合酶链式反应（polymerase chain reaction，PCR）、连接酶链反应（ligase chain reaiction，LCR）和链替代扩增（strand displacement amplification，SDA）等。其中 PCR 技术的发明是生物医学领域的一项革命性创举，该技术自 1989 年被应用于医学检验以来，因其简便、快速、灵敏等特点，被广泛用于涉及核酸的科学研究以及临床疾病的诊断和治疗监测，在生物医学研究领域和临床应用中发挥了重要的作用。

第一节 聚合酶链式反应

聚合酶链式反应是美国 Cetus 公司人类遗传研究室的科学家 Mullis 于 1983 年发明的一种在体外快速扩增特定核酸序列的方法，故又称为基因的体外扩增法。它具有特异、敏感、产率高、快速、简便、重复性好、易自动化等突出优点；能在实验室里的一支试管内，将所要研究的一个目的基因或某一 DNA 片段，在数小时内扩增至百万乃至千百万倍，使得皮克（pg）水平的起始物达到微克（μg）水平的量。因此，无论是化石中的古生物、历史人物的残骸，还是几十年前凶杀案中凶手所遗留的毛发、皮肤或血液，只要能分离出一丁点的 DNA，就能用 PCR 加以放大，进行比对。这也是"微量证据"的威力之所在。

一、PCR 技术基本原理

PCR 技术的基本原理类似于 DNA 天然复制过程，其特异性依赖于与靶序列两端互补的寡核苷酸引物。PCR 技术主要由高温变性、低温退火和适温延伸三个步骤反复的热循环构成：在高温（95℃）下，待扩增的靶 DNA 双链受热变性成为两条单链 DNA 模板；而后在低温（40～60℃）情况下，两条人工合成的寡核苷酸引物与互补的单链 DNA 模板结合，形成部分双链；在 Taq DNA 聚合酶的催化（72℃）下，以引物 3' 端为合成的起点，以单核苷酸为原料，沿模板以 5'→3' 方向延伸，合成 DNA 新链。这样，每一双链的 DNA 模板，经过一次解链、退火、延伸三个步骤的热循环后就成了两条双链 DNA 分子。如此反复进行，每一次循环所产生的 DNA 均能成为下一次循环的模板，每一次循环都使两条人工合成的引物间的 DNA 特异区拷贝数扩增一倍，PCR 产物呈指数级迅速扩增，经过 25～35 个循环后，理论上可使基因扩增 10^9 倍以上，实际上一般可达 $10^6 \sim 10^7$ 倍（图 10-1）。

PCR 能快速特异性扩增任何已知目的基因或 DNA 片段，现已成为生命科学实验室获取某一目标 DNA 片段的一种常规技术，广泛地应用于医疗工程、生物工程、遗传病和传染病诊断、肿瘤机制的探查、法医学和考古学等领域。

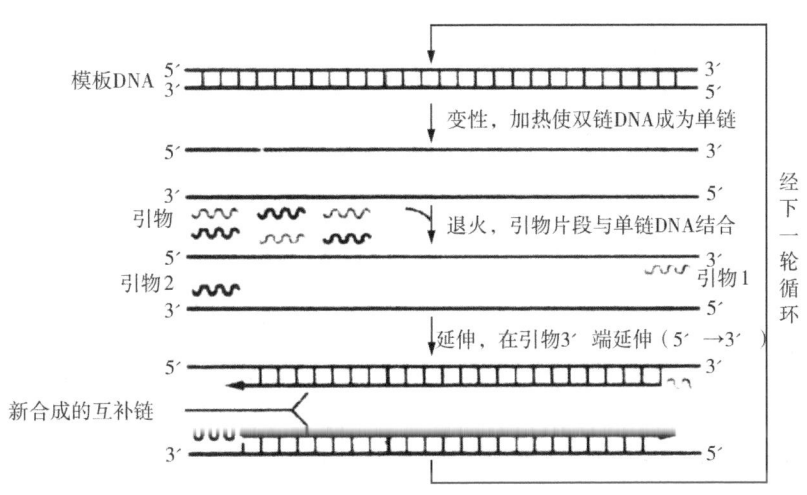

图 10-1 PCR 扩增原理示意图

二、PCR 反应体系与反应条件

(一) 反应体系

参与 PCR 反应的物质主要有模板、引物、酶、dNTP 和 Mg^{2+}。

1. 模板

模板核酸的量与纯化程度，是 PCR 成败与否的关键环节之一。传统的 DNA 纯化方法通常采用 SDS 和蛋白酶 K 来消化处理标本，这样提取的核酸即可作为模板用于 PCR 反应。一般临床检测标本，可采用快速简便的方法溶解细胞，裂解病原体，消化除去染色体的蛋白质使靶基因游离，直接用于 PCR 扩增。RNA 模板提取一般采用异硫氰酸胍或蛋白酶 K 法，要防止 RNase 降解 RNA。为了保证反应的特异性，基因组 DNA 作模板时浓度一般为 500～1 000 ng/μL，质粒 DNA 作模板时浓度为 10 ng/μL 左右。

2. 引物

引物是 PCR 特异性反应的关键，PCR 产物的特异性取决于引物与模板 DNA 互补的程度。理论上，只要知道任何一段模板 DNA 序列，就能按其设计互补的寡核苷酸链作引物，利用 PCR 就可将模板 DNA 在体外大量扩增。设计引物应遵循以下原则。

(1) 引物长度：15～30 bp，常用为 20 bp 左右。

(2) 引物扩增跨度：以 200～500 bp 为宜，特定条件下可扩增至 10 000 bp 的片段。

(3) 引物碱基：G + C 含量以 45%～55% 为宜，G + C 太少扩增效果不佳，G + C 过多易出现非特异条带。ATGC 最好随机分布，避免 5 个以上的嘌呤或嘧啶核苷酸的成串排列。

(4) 避免两条引物间互补：特别是 3' 端的互补，否则会形成引物二聚体，产生非特异的扩增条带。

(5) 避免引物自身互补：引物自身的链内互补，会使 PCR 的产率降低。

(6) 引物 3' 末端的 2 个碱基应严格配对：以避免因末端碱基不配对而导致 PCR 失败。

(7) 引物中有或能加上合适的酶切位点：被扩增的靶序列最好有适宜的酶切位点，这对酶切分析或分子克隆很有好处。

(8) 引物的特异性：引物应与核酸序列数据库的其他序列无明显同源性。

(9) 引物量：PCR 反应中引物的终浓度一般为 0.2～1 μmol/L，以最低引物量产生所需要的结果为好，引物浓度偏高会引起错配和非特异性扩增，且可增加引物之间形成二聚体的概率；利用紫外分光度计，可精确计算引物浓度。

3. 酶及其浓度

目前有两种 Taq DNA 聚合酶供应，一种是从栖热水生杆菌中提纯的天然酶，另一种为大肠杆菌合成的基因工程酶。催化一典型的 PCR 反应约需酶量 2.5 U（指总反应体积为 100μL 时），浓度过高可引起非特异性扩增，浓度过低则合成产物量减少。

4. dNTP 的质量与浓度

dNTP 的质量与浓度和 PCR 扩增效率有密切关系，dNTP 粉呈颗粒状，如保存不当易变性失去生物学活性。dNTP 溶液呈酸性，使用时应配成高浓度后，用 1 mol/L NaOH 或 1 mol/L Tris-HCL 缓冲溶液将其 pH 值调节到 7.0～7.5，小量分装，-20℃冰冻保存。多次冻融会使 dNTP 降解。在 PCR 反应中，dNTP 应为 50～200μmol/L，尤其是注意 4 种 dNTP 的浓度要相等，如其中任何一种浓度不同于其他几种时，就会引起错配。浓度过低又会降低 PCR 产物的产量。dNTP 能与 Mg^{2+} 结合，使游离的 Mg^{2+} 浓度降低。

5. Mg^{2+} 浓度

Mg^{2+} 对 PCR 扩增的特异性和产量有显著的影响，在一般的 PCR 反应中，各种 dNTP 浓度为 200μmol/L 时，Mg^{2+} 浓度以 1.5～2.0 mmol/L 为宜。Mg^{2+} 浓度过高，反应特异性降低，出现非特异性扩增，浓度过低会降低 Taq DNA 聚合酶的活性，使反应产物减少。

（二）反应条件

PCR 反应条件为温度、时间和循环次数。

1. 温度与时间的设置

基于 PCR 原理三步骤而设置变性、退火、延伸三个温度点。在标准反应中采用三温度点法，双链 DNA 在 90～95℃变性，再迅速冷却至 40～60℃，引物退火并结合到靶序列上，然后快速升温至 70～75℃，在 Taq DNA 聚合酶的作用下，使引物链沿模板延伸。对于较短靶基因（长度为 100～300 bp 时）可采用二温度点法，除变性温度外、退火与延伸温度可合二为一，一般采用 94℃变性，65℃左右退火与延伸（此温度 Taq DNA 聚合酶仍有较高的催化活性）。

（1）变性温度与时间：变性温度低，解链不完全是导致 PCR 失败的最主要原因。一般情况下，93～94℃ 1 min 足以使模板 DNA 变性，若低于 93℃则需延长时间，但温度不能过高，因为高温环境对酶的活性有影响。此步若不能使靶基因模板或 PCR 产物完全变性，就会导致 PCR 失败。

（2）退火温度与时间：退火温度是影响 PCR 特异性的较重要因素。变性后温度快速冷却至 40～60℃，可使引物和模板发生结合。由于模板 DNA 比引物复杂得多，引物和模板之间的碰撞结合概率远远高于模板互补链之间的碰撞。退火温度与时间，取决于引物的长度、碱基组成及其浓度，还有靶基因序列的长度。通常退火温度应比引物 Tm 值低 25℃左右，在 Tm 值允许范围内，选择较高的复性温度可大大减少引物和模板间的非特异性结合，提高 PCR 反应的特异性。复性时间一般为 30～60 s。

（3）延伸温度与时间：Taq DNA 聚合酶的最适温度在 70～75℃，通常选择温度为 72℃，过高的延伸温度不利于引物和模板的结合。PCR 延伸反应的时间，可根据待扩增片段的长度而定，一般 1 kb 以内的 DNA 片段，延伸时间为 1 min，延伸时间过长会导致非特异性扩增带的出现。对低浓度模板的扩增，延伸时间要稍长些。

2. 循环次数

循环次数决定 PCR 扩增程度。PCR 循环次数主要取决于模板 DNA 的浓度。一般的循环次数选在 30～40 次，循环次数增多，非特异性产物的量亦随之增多。

三、PCR 扩增产物分析

PCR 产物是否为特异性扩增，其结果是否准确可靠，必须对其进行严格的分析与鉴定，才能得出正确的结论。PCR 产物的分析，可依据研究对象和目的不同而采用不同的分析方法。

1. 凝胶电泳分析

将 PCR 产物电泳，经溴化乙锭（EB）染色，在紫外分光光度计下观察，初步判断产物的特异性。PCR 产物片段的大小应与预计的一致。常用的凝胶电泳有以下几种。

（1）琼脂糖凝胶电泳：通常应用 1%～2% 的琼脂糖凝胶，供检测用。

（2）聚丙烯酰胺凝胶电泳：6%～10% 聚丙烯酰胺凝胶电泳分离效果比琼脂糖好，条带比较集中，可用于科研及检测分析。

2. 酶切分析

根据PCR产物中限制性内切酶的位点，用相应的酶切、电泳分离后，获得符合理论的片段，此法既能进行产物的鉴定，又能对靶基因分型，还能进行变异性研究。

3. 分子杂交

分子杂交是检测PCR产物特异性的有力证据，也是检测PCR产物碱基突变的有效方法。

4. Southern印迹杂

在两引物之间另合成一条寡核苷酸链（内部寡核甘酸），标记后做探针，与PCR产物杂交。此法既可作特异性鉴定，又可以提高检测PCR产物的灵敏度，还可知其相对分子质量及条带形状，主要用于科研。

5. 斑点杂交

将PCR产物点在硝酸纤维素膜上，再用内部寡核苷酸探针杂交，观察有无着色斑点，主要用于PCR产物特异性鉴定及变异分析。

6. 核酸序列分析

核酸序列分析是检测PCR产物特异性的最可靠方法。

四、PCR中常见问题分析

（一）假阴性

1. 模板

①模板中含有蛋白质，特别是染色体中的组蛋白；②模板中含有Taq酶抑制剂；③在提取制备模板时丢失过多或吸入酚；④模板核酸变性不彻底。

2. 酶失活

更换新酶或新、旧两种酶同时使用，以分析是否因酶的活性丧失或不够而导致假阴性。

3. 引物

①选定一个好的引物合成单位；②引物的浓度不仅要看A值，更要注意引物原液做琼脂糖凝胶电泳时，一定要有引物条带出现，而且两引物条带的亮度应大体一致，如果一条引物有条带，一条引物无条带，此时做PCR有可能失败，应和引物合成单位协商解决，如果一条引物亮度高，一条亮度低，在稀释引物时要平衡其浓度；③引物应高浓度小量分装保存，防止多次冻融或长期放冰箱冷藏导致引物变质降解失效；④引物设计不合理，如引物长度不够、引物之间形成二聚体等。

（二）假阳性

1. 引物设计不合适

选择的扩增序列与非目的扩增序列有同源性，因而在进行PCR扩增时，扩增出的PCR产物为非目的序列。靶序列太短或引物太短，容易出现假阳性，需重新设计引物。

2. 靶序列或扩增产物的交叉污染

①操作时应小心轻柔，防止将靶序列吸入加样枪内或溅出离心管外；②除酶及不能耐高温的物质外，所有试剂或器材均应高压消毒，所用离心管及进样枪头等均应一次性使用；③必要时，在加标本前，反应管和试剂用紫外线照射，以破坏存在的核酸。

（三）非特异性扩增带

PCR扩增后出现的条带与预计的大小不一致，或大或小，或者同时出现特异性扩增带与非特异性扩增带。非特异性扩增带出现的原因：一是引物与靶序列不完全互补，或是引物聚合形成二聚体；二是Mg^{2+}浓度过高，退火温度过低，或是PCR循环次数过多所造成；再者是酶的质和量，往往一些来源的酶易出现非特异扩增带而另一些来源的酶则不出现，酶量过多有时也会出现非特异性扩增。其对策有：①必要时重新设计引物；②减小酶量或调换另一种来源的酶；③降低引物量，适当增加模板量，减少循环次数；④适当提高退火温度或采用二温度点法（93℃变性，65℃左右退火与延伸）。

第二节 PCR 衍生技术

一、荧光定量 PCR

荧光定量 PCR 技术于 1996 年由美国 Applied Biosystems 公司推出，由于该技术不仅实现了 PCR 从定性到定量的飞跃，而且与常规 PCR 相比，它具有特异性更强、有效解决 PCR 污染问题、自动化程度高等特点，目前已得到广泛应用。

（一）荧光定量 PCR 的概念

荧光定量 PCR（fluorescent quantitative PCR，FQ-PCR）亦称实时（real time）荧光定量 PCR，是指在常规 PCR 基础上引入一种荧光化学物质，随着 PCR 反应的进行，每经过一个循环，收集一个荧光强度信号，PCR 反应产物不断累计，荧光信号强度也等比例增加。这样就可以通过荧光强度变化监测产物量的变化，从而得到一条荧光扩增曲线图，通过标准曲线对未知模板进行定量分析的方法。

荧光扩增曲线可以分成三个阶段：荧光背景信号阶段、荧光信号指数扩增阶段和平台期。在荧光背景信号阶段，扩增的荧光信号被荧光背景信号所掩盖，无法判断产物量的变化；在荧光信号指数扩增阶段，PCR 产物量的对数值与起始模板量之间存在线性关系；在平台期，扩增产物已不再呈指数级的增加，PCR 的终产物量与起始模板量之间没有线性关系，根据最终的 PCR 产物量不能计算出起始 DNA 拷贝数。故选择荧光信号指数扩增阶段进行定量分析。

（二）循环阈值的概念

循环阈值（cycle threshold，Ct）是在 PCR 扩增过程中，荧光信号开始由本底进入指数增长阶段的拐点（即设定域值）所对应的循环次数。由图 10-2 可观察到尽管平台期 DNA 拷贝数波动很大，但 Ct 值却是相对固定的，如果用不同浓度的模板 DNA 作 PCR，可以看出模板 DNA 浓度越高，Ct 值越小。模板 DNA 浓度每增加 1 倍，Ct 值则减小一个循环。Ct 值与模板 DNA 的起始拷贝数成反比。

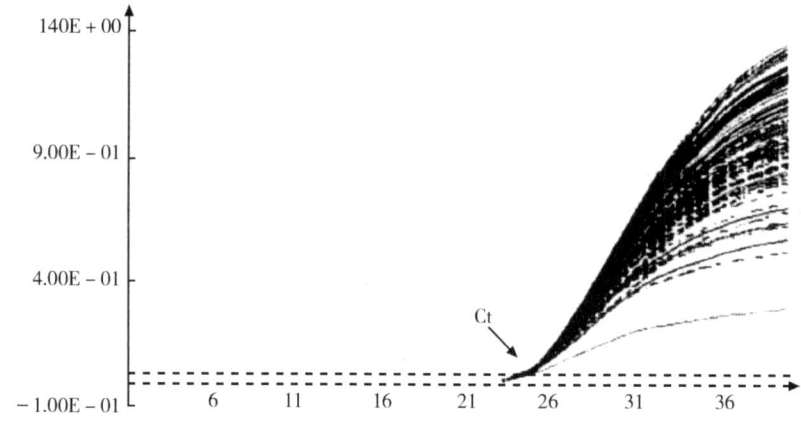

图 10-2 相同模板在同一台 PCR 仪上进行 96 次扩增的扩增曲线图

荧光阈值是在荧光扩增曲线上人为设定的一个值，它可以设定在荧光信号指数扩增阶段任意位置上，但一般将荧光域值的缺省设置为 3～15 个循环的荧光信号的标准偏差的 10 倍。利用已知起始拷贝数的标准品可做出标准曲线，其中横坐标代表起始拷贝数的对数，纵坐标代表 Ct 值。因此，只要获得未知样品的 Ct 值，即可从标准曲线上计算出该样品的起始拷贝数。

（三）荧光定量 PCR 中荧光产生机制

荧光定量 PCR 中采用两类荧光化学物质来产生荧光，即荧光探针类和非探针类。探针类是利用与靶序列特异的荧光探针杂交来指示扩增产物的增加，非探针类则是利用荧光染料或者特殊设计的引物来指示扩增的增加。前者由于增加了探针的识别步骤，特异性更高，后者则简便易行。

1. 荧光探针

PCR 扩增时在加入一对引物的同时加入一个特异性的荧光探针，该探针为一寡核苷酸，探针的 5' 端标记有荧光报告基团（reporter，R），3' 端标记有荧光淬灭基团（quencher，Q）。探针完整时，报告基团发射的荧光信号被淬灭基团吸收；PCR 扩增时，Taq 酶的 5'-3' 外切酶活性将探针酶切降解，使荧光报告基团和荧光淬灭基团分离，从而荧光监测系统可接收到荧光信号，即每扩增一条 DNA 链，就有一个荧光分子形成，实现了荧光信号的累积与 PCR 产物形成完全同步（图 10-3）。

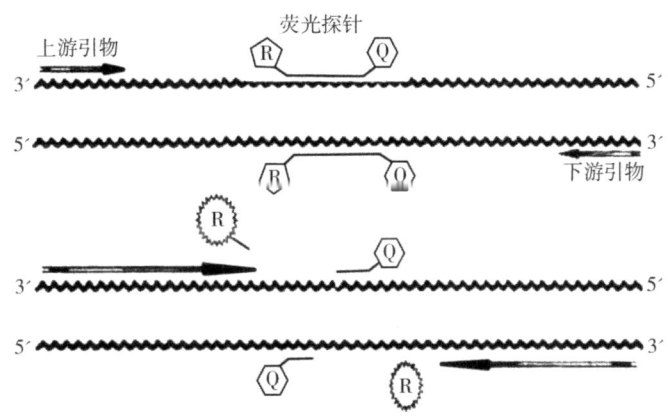

图 10-3　荧光探针在定量 PCR 中的应用示意图

2. SYBR 荧光染料

在 PCR 反应体系中，加入过量 SYBR 荧光染料，SYBR 荧光染料特异性地掺入 DNA 双链后，发射荧光信号，而不掺入链中的 SYBR 荧光染料分子不会发射任何荧光信号，从而保证荧光信号的增加与 PCR 产物的增加完全同步。

实时荧光定量 PCR 在临床上的应用如下：各型肝炎、艾滋病、禽流感、结核、性病等传染病的诊断；地中海贫血、血友病、性别发育异常、智力低下综合征、胎儿畸形等优生优育检测；肿瘤标志物及瘤基因检测，实现肿瘤病诊断；遗传基因检测实现遗传病诊断。

二、逆转录 PCR

逆转录 PCR（reverse transcription PCR，RT-PCR）是将 RNA 的逆转录（RT）和 cDNA 的聚合酶链式扩增（PCR）相结合的技术。首先经逆转录酶的作用从 RNA 合成 cDNA，再以 cDNA 为模板，扩增合成目的片段。RT-PCR 的指数扩增是一种很灵敏的技术，可以检测很低拷贝数的 RNA。

RT-PCR 的关键步骤是 RNA 的逆转录，要求 RNA 模版完整，且不含 DNA、蛋白质等杂质。在总 RNA 的提取过程中，注意避免 mRNA 的断裂，防止 RNA 酶降解 RNA，保持 RNA 的完整性。常用的逆转录酶有：鸟类成髓细胞性白血病病毒（avian myeloblastosis virus，AMV）逆转录酶，它有较强的聚合酶活性和 RNA 酶 H 活性，最适温度为 42℃；莫罗尼鼠类白血病病毒（moloney murine leukemia virus，MMLV）逆转录酶，它有较强的聚合酶活性，RNA 酶 H 活性相对较弱，最适温度为 37℃；MMLV 逆转录酶的 RNase H- 突变体，其商品名为 SuperScript 和 SuperScript Ⅱ，此种酶较其他酶能将更大部分的 RNA 转换成 cDNA，这一特性能使其已含二级结构的、低温逆转录很困难的 mRNA 模板合成较长的 cDNA。

进行逆转录时，可采用的引物主要有以下 3 种。

1. 随机引物

特异性最低，引物在整个转录区的多个位点退火，产生短的、部分长度的 cDNA。这种方法经常用于获取 5' 末端序列以及从带有二级结构区域或带有逆转录酶不能复制的终止位点的 RNA 模板获得 cDNA。用此种引物时，体系中所有 RNA 分子充当了 cDNA 第一链模板，通常用此引物合成的 cDNA 中 96% 来源于 rRNA。

2. Oligo（dT）

采用 Oligo（dT）作为引物是一种对 mRNA 特异的方法。因绝大多数真核细胞 mRNA 具有 3' 端 poly（A）尾，所以此引物能与 mRNA 配对，使其被转录。由于 poly（A）RNA 仅占总 RNA 的 1%～4%，故此种引物合成的 cDNA 比随机作为引物得到的 cDNA 在数量和复杂性方面均要小。

3. 基因特异性引物

基因特异性引物（gene specific primer，GSP）是特异性最好的引物。GSP 是反义寡聚核苷，它可以特异性地同 RNA 目的序列杂交，而不像随机引物或 Oligo（dT）那样同所有 RNA 退火。用此类引物仅生成所需要的 cDNA，导致更为特异的 PCR 扩增（图 10-4）。

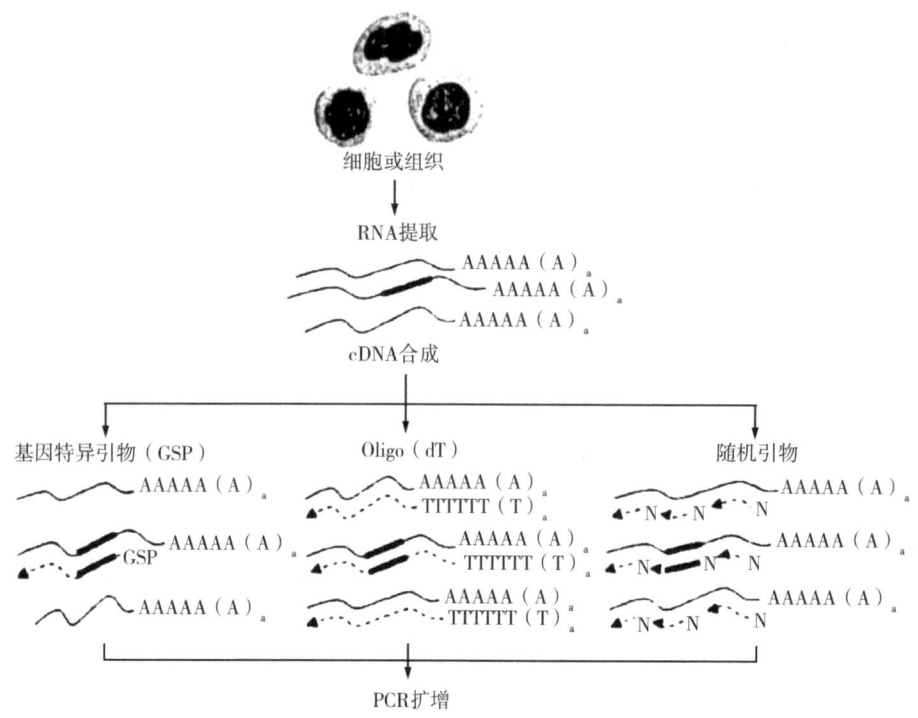

图 10-4 RT-PCR 概况示意图

RT-PCR 广泛应用于遗传病的诊断，并且可以与荧光定量 PCR 技术相结合用于定量监测某种 RNA 的含量。

三、多重 PCR

一般 PCR 仅应用一对引物，通过 PCR 扩增产生一个核酸片段，主要用于单一致病因子等的鉴定。多重 PCR（multiplex PCR），又称多重引物 PCR 或复合 PCR，它是在同一 PCR 反应体系里加上二对以上引物，同时扩增出多个核酸片段的 PCR 反应，其反应原理、反应试剂和操作过程与一般 PCR 相同。

多重 PCR 在同一 PCR 管中同时检测或鉴定多种病原微生物，可以对某些遗传病及癌基因进行分型鉴定。同时检测多种病原体或鉴定出是哪一型病原体感染的系统组合。①肝炎病毒的感染，在同一患者或同一供血者体内，有时存在多种肝炎病毒重叠感染，有时是甲、乙、丙型肝炎病毒重叠；有时可能是甲、乙型肝炎病毒重叠；有时乙、丙型肝炎病毒重叠。②肠道致病性细菌的检测，如伤寒、痢疾和霍乱，有时具有较相同的肠道症状，有时痢疾、霍乱同存于一患者并同时发病。③性病的检测，如梅毒、淋病及艾滋病的诊断。④战伤感染细菌及生物制剂细菌的检测，如破伤风杆菌、产气荚膜杆菌、炭疽杆菌、鼠疫杆菌等。⑤需特殊培养的无芽孢厌氧菌，如脆弱类杆菌、艰难杆菌的鉴定等。某些遗传病或癌基因，型别较多，或突变或缺失存在多个好发部位，多重 PCR 可提高其检出率并同时鉴定其型别及突变位点。

引物的设计及各对引物浓度的确定对多重 PCR 的成功尤为重要，各个引物的 3' 端要避免互补，引物长度比一般 PCR 反应引物稍长，以 22～30 bp 为宜。引物的浓度需根据具体实验确定。加入终浓度为 10% 二甲亚砜（DMSO）可提高反应的灵敏度。

多重 PCR 的特点如下。①高效性，在同一 PCR 反应管内同时检出多种病原微生物，或对有多个型别的目的基因进行分型，特别是用一滴血就可检测多种病原体。②系统性，多重 PCR 很适宜于成组病原体的检测，如肝炎病毒、肠道致病性细菌、性病、无芽孢厌氧菌、战伤感染细菌的同时检测。③经济简便性，多种病原体在同一反应管内同时检出，大大节省了时间及试剂，节约了经费开支，能为临床提供更多、更准确的诊断信息。

四、免疫 PCR

免疫 PCR（immuno PCR，IM-PCR）是在 ELISA 的基础上建立起来的新方法，将一段已知序列的 DNA 片段标记到抗原－抗体复合物上，再用 PCR 方法将这段 DNA 扩增，然后用常规方法检测 PCR 产物。PCR 具有很强的放大能力，指数级的扩增效率带来了极高的敏感度，因此，免疫 PCR 集 PCR 的高灵敏度与抗体和抗原反应的特异性于一体。由此定量检测抗原使敏感性高于 ELISA 和 RIA，能检出浓度低至 2 ng/L 的抗原物质。

免疫 PCR 体系由待检抗原、特异性抗体、连接分子、DNA 的 PCR 扩增系统组成。

1. 待检抗原

被检测的样品可以是抗原，或者是作为抗原的某种抗体。待检的抗原可以直接吸附于同相（包被抗原），这一过程与 ELISA 试验是相同的。

2. 特异抗体

免疫 PCR 中的特异性对应于待测抗原，与 ELISA 一样，抗体的特异性和亲和力将影响免疫 PCR 的特异性和敏感性。一般均选用单克隆抗体，这个抗体常采用生物素标记，通过亲和素再结合 DNA。

3. 连接分子

连接分子是连接特异抗体与 DNA 之间的分子，目前是通过生物素与亲和素系统使特异抗体与 DNA 连接。

4. DNA 的 PCR 扩增系统

免疫 PCR 中的 DNA 是一指示分子，用 DNA 聚合酶将结合于固相上的 DNA 特异放大，由此定量检测抗原。免疫 PCR 中的 DNA 分子可以选择任何 DNA，但要保证 DNA 的纯度，且有较好的均质性，尽可能不选用受检样品中可能存在的 DNA。一般可选用质粒 DNA 或 PCR 产物等。

免疫 PCR 技术目前尚处于研究阶段，还没有一个十分成熟和满意的方法，配套试剂尚缺乏，所以应用的还不多，在报道的几种方法中均是用一些已知的标准品进行试验。结果表明免疫 PCR 的敏感性比 ELISA 高 105 倍，且 PCR 产生的背景信号很弱，可以检测到几百个分子的抗原，在理论上免疫 PCR 可以检测到一个分子抗原，因此，免疫 PCR 特别适用于检测一些含量特别少的抗原分子。

第三节　PCR 检测技术的临床应用

一、在病原体基因检测中的应用

人类疾病的发生常涉及内源基因的改变和外源基因的侵入，前者可导致各种遗传性疾病，而后者则是病原体等对机体的感染，这些病原体包括病毒、细菌、原虫、支原体、衣原体、立克次体、螺旋体等。一旦机体感染了病原体，不论是否致病，或是否将其基因整合到人体基因组中，机体都会有其核酸序列存在。因此，用 PCR 及其相关技术检测病原体基因是临床诊断病原体感染的有效方法之一。由于 PCR 技术敏感、特异性高、操作简便，加之近年来商品化 PCR 试剂盒的广泛应用，PCR 技术已成为病原体检测中一个必不可少的工具。下面将以乙型肝炎病毒和结核杆菌的 PCR 检测为例，简要介绍 PCR

检测技术在病原体检测方面的应用。

（一）PCR 技术在乙型肝炎病毒 DNA 检测中的应用

HBV 完整的病毒体，称为 Dane 颗粒，直径 42 nm，脂蛋白囊膜厚 7 nm，核心直径 28 nm，内含核心蛋白（即乙型肝炎核心抗原，HBcAg）、环状双股 HBV-DNA 和 HBV-DNA 多聚酶。环状双股 HBV-DNA 即 HBV 基因组，全长为 3 182 bp，有 4 个主要开放阅读编码区（ORF）：S 基因区、C 基因区、P 基因区和 X 基因区。C 基因区编码 HBV 的 HBcAg，变异性较小，是 HBV 基因中较为保守的区段，是扩增的最佳部位。S 基因区、P 基因区和 X 基因区中亦有较保守的序列，可作为靶序列进行扩增。以下分述各 ORF 及其功能。

1. S 基因区

全长 1 167 bP，由 S 基因、前 S_1 基因及前 S_2 基因组成。S 基因区上述各段编码产物均属于 HBV 囊膜蛋白（HBsAg）的范畴。HBV 复制时 HBsAg 可出现于受感染肝细胞浆、肝细胞膜和血循环中。由于 HBsAg 与 Dane 颗粒常同时存在，故被认为是感染性标志之一。

2. C 基因区

全长 636 bP，由前 C 基因和 C 基因组成。前 C 基因编码的多肽，称为功能性信号肽。C 基因编码的多肽，称为核心蛋白（即 HBcAg）。如果从前 C 基因起始密码子启动前 C 基因和 C 基因连续编码，则产生乙型肝炎 e 抗原（HBeAg）前体蛋白。功能性信号肽将 HBeAg 前体蛋白引导至肝细胞内质网膜，其氨基端和羧基端被部分削减，即形成 HBeAg。HBeAg 阳性表示 HBV 复制活跃，是感染性强的标志。

3. P 基因区

全长 2 496 bp，编码的多肽称为 HBV-DNA 多聚酶，为 HBV-DNA 复制酶，具有 DNA 指导的 DNA 多聚酶、RNA 指导的 DNA 多聚酶和 RNA 酶 H 活性。

4. X 基因区

全长 462 bp，编码的多肽称为乙型肝炎 x 抗原（HBxAg）。HBV 复制时 HBxAg 在肝细胞的分布与 HBcAg 相似。血清 HBxAg 也是 HBV 复制和感染性标志。HBxAg 有反式激活功能，可激活肝细胞基因组内的原癌基因，促使肝细胞癌变，故与原发性肝癌的发生有关。

HBV 基因的上述四个基因区中，最先出现且复制子最大的为 S 基因，因此靶序列及探针设计多从此基因考虑。但如果单纯考虑斑点杂交，为保证特异性及敏感性可考虑 S 基因和 C 基因的混合探针。

HBV-DNA 的 PCR 扩增在临床上主要应用于治疗检测，最好能做到定量检测。因此目前应用较多的是较为先进的荧光定量 PCR 技术。由于 HBV 感染只有多种免疫学标志可参考，其敏感性及特异性已满足一般临床应用，不必每个患者测 HBV-DNA，如果在检测中出现免疫标志与分子生物学标志发生矛盾时，则应结合临床的全面情况做出合理解释。

（二）PCR 技术在结核杆菌 DNA 检测中的应用

结核病是一类重要的传染病，导致人类结核病的分枝杆菌有人型结核分枝杆菌、牛型结核分枝杆菌和非洲结核分枝杆菌。这三种病原菌连同田鼠分枝杆菌一起被称为结核杆菌群，其基因有 85% ~ 100% 的相似度。传统的结核病病原学检查方法主要依赖标本涂片、镜检和结核杆菌培养。前者虽然简便易行，但灵敏度和特异性均较差，往往需要多次涂片镜检，而且无法鉴定出是否为结核杆菌。结核杆菌培养周期长达 4 ~ 8 周，滞后于临床诊断和治疗。PCR 技术克服了传统检测方法的缺点，能快速特异地检测结核病基因，因此在临床结核杆菌诊断中发挥越来越重要的作用。

运用分子生物学技术进行结核杆菌检测时，主要采用的序列种类有蛋白基因序列、重复序列以及 rRNA 基因序列。蛋白基因是存在于分枝杆菌染色体上的单拷贝基因，临床上常用的扩增编码序列为编码 65 000 蛋白的基因以及编码 MPB64 的蛋白基因序列，其扩增片段具有结核杆菌种属特异性，编码基因的检测主要适用于结核病高发区人群中的普查及筛选。在结核杆菌染色体上有多个拷贝序列，包括克隆质粒 PMTb4 序列和结核杆菌基因的插入序列如 IS6110、IS986 等。重复序列只存在于结核杆菌群种中，是特异性较高的序列，这些序列也被当作重要的靶序列进行扩增分析。rRNA 是细菌核糖体的基本成分，在细胞中有大量拷贝，它既是分枝杆菌高度保守序列，也是分枝杆菌特异序列。16S 以及 23S rRNA 转录单位之间的序列具有更大的可变性，在这个区域可以找到较高诊断意义的靶序列。结核杆菌基因检测的特异性取决于扩增的靶序列是否为结核杆菌的特异性序列，所以设计特异性引物，扩增结核杆菌所持有且高度保守的序列是检测的关键。

结核杆菌检测中常见的临床标本为痰、胸腔积液、腹腔积液，为保证检测的可靠性，一定要对标本进行前处理。痰的前处理国内外常用方法是先用液化剂（如：二硫苏糖醇或 0.5% N-乙酰-L-半胱氨酸 + 1.45% 枸橼酸钠 + 2% NaOH）除去黏蛋白，然后可用煮沸或蛋白酶消化，酚、氯仿等提取 DNA。如果标本前处理不当很难获得满意结果。

结核杆菌 PCR 检测在临床上有着广泛的用途。首先，随着某些自身免疫缺陷病的增多，尤其是 HIV 感染增多，分枝杆菌感染较以前种类更多。如 AIDS 患者小肠黏膜常有鸟分枝杆菌感染等，通过分子生物学检测可以将结核杆菌分类到种。其次，近年来，结核杆菌在世界范围内发病率显著上升，各种耐药菌种出现较多，严重影响治疗药物的选择与搭配，因此通过耐药基因检测可以及时改变治疗方案。再次，通过 PCR 技术可以从一些含菌量较低的标本中分离出结核杆菌，如脑脊液、胸腔积液、腹腔积液等，特别是肺外诊断：对长期低热，血沉持续增快，除肿瘤和免疫病的疑似者外可做血及痰结核杆菌的 PCR 检测，以排除结核感染因素。

二、在遗传病基因检测中的应用

遗传性的基因缺陷导致的疾病约占人口总数 1%，是临床中不可忽视的一类疾病。按遗传方式及与遗传物质的关系，遗传病可分为单基因遗传病、多基因遗传病及染色体异常遗传病。遗传病是由基因在性细胞的突变引起的。突变可分为以下几类：①基因取代；②点突变；③非编码序列的点突变；④ DNA 重排。突变可以自发或诱导产生。

PCR 技术及 PCR 衍生技术被广泛应用于基因突变的检测，通常采用的 PCR 方法主要有以下四种。

1. PCR 结合等位基因特异性寡核苷酸（ASO）探针法

其原理是基于对已知有突变位点基因进行检测。用 PCR 扩增的基因，将产物固定在尼龙膜上，针对各种常见突变位点合成一系列正常及突变的寡核苷酸探针，将产物与探针杂交，利用非同源序列不能杂交的原理，可发现突变位点。

2. PCR 扩增特异等位基因（PASA）

其原理为引物 3' 末端的碱基决定 PCR 反应特异性及扩增效率，引物 3' 末端碱基与模板相互配对时，Taq 酶才能使引物延伸，产生特异 PCR 扩增产物。因此设计引物，使突变位点位于 3' 末端，根据特异性 PCR 产物出现与否可判断样品中是否有基因突变存在。

3. 限制性片段长度多态性分析（PCR-RFLP）

如果碱基突变位置与某种限制性内切酶识别位点相关，突变会产生新的或消除原有内切酶位点。选用特定的限制性内切酶消化 PCR 产物，通过电泳酶切图解可直接判断基因突变。

4. 单链构象多态分析（PCR-SSCP）单链

DNA 呈复杂构象，空间构象依靠链内碱基配对维系，碱基突变必然引起构象变化，聚丙烯酰胺凝胶电泳可根据电泳迁移率的改变敏感地发现突变的存在。

除基因分析外，还可使用定序克隆或序列分析决定突变，但在技术和设备上均要求较高，不是一种实验室易实践的方法。

地中海贫血是一种遗传性溶血性贫血病，是目前常见的单基因遗传病。流行病学资料显示，该病在我国南方各省发病率较高，达 3% 左右。地中海贫血是由于单个碱基序列的突变，造成珠蛋白基因在转录、翻译等几个水平上的障碍，使珠蛋白 α 链或 β 链合成不足或缺乏造成的。应用特异的 PCR 引物可选择性扩增各种不同类型的 α-地中海贫血基因。β-地中海贫血与 α-地中海贫血在分子基础上有差异，β-珠蛋白的基因缺陷主要是点突变所致，这些基因突变往往涉及基因的限制性酶切识别点，因此可以用限制性内切酶多态性分析法结合 PCR 法直接检测。

血友病是一组遗传性凝血因子Ⅷ、Ⅸ和Ⅺ基因缺陷、突变、缺失、插入等所导致的凝血途径障碍所引起的出血性疾病。血友病 A 是凝血因子Ⅷ缺乏，血友病 B 是凝血因子Ⅸ缺乏，两者均为性连锁隐性遗传，凝血因子Ⅺ缺乏为常染色体隐性遗传。分子生物学诊断主要依赖 PCR 技术结合限制性片段长度进行多态性分析。

三、在肿瘤基因检测中的应用

目前研究的结果已表明，肿瘤是一类多基因、多阶段、多因素参与的复杂疾病。一般表现为原癌基因激活、抑癌基因抑制、DNA 修复基因失活等。肿瘤的发生常常是多个原癌基因激活和抑癌基因失活的协同效应。细胞原癌基因和抑癌基因分别承担着细胞生长的正、负调控，维持稳态的重要因素，是正常细胞基因组的固有成分。只有当细胞原癌基因和抑癌基因发生了量和质的变化时，细胞原癌基因激活，抑癌基因失活，才会引起细胞生长失衡、增殖失控，当这种变化积累到一定程度时，最终导致肿瘤。

（一）原癌基因

原癌基因是细胞内与细胞增殖有关的基因，是维持机体正常生命活动所必需的，同时有潜在的诱导细胞恶性转化的特性。当原癌基因的结构和功能发生变异并具有使细胞发生恶性转化的特性时，原癌基因被激活，成为癌基因。癌基因的产物可使细胞过度增殖。现认为原癌基因活化致癌的主要机制可分为下列几个方面。

1. 点突变

大量的研究资料表明，原癌基因在受到物理（如射线）、化学（如致癌剂）和生物等因素的作用后，其结构可发生相应的变化而转变为有活性的癌基因。人们对 Ras、Met、p53、men 等多种癌基因和抑癌基因进行了大量病例的分析，明确了这些基因的点突变是基因变异的重要方式并与细胞的癌变有关。

2. 基因扩增

基因扩增是癌基因活化的另一种主要方式，在肿瘤细胞中，往往呈现很高的自发基因扩增频率。细胞内一些基因通过不明原因复制成多拷贝，这些多拷贝的 DNA 以游离形式存在或再次整合入染色体形成均染区。基因拷贝数增多，往往会导致表达水平增加。但是在某些情况下，由于基因调控区的变异，在基因没有扩增的情况下也会发生过量表达。因此认为，基因扩增和过量表达的结果均可影响细胞的正常生理功能。

3. 基因易位或重排

许多肿瘤的染色体中某些部位发生了基因的易位和重排，基因易位可使原来无活性的原癌基因激活，导致肿瘤的发生。

（二）抑癌基因

抑癌基因又称抗癌基因，是指存在于正常细胞内的一大类可抑制细胞生长并具有潜在抑癌作用的基因。这类基因在控制细胞生长、增殖及分化过程中起着十分重要的负调节作用，并能潜在地抑制肿瘤生长，如果其功能失活或出现基因缺失、突变等异常，可导致细胞恶性转化而发生肿瘤。抑癌基因大多属于一类对细胞增殖产生负调节作用的基因及其产物，其抑癌作用一般是在两个等位基因都丢失或失活后才显示出来，故发现和分离都比较困难。随着实验室技术的发展，抑癌基因的研究工作也获得了快速的发展，目前已被克隆的抑癌基因和未被克隆的候选抑癌基因已达 30 余种，而且新的抑癌基因还在不断出现。

p53 基因是 1979 年人类发现的抑癌基因，实验证明 p53 的丢失或突变失活与多种肿瘤发生有关。人类 p53 基因编码 393 个氨基酸组成的 p53 蛋白。p53 蛋白通过监视 DNA 损伤，保证细胞中遗传物质忠实复制，防止过度表达后发生肿瘤，在细胞内通过促进 p21 基因的表达而抑制细胞周期，p53 蛋白可与癌蛋白结合有效抑制其过量表达。p53 基因突变是至今发现的肿瘤中最常见的遗传突变。约 50% 以上的癌症都有 p53 基因的突变，该基因突变热点为密码子第 175 位、第 284 位及第 273 位，p53 基因以点突变多见，另有少量插入或缺失突变，其基因表达产物也可出现异常。p53 基因突变的检测常用 PCR 法与其他技术结合进行：① PCR-SSCP 法可检测有无点突变；② PCR 产物测序分析可检测有无点突变及碱基的插入或缺失；③ PCR-RFLP 法检测则是基于突变的发生而形成的限制性内切酶酶团位点的消失或增加的原理。

四、在其他方面的应用

PCR 及其相关技术在疾病诊断中发挥越来越重要的作用，目前，在器官移植和法医学鉴定的个体识别和亲子鉴定中，人们也应用 PCR 技术作人类白细胞抗原分型。

（一）PCR 技术在器官移植中的应用

器官移植是治疗重要器官晚期实质性病变所致功能衰竭的最好办法。器官移植的成功与否，关键问题之一是宿主对移植器官是否产生排斥反应以及反应的强度如何。因此，实现器官移植的一项重要内容就是进行人的组织相容性系统的测定。

人类白细胞抗原（human leucocyte antigen，HLA）是人类主要组织相容性复合物，作为不同个体免疫细胞相互识别的标志，具有非常重要的生物学功能。在人类白细胞膜上含有丰富的 HLA 分子，因此被称为人类白细胞抗原。由于 HLA 能够反映接收器官移植的受者和提供移植器官的供者之间的组织相容性程度，与器官移植术后的排斥反应密切相关，故又将 HLA 称为移植抗原，目前已知与器官移植排斥反应关系最为密切的主要是 HLA 一类抗原的 A、B 位点和 HLA 二类抗原的 DR 位点，每个位点均有两个抗原表达，一个来自父亲的基因，一个来自母亲的基因。因此，在进行移植手术前，必须对移植受者和供者外周血中淋巴细胞膜上的 HLA-A、B、DR 三个位点六个抗原进行检测，根据检测结果选择与 HLA 最相配的受者和供者进行移植。

HLA 检测常用的技术有 PCR-RFLP、序列特异性寡核苷酸探针技术（PCR-SSOP）、序列特异性引物扩增技术（PCR-SSP）和扩增产物直接测序分型等。PCR-RFLP 和 PCR-SSOP 的共同特点是将扩增片段的引物设计在第 2 号外显子多态性核酸序列两端的保守部分，因此扩增出的片段包含了多态性序列。如果多态性序列正好构成一个限制性内切酶的酶切位点时，用 PCR-RFLP 技术可以很方便地做出分型。PCR-SSOP 分型技术是根据不同 HLA 基因位点中 DNA 的多态性序列设计合成一系列寡核苷酸探针，并将其固定在尼龙膜上。含有多态性序列的 PCR 扩增产物与探针杂交，若被测片段与某一探针能互补杂交，该探针的多态性序列即代表了被检个体的基因型。

（二）PCR 技术在法医学鉴定中的应用

HLA 复合体多基因位点的高度多态性是个体特异的终身遗传标记，在无血缘关系的人群中，HLA 基因型或表型完全相同的可能性几乎为零。由于亲代与子代之间 HLA 以单倍方式遗传，因此 HLA 分型曾经是法医学领域中个体识别和亲子鉴定的一个有力工具。

广泛存在于人类基因组中的 DNA 遗传标记亦具有个体特异性。检测这些遗传标记目前已经成为个体识别和亲子鉴定的主要手段，检测的主要短串联重复（short tandem repeat，STR）序列位点包括 D3S1358、D5S818、D7S820、D8S1179、D13S317、D18S51、D21S11、VWA、FGA 和 AMEL，候补位点包括 D16S539、THOI、TPOX 和 CSF1PO 等。检测这些位点的技术是对各位点作 PCR 扩增后，在 DNA 自动测序仪上用 GenoType 软件测定扩增产物的片段大小以判断等位基因型别。

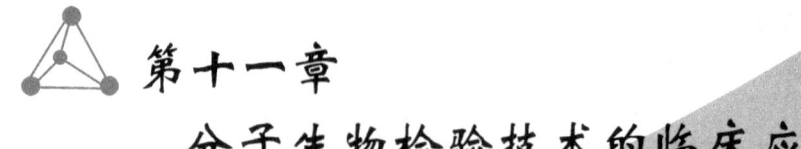

第十一章 分子生物检验技术的临床应用

第一节 细菌感染性疾病的分子生物学检验

在感染性疾病中，除了病毒感染性疾病外，另一大类就是由细菌感染导致的细菌感染性疾病。细菌感染性疾病的分子生物学检验是指利用分子生物学方法对病原菌的特异性生物大分子（DNA、RNA及特异性蛋白质分子）进行检测，为疾病的诊断、治疗提供信息。与传统方法相比，细菌感染的分子生物学检验在以下各方面显示巨大的优势：①适用于检测不能或不易培养、生长缓慢的病原菌；②通过扩增细菌基因组的保守序列（如16SrRNA基因等），可以实现对感染细菌的广谱快速检测；③可以对细菌进行基因分型，有利于病原菌的鉴定及分子流行病学调查；④检测病原菌耐药基因，为细菌感染性疾病的临床诊治、疗效评价提供科学依据等。

病原菌的分子生物学检验技术主要包括PCR及其衍生技术（包括SDA、NASBA、TMA及bDNA等）、定量PCR、核酸分子杂交、DNA测序及基因芯片技术等。近年来，脉冲场凝胶电泳（PFGE）、随机引物扩增多态性DNA分析（RAPD）、基质辅助激光解吸电离飞行时间质谱（MALDI-TOF-MS）技术及变性高效液相色谱（DHPLC）等一系列新技术也已逐步应用于病原菌的分类鉴定及基因分型。目前已有18种有关细菌核酸及耐药基因检测试剂盒在国家市场监督管理总局（CFDA）注册而用于临床。

一、细菌感染的分子生物学检验策略

细菌感染的分子生物学检验以病原菌的核酸（DNA或RNA）或特异性蛋白质分子为检测对象，利用分子生物学技术检测病原菌的特异性核酸序列或蛋白质分子，不仅可以对病原菌的感染做出明确诊断，还可以对感染性病原体进行分型鉴定和耐药性检测。在细菌感染性疾病的分子生物学检验中，其诊断策略也可以分为以下两种：一般性检出策略，即只需要提供是否有某种病原菌的感染；完整检出策略，即不仅对病原菌感染做出诊断，还要进行病原菌的分型（包括亚型）和耐药性方面的检测。

（一）细菌感染的一般性检出策略

细菌感染性疾病的一般性检出策略就是指通过检验直接判断有无细菌感染和是何种细菌感染。检验的目标分子一般是病原菌的核酸，包括DNA和RNA（MALDI-TOF-MS技术检测的目标分子是细菌特异性蛋白质），利用分子生物学检验技术对病原菌核酸的特异性序列进行检测分析，确定病原菌的存在及种类。

（二）细菌感染的完整性检出策略

一般性检出策略所提供的病原菌的信息量较少，仅能够知道有无细菌感染及感染细菌种类，往往不能满足临床需要。例如，某些细菌由于存在不同的血清型，其致病能力有很大差别；另外，由于抗菌药

物的滥用，目前有很多细菌对抗菌药物产生了耐药性，如结核分枝杆菌耐药株的出现，严重影响抗结核治疗效果。一般性检出策略由于不能提供病原菌型别（包括变异株）、耐药性等方面的详细信息，将会影响细菌感染的临床诊疗过程。因此，对于病原菌的分子生物学检验，应该尽可能多地了解病原菌的相关信息，即采取完整性检出策略。不仅要对病原菌的存在与及病原菌的种类做出明确判断，而且还要能够诊断出带菌者和潜在性感染，并能对病原菌进行分类分型和耐药性鉴定。

细菌感染的一般性检出策略往往只是快速诊断病原菌的感染，为了得到更多的关于病原菌的信息，建议采取完整性检出策略，利用多种分子生物学检验技术对病原菌进行全面分析。

二、细菌感染的广谱分子生物学检测

近年来，随着微生物基因组学、蛋白质组学等基础研究的深入，以及有关核酸和蛋白质等生物大分子的高灵敏度检测技术的建立，为病原菌的检测提供了新的方法。通过细菌基因组保守序列或特异性蛋白质分子的检测，可以快速、准确地检测病原菌，对于临床细菌感染的及时诊断及有效治疗具有重要意义。本节主要介绍目前应用较为成熟广泛地16S rRNA基因序列分析和基质辅助激光解吸电离飞行时间质谱（MALDI-TOF-MS）等技术在细菌感染的广谱分子生物学检测中的应用。

（一）16S rRNA基因序列分析鉴定细菌

1. 细菌16S rRNA基因结构特征

16S rRNA基因编码原核生物核糖体小亚基rRNA（16SrRNA），长度约1 500 bp，存在于所有细菌及衣原体、立克次体、支原体、螺旋体、放线菌等原核生物的染色体基因中，不存在于病毒、真菌等非原核生物体内。其序列包含10个可变区和11个保守区，保守区为所有细菌共有，细菌间无差别；可变区因细菌而异，变异程度与细菌的系统发育密切相关。

2. 16S rRNA基因序列分析鉴定细菌原理

16S rRNA基因被称为细菌的"分子化石"。目前，几乎所有病原菌的16S rRNA基因测序均已完成，常被选择为细菌分类鉴定的靶基因。16S rRNA基因作为细菌分类鉴定的靶基因具有3个优点：①多拷贝：这使得针对该基因的分子生物学检测具有较高的灵敏度；②多信息：由可变区和保守区组成，可设计保守区的通用引物检测所有细菌，又能利用可变区序列检测特有细菌；③长度适中：长度约为1 500 bp，既能反映不同菌属之间的差异，又能利用测序技术较易得到其序列。基于16S rRNA基因设计通用引物，通过PCR扩增即可判断细菌的存在与否。通过对扩增产物序列分析，包括测序及对可变区进行分子杂交，可鉴定病原菌种类。目前本方法已应用于新生儿败血症、新生儿化脓性脑膜炎及慢性前列腺炎等细菌感染性疾病的检测。

3. 细菌16S-23S rRNA基因序列分析鉴定细菌

在利用细菌16S rRNA基因进行分类鉴定时，由于某些细菌种间差异较小，即使表型不同的细菌也有着相同的16S rRNA基因序列（如大肠埃希菌与宋内志贺菌、炭疽芽孢杆菌与蜡样芽孢杆菌等），这就限制了16S rRNA基因序列分析在临床上的广泛应用。近年来，细菌16S-23S rRNA基因也被选为靶基因，16S-23S rRNA基因是位于16S rRNA基因与23S rRNA基因之间的区间序列，具有高度变异及相对保守性。研究证实，16S-23S rRNA基因区间的进化率要高于16S rRNA基因10倍。因此，16S-23S rRNA基因区间具有更适合区分不同细菌的特点，它不但可以用于菌种间的鉴别，还可以用来分辨16S rRNA基因不能鉴别的非常接近的菌种和种内菌株。

4. 存在的主要问题

在利用细菌16S rRNA基因进行鉴定时，由于使用的是通用引物，这就要求在实验过程中要严格控制细菌污染，保证各环节的无菌操作，提高诊断的准确性和可靠性。此外，标本前处理是鉴定临床标本中病原微生物16S rRNA基因的最主要技术难点，如果标本前处理未能去除干扰因素提取到足量的核酸，将导致实验失败。同内外亦有对体液标本直接进行基因鉴定的报道，但大部分都仅限于脑脊髓液、玻璃体和关节液等干扰因素小的标本。

(二)基质辅助激光解吸电离飞行时间质谱技术鉴定细菌

随着基质辅助激光解吸电离飞行时间质谱（MALDI-TOF-MS）技术的不断发展与成熟、数据处理和图谱识别分析软件的开发应用以及大型微生物蛋白指纹质谱图数据库的建立与完善，MALDI-TOF-MS被广泛应用于各种微生物，特别是细菌和真菌的鉴定。

1. MALDI-TOF-MS技术鉴定细菌原理

（1）用于细菌鉴定的目标分析物：理论上，任何具有种属特异性的信息都可用于细菌鉴定。适用于MALDI-TOF-MS分析的标志物包括DNA/RNA、蛋白质、脂类、多糖等。目标分析物的选择要综合考虑其特异性，含量丰度，在不同生长环境、周期下的变异程度及结构稳定性等。由于蛋白质在细菌体内含量高，种类及结构和对稳定，且大多数蛋白质分子量处于非常适于MALDI-TOF-MS分析的范围，因此目前多采用蛋白质作为标志物。受管家基因调控且丰度较高的特异性保守蛋白-核糖体蛋白受外部环境压力影响较小，是基于MALDI-TOF-MS进行细菌鉴定的主要标志物。

（2）MALDI-TOF-MS蛋白质量指纹图谱：MALDI-TOF-MS鉴定细菌主要依据以下指标：① MALDI质谱图中一个质谱峰代表一种蛋白质；②不同种类微生物的蛋白质质谱峰谱（质荷比及丰度）在可检测质量范围内存在差异；③某些质谱峰具有可识别的属、种特异性，甚至存在亚种或血清型差异；④在相同的培养条件以及操作条件下，标志物具有良好的重现性。蛋白质质谱图存在种属特异性及可重现性是基于MALDI-TOF-MS的微生物鉴定的基础。一般而言，保守性核糖体蛋白谱差异在属水平较为明显，在种及以下水平这种差异越来越小，进行种内微生物鉴定时，可能导致错误结果。因此，鉴定微生物可应充分利用特异性蛋白质（标志物）和非特异性蛋白质信息，实际运用时多依据相对分子质量在2 000～20 000的全蛋白质质谱图，即蛋白质量指纹图谱（protein/peptide mass fingerprinting，PMF），将受检微生物PMF与数据库中已知微生物PMF进行比对，即可得到鉴定结果。

2. MALDI-TOF-MS技术鉴定细菌基本过程

进行质谱分析前，一般需对标本进行分离、培养以富集分析物。根据样品来源及分析成分不同，可采用不同方法分离、富集目标分析物，同时尽可能去除干扰物。菌落样品也可以不经任何处理，直接挑取菌落涂板用于质谱分析。

3. 存在的主要问题

虽然MALDI-TOF-MS在微生物鉴定领域显示了巨大优势，但该技术在许多方面仍有待完善与发展。第一，进行质谱分析前对细菌进行分离培养仍是必不可少的步骤，目前的数据分析系统仍难以准确识别微生物混合物。第二，虽然质谱分析本身具有很高的灵敏度，但相对于临床患者样本中的带菌量、样本成分的复杂性，其灵敏度还不足以对临床样本进行直接检测。因此，质谱分析前仍需进行微生物分离、培养以提高鉴定正确率及重现性。第三，由于种及种以下蛋白标志物差异越来越小，基于MALDI-TOF-MS的微生物鉴定系统的鉴别能力存在一定的局限性，主要表现在微生物鉴定系统对在进化过程中某些具有较近亲缘关系的微生物存在交叉或错误鉴定；对大多数菌株不能进行亚种、血清型鉴定；在微生物耐药性、细菌毒力及药物敏感性检测方面，还存在明显不足。第四，同一鉴定系统对不同种类微生物鉴定正确率变异较大，需不断完善数据库，提高鉴定重现性。

三、结核分枝杆菌

结核分枝杆菌（mycobacterium tuberculosis.TB），简称结核杆菌，于1882年由德国科学家Koch发现并证明是结核病的病原体。TB是一种细长略带弯曲的革兰阳性菌，菌体呈细长略弯曲，常聚集成团，用抗酸性染色被染成红色，对培养条件要求特殊，一般要经4～6周才出现肉眼可见的菌落。随着抗结核药物的不断发展和医疗卫生状况的改善，结核病的发病率和病死率曾大幅度下降。但20世纪80年代后，由于艾滋病（AIDS）的流行、TB耐药株的出现、免疫抑制剂的应用，以及吸毒、贫困及人口广泛流动等因素，全球范围内结核病的疫情死灰复燃。据世界卫生组织（WHO）统计，目前世界上有1/3的人感染了TB，每年有800万新患者出现，约300万人死于结核病，同时TB耐药菌株不断出现和传播造成TB耐药率不断上升，给结核病的治疗和控制带来严峻的挑战。

目前TB的常规检验方法包括痰涂片检验、培养法、结核菌素（PPD）试验及血清抗体检测等。痰涂片法阳性率低，且易受其他抗酸分枝杆菌的污染；由于TB生长缓慢，培养法难以满足临床上及时诊断与治疗的需要；PPD试验阳性也仅表示结核感染，并不一定代表患病。近年来发展起来的结核分枝杆菌感染T淋巴细胞斑点试验（T-SPOT TB）是检测分泌 γ-干扰素的结核特异性T淋巴细胞水平的实验方法，其在结核病诊断中的应用价值受到广泛关注。利用分子生物学技术检测TB具有快速、灵敏、特异的优点，尤其适用于TB感染的临床快速诊断及抗结核用药指导。

（一）结核分枝杆菌基因组结构特征

1998年，英国Sanger中心和法国Pasteur研究所合作完成了对结核分枝杆菌H37Rv菌株全基因组测序工作。TB基因组为环状双链DNA，大小为4.4 Mb，G + C含量高达65.6%，预测含4 411个开放阅读框（ORF），其中3 924个ORF被认为编码蛋白质，50个基因编码稳定的RNA。TB基因组表达产物中，40%为有功能的蛋白质产物，另44%与基因组其他信息有关，这当中大多是"保守且功能假定的序列"（即它们在其他细菌中也存在但其功能未知），还有16%则完全未知且仅存在于结核分枝杆菌和其他分枝杆菌属中。2002年，Camus等人根据新的实验数据和序列比对信息，对结核分枝杆菌H37Rv菌株的基因组进行重新分析并加以注释。他们在原先基础上又发现82个能够编码多肽的新基因，基于和已有基因组序列的比较以及来自其他文献的实验数据，确定了2 058个蛋白质的功能，预测出376个蛋白质与已知蛋白质不具同源性，是结核分枝杆菌所独有的。

（二）结核分枝杆菌的分子生物学检测方法

TB的分子生物学检测包括结核杆菌特异基因检测和耐药基因检测。

1. TB特异基因检测方法

目前国内最常用的TB分子生物学检测技术是基于对靶序列的扩增方法，主要包括常规PCR、定量PCR、SDA、核酸分子杂交、DNA测序及基因芯片技术等方法。PCR扩增所选靶序列主要有65 kD抗原基因、MPB蛋白基因、rRNA基因、TBIS6110插入序列、染色体DNA的重复序列等。扩增产物可用核酸杂交法进一步鉴定产物的特异性。目前已有多种针对TB的分子生物学检测试剂盒经CFDA批准用于临床。

（1）定量PCR：常规PCR方法检测TB由于容易发生交叉污染及非特异性扩增，会导致检验结果假阳性。另一方面，如果样本前处理和DNA抽提方法不当等原因，又会导致假阴性的产生。定量PCR技术灵敏度高，同时结合荧光探针杂交，特异性好，方便快速，因此目前实时荧光定量PCR技术是最常用的TB分子检测方法。

（2）链替代扩增技术：链替代扩增技术（SDA）是种基于酶促反应的DNA体外等温扩增技术，采用SDA技术检测结核杆菌时，以IS6110和16S rRNA基因为扩增靶点，方法特异性较好。

（3）线性探针杂交法：线性探针杂交法（line probe assay，LPA）利用生物素标记的引物，特异性扩增TB的靶序列，将标记有生物素的扩增产物与固定在薄膜检测条上的特异性寡核苷酸探针反向杂交，加入标记有碱性磷酸酶的链霉亲和素，与杂交产物上的生物素结合，最后加入显色底物，检测结核杆菌。目前已有比利时和德国生产的两种该方法试剂盒供临床使用。

（4）焦磷酸测序：焦磷酸测序是一种新型的酶联级联测序技术，非常适合于已知短序列的序列分析，其重复性和准确性均较好，而且速度较双脱氧测序法大大提高。焦磷酸测序能对大量样本实现低成本、适时、快速、直观的单核苷酸多态性研究，广泛用于微生物的鉴定分型等。

（5）基因芯片：基因芯片技术检测TB主要是以结核分枝杆菌16S rRNA基因和耐药基因为检测对象，基因芯片由于具有高通量的优势，可以实现对TB分类鉴定及耐药基因的快速检测，但由于检测成本较高及仪器设备昂贵限制了其临床应用。

（6）Xpert全自动结核杆菌检测技术：该技术由美国加州一家公司开发，其生产的Xpert MTB/RIF检测试剂盒是一种全自动核酸扩增与检测技术，该方法以半巢式荧光定量PCR技术为基础，能够直接从患者痰液中同时检测TB以及利福平耐药基因rpoB，整个检测过程自动化，时间不超过2 h。2010年，

WHO认可推荐了Xpert MTB/RIF检测技术在结核病防治规划中的应用,并于2011年发布了相关指导性文件。Xpert MTB/RIF技术被认为是目前最先进的一种检测TB及其耐药性的方法。

(7)RT-PCR检测TB活菌:由于上述分子生物学检测方法是基于对TB DNA的扩增,对TB活菌或死菌的检测结果都会是阳性,无法鉴定死菌和活菌。由于细菌mRNA半衰期很短,因此TB mRNA被认为是活菌检测的理想分子标志物。α抗原85B(Ag85B)是分枝杆菌Ag85抗原复合体的主要组成部分,是一种纤维素结合蛋白,在结核分枝杆菌中呈高水平表达。Hellyer等人以编码结核杆菌85B蛋白的mRNA为靶序列,利用RT-PCR技术检测结核分枝杆菌mRNA,用于结核分枝杆菌活菌检测。但因其对样本处理要求较高,目前仍难以在临床上推广应用。

2. TB的耐药基因检测

(1)TB耐药检测意义:近年来,由于TB耐药菌株的不断出现和传播造成耐药结核病的流行,特别是耐多药结核病(multidrug-resistant tuberculosis,MDR-TB)的增加,给结核病的防治带来严峻挑战。WHO 2008年资料显示,全球结核病总耐药率为20.0%,耐多药率为5.3%,估计全球耐多药结核病为50万例,主要分布在亚洲、东欧、南美及南非。我国是被WHO认定的27个耐药高负担国家之一,有1/5~1/4耐多药结核病患者发生在中国,我国肺结核患者中耐多药率为8.3%。由于实验室诊断能力有限,这27个耐药高负担国家中的耐药结核患者只有1%能够被诊断出来,大多数耐药结核患者得不到合理治疗,加重了耐药结核病的流行,大大增加了治疗时间与治疗成本。因此,准确检测诊断TB耐药性是控制耐药结核病流行、提高临床治疗效果的关键。

(2)TB的耐药机制:TB产生耐药性的分子机制主要是其染色体特定基因变异(包括插入、缺失、置换等)所导致。利福平、异烟肼、链霉素、吡嗪酰胺和乙胺丁醇等是防治结核病的一线药物,在结核病临床治疗中均可以产生耐药。TB耐药相关基因主要是一些编码代谢酶、16S rRNA等基因,这些基因的突变造成结核分枝杆菌产生耐药性。常见结核分枝杆菌耐药相关基因及功能见表11-1。

表11-1 常见结核分枝杆菌耐药相关基因

药物	耐药基因	功能
利福平	rpoB	细菌RNA聚合酶β亚基
异烟肼	KatG	过氧化氢酶—过氧化物酶
	InhA	烯酰基还原酶
	AhpC	烷基过氧化氢酶还原酶
	kasA	酰基运载蛋白合成酶
链霉素	RpsL	核糖体S12蛋白
	rrs	16S rRNA
吡嗪酰胺	ponA	吡嗪酰胺酶
乙胺丁醇	embB	糖基转移酶
氟喹诺酮	gyrA,gyrB	DNA旋转酶
卷曲霉素	Rrs	16SrRNA
	TlyA	rRNA甲基转移酶
阿米卡星	rrs	16S rRNA

(3)TB耐药基因检测方法:上述检测TB的分子生物学检验技术都可以用于检测TB的耐药基因。只需要将检测的靶序列选择为利福平、异烟肼、链霉素、吡嗪酰胺和乙胺丁醇等药物的耐药基因,如rpoB、inhA、KatG、ahpC、rpsL、rrs、pncA及embB等,检测其突变位点。常用的方法包括定量PCR、线性探针杂交法、焦磷酸测序、Xpert技术以及基因芯片技术等。

(三)分子生物学检验的临床意义

虽然根据病史、痰涂片抗酸染色、免疫学检测TB抗原或抗体及胸片等可对大多数患者做出正确的临床诊断，但对部分患者仍可能造成误诊或漏诊。分子化物学检验技术为 TB 的临床诊断提供了一种快速、准确的诊断方法，具有重要临床意义：① TB 属于难培养的微生物，利用分子生物学检验克服了 TB 培养需时间长、痰涂片检查阳性率低的缺点，提高了临床检测的阳性率和准确性，能快速、早期诊断 TB 感染。② 能将 TB 与其他分枝杆菌区分，痰或支气管灌洗液 TB DNA 检测可辅助诊断肺结核病。血标本 TB DNA 检测可辅助诊断播散性结核和各脏器的结核病。脑脊液 TB DNA 检测可辅助诊断中枢神经系统结核病。宫颈拭子或尿道拭子 TB DNA 检测可辅助诊断泌尿生殖道结核病。③ 对于快速筛查结核分枝杆菌耐药突变以及制订相应的治疗方案，从而降低耐药菌株在人群中的传播均有十分积极的意义。④ 在抗结核治疗中，采用分子生物学检验技术定期检测，可评价抗结核药物疗效。

四、淋病奈瑟菌

淋病奈瑟菌（neisseria gonorrhoeae，NG）简称淋球菌，是淋病的病原菌，属奈瑟菌属。淋球菌革兰染色阴性，是严格的人体寄生菌，寄居在尿道黏膜。淋病的发生主要是通过与淋病患者或淋球菌携带者的性接触而引起，也可以经污染的用具的接触而间接感染。男性可引起尿道炎、慢性前列腺炎、精囊炎、副睾丸炎等，女性可引起阴道炎、宫颈炎、子宫内膜炎等，胎儿经过淋病性阴道炎的产道可得淋病性结膜炎、幼女阴道炎等。NG 的慢性感染常是不育症的原因，侵入血液可致关节炎、心内膜炎和脑膜炎等，甚至危及生命。

由于淋病的临床表现缺乏特异性，其确诊主要依靠实验室检查。目前，实验室诊断 NG 感染的方法有：① 传统的涂片染色法，该法敏感性低，在女性患者中检出率仅 50% 左右，也不能确诊；② 分离培养法，该法对标本和培养基营养要求高，出结果慢，且阳性检出率受影响因素多，难以满足临床要求；③ 免疫学方法，无论是荧光法还是酶染法，由于分泌物标本中的非特异性反应严重以及方法的稳定性和条性限制，使推广应用受限。而分子生物学方法敏感、特异，可直接从临床标本中检出含量很低的病原菌，适于 NG 的快速检测。

（一）淋病奈瑟菌基因组结构特征

淋病奈瑟菌 FA1090 基因组为环状 DNA，长度为 2.15 Mb，其中 G + C 含量为 52.68%，编码区占总长度的 78%。淋病奈瑟菌同本属其他细菌的同源性较低，但与脑膜炎球菌具有 80% 的同源序列。目前已明确功能的淋病奈瑟菌基因较少，对与药物抗性相关的一类基因了解较多，该基因族占整个基因组的 3%，主要是一类编码核糖体蛋白的基因，另外还包括一些编码外膜蛋白的基因。NG 中没有操纵子这种具有共同启动子的基因簇，每个基因有各自的启动序列，这和铜绿假单胞菌很相似。几乎所有 NG 都含有一至数个质粒，其中 2.6 MDa 质粒未鉴定出任何功能，属于隐蔽性质粒。24.5 MDa 质粒和大肠埃希菌的 F 因子类似，能在不同菌株间介导自身及耐药质粒的转移。此外，已从少数菌株中分离出多种耐药性质粒。96% 的淋球菌中都含有隐蔽性质粒，隐蔽性质粒序列长 4 207 bp，含有 10 个编码区，包括 cppA、cppB、cppC 和 ORF1-7。其中 cppB 基因除了存在于隐蔽性质粒中以外，在细菌染色体中也有一个拷贝存在。

（二）淋病奈瑟菌的分子生物学检测方法

NG 的分子生物学检测方法主要包括 PCR 法、LCR 法、定量 PCR 法、SDA 法及基因芯片等方法。

1. 淋病奈瑟菌的检测

（1）常规 PCR：CR 检测的靶序列包括隐蔽性质粒 cppB 区、染色体基因、胞嘧啶 DNA 甲基转移酶基因、透明蛋白（opa）基因、菌毛 DNA、16S rRNA 基因和 porA 假基因。

以胞嘧啶 DNA 不基转移酶基因为扩增靶序列，是早期应用于 PCR 的靶点之一，目前已有商业性检测淋病奈瑟菌试剂盒。随着该检测系统的广泛应用，发现以该基因为扩增靶目标的 PCR 敏感性较低，且存在与脑膜炎球菌、黄热病球菌等发生交叉反应而出现假阳性结果。由于 cppB 基因在某些淋病奈瑟菌株中拷贝数较低，可导致假阴性，目前认为 cppB 基因不宜作为 NG 基因扩增的靶位点。

porA 假基因存在于淋病奈瑟菌中，以 NG PorA 假基因为靶基因采用荧光定量 PCR 扩增该基因 132 bp 序列，能在一定程度上克服 cppB 基因的不足，具有较高的敏感性和特异性。Omp Ⅲ 和 opa 基因相对于其他靶基因位点发生重组的频率较低，opa 基因为多拷贝基因，有某些菌株可达 11 个该基因位点，以此作为靶基因设计引物可以有效提高 PCR 的敏感性。因此，采用多个靶基因进行 PCR 检测可提高敏感性。

以 16S rRNA 基因为扩增靶序列，由于该序列具有进化上的保守性，比较稳定，且在细胞内含量较高，特异性和敏感性都较高。现已有商业化的检测试剂盒，是美国食品药品监督管理局（FDA）规定用于检测男女尿液标本的方法，常作为淋病奈瑟菌检测的确诊试验。

（2）实时荧光定量 PCR：该技术是目前临床检测淋病奈瑟菌的主要分子生物学方法，实时荧光定量 PCR 检测淋球菌根据其所使用的荧光探针可分为 TaqMan 探针、MGB 探针、双杂交探针、分子信标和双链 DNA 交联荧光染料（SYBR Green Ⅰ）等，灵敏度高，特异性强。

（3）LCR：LCR 法检测淋球菌的靶基因主要有 opa 基因和 pilin 基因等。灵敏度及特异性均较高，而且操作简便，适用于大规模的性病普查。

2. 淋病奈瑟菌的耐药性检测

由于抗生素的不规范使用，NG 对抗生素的耐药率越来越高，其主要机制是由细菌染色体和质粒的相关基因变异而引起的。与 NG 耐药相关的基因主要包括：gyrA、parC（耐氟喹诺酮类）；penA、ponA（耐青霉素）；erm（耐大环内酯类药物）等。

3. 分子生物学检验的临床意义

淋病是发展中国家发病率较高的传染病之一，也是目前国内发病率最高的性病。感染 NG 初期，人体常无临床症状，但若得不到及时诊疗可能会导致严重的泌尿生殖道疾病，尤其是女性患者常导致盆腔炎或继发不孕不育。因此，及时准确诊断 NG 感染已成为治疗淋病的关键。培养法是诊断 NG 的"金标准"，适合大多数标本的检测，但费时，易受各个操作环节的影响。由于分子生物学诊断方法操作简单、快速、灵敏度高、特异性强，分子生物学技术为 NG 感染的诊断、分型及耐药基因检测提供了强有力的工具，可广泛用于：①淋病的快速诊断；②对分离培养的菌株进行鉴定和进一步分析，提高临床标本检测的阳性率和准确性；③对淋球菌菌株进行分子流行病学分析和流行病学调查等。对于淋病的确诊具有十分重要的意义。

五、O157 型大肠埃希菌

肠出血性大肠埃希菌（enterohemorrhage E. coli，EHEC）O157：H7 是近年来新发现的危害严重的肠道致病菌。其已知的主要毒力基因有黏附因子（eaeA）、志贺毒素（Shiga toxin，Stx1，Stx2）及溶血素（EHEC-hly）基因等，可引起人类出血性肠炎（HE）和溶血性尿毒综合征（HUS），后者的病死率很高。自 1982 年美国首次发现因该病原菌引起的食物中毒以来，相继在英国、加拿大、日本等多个国家出现 O157：H7 型大肠埃希菌感染性腹泻疫情的暴发或流行。我国自 1997 年以来在部分地区也发生了 O157：H7 型大肠埃希菌感染性腹泻的流行，O157：H7 型大肠埃希菌引起的感染性腹泻已成为世界性的公共卫生问题。O157：H7 到人肠埃希菌占肠出血性人肠埃希菌的 80%，除个别特性外，与其他人肠埃希菌的菌体形态、生理和生化特征基本相同。

（一）O157 型大肠埃希菌基因组结构特征

肠出血性大肠埃希菌 O157：H7 Sakai 株基因组全长 5.5 Mb，比非致病实验株 E.coli K-12 的基因组大 859 kb，其中 4.1 Mb 的保守骨架序列，剩下的 1.4 Mb 为 Sakai 株的特异性序列。Sakai 株染色体中包含 5 361 个 ORF，其中 1 632 个 ORF 在 E.coli K-12 是不存在的，369 个 ORF 是 Sakai 株特有的。Sakai 菌株能产生两个志贺毒素 Stx1 和 Stx2，并带有两个质粒 pO157 和 pOSAK1。编码上贺毒素 Stx1 和 Stx2 的基因在 2 个 λ 样噬菌体的区域，编码肠溶血素的基因在 pO157 质粒上。Sakai 株基因组上共有 24 个前噬菌体和前噬菌体样序列，占株特异性序列的一半以上提示噬菌体在 O157：H7 的进化过程中起重要作用。在 Sakai 株的基因组中还鉴定出大量的活动遗传因。

（二）O157 型大肠埃希菌的分子生物学检测方法

目前用于 O157：H7 型大肠埃希菌的分子生物学检测方法主要是基于 PCR 的方法，包括常规 PCR、多重PCR及实时定量PCR等。用于PCR检测的靶基因主要有志贺毒素Stx1（Shiga toxinl）和Stx2（Shiga toxin2）基因、溶血素（hlyAB）基因、黏附因子eae基因、O157抗原编码基因（rfbE）抗H抗原编码基因（fliC）等。此外，也有报道采用基因芯片技术检测O157：H7型大肠埃希菌。

（三）分子生物学检验的临床意义

O157：H7型大肠埃希菌常规的实验室诊断主要包括：细菌分离培养及生化鉴定、血清学鉴定、免疫学检测及Vero毒素检测等。由于O157：H7型大肠埃希菌培养的方法费时且结果易受环境因素影响，不适于疾病暴发时的大规模样品分析。分子生物学检验方法简便快速、灵敏度高、特异性好，可用于O157：H7型大肠埃希菌的早期诊断和流行病学调查，有利于尽快鉴定病原菌来源，及时防止细菌的扩散和维护公共卫生安全。

六、细菌耐药基因的检测

近年来，随着抗生素的大量使用，特别是第三代头孢菌素的不合理及广泛应用，细菌对抗生素的耐药问题已成为全球抗感染治疗领域面临的严峻问题。细菌耐药性的大量出现导致治疗失败、感染复发、增加昂贵抗生素及其他药物的使用等。而新抗生素的使用又使各种细菌对抗生素的耐药谱不断发生变化，经常以多重耐药为特点。应用分子生物学检验技术检测细菌耐药基因具有快速、特异、灵敏的优点，有助于指导临床用药和进行耐药菌的监控。

（一）细菌耐药性产生的机制

细菌对抗生素的耐药有两种情况，一种是天然耐药，即细菌种属所固有的耐药，它是细菌在长期进化过程中，为适应环境而获得了抵抗不利因素的能力。这种耐药是由细菌染色体基因决定，代代相传不会改变，对某一类或者两类相似的抗菌药物耐药。如大多数革兰阴性杆菌耐万古霉素和甲氧西林、肠球菌耐头孢菌素以及厌氧菌耐氨基糖苷类药物等。另一种是获得性耐药，获得性耐药是由于细菌与抗生素接触后，由质粒、染色体及转座子介导，通过改变细菌自身结构或对药物的代谢途径，使其不被抗生素杀灭，也是最多见、最主要的耐药形式。

细菌耐药性产生的分子机制十分复杂，主要包括：①产生灭活酶和钝化酶；②抗菌药物渗透障碍；③主动外排耐药机制；④药物作用靶位的改变；⑤细菌产蛋白保护药物作用靶位而耐药等。

（二）细菌耐药基因的分子生物学检测方法

细菌耐药性的检测可以分为常规表型检测（即药敏试验）和耐药基因检测。常规药敏试验首先需要通过培养的方法从临床标本中分离到菌株，而许多生长较慢和不易培养的细菌，是无法通过常规药敏试验检测其耐药性的。利用分子生物学检测方法检测耐药基因，具有快速、特异、准确等常规方法所无法比拟的优点。临床上常检测的耐药基因见表11-2，常用检测方法如下。

表11-2 常见抗菌药物耐药相关基因

药物	耐药基因
氨基糖苷类	aac、aad、aph 等
β-内酰胺	mecA、ampC、bla_{SHV}、bla_{TEM}、bla_{PER}、bla_{OXA}、bla_{KPC}、bla_{IMP} 等
氯霉素	calA、flo、cat 等
糖苷类	vanA、vanB、vanC、vanD、vanE、vanG 等
大环内酯类等	ermA、ermB、ermC、ermG、ereA、ereB、mefA、mphA 等
喹诺酮类	gyrA、gyrB、parC、parE 等
磺胺	sulA、sulI
甲氧苄啶	dhfr Ⅷ、dfr Ⅰ、dfr9、dfrA

1. PCR

目前应用最多的检测耐药基因的分子生物学方法是基于PCR的一系列方法，检测的靶序列应当是耐药基因的编码区域。具体方法包括 PCR-SSCP、PCR-RFLP、定量 PCR、免疫杂交 PCR 等。其中以定量 PCR 应用最为广泛，目前已有数种检测结核分枝杆菌的定量 PCR 试剂盒应用于临床。

2. 核酸分子杂交

核酸探针所选序列应位于耐药基因的开放阅读框内。核酸杂交特异性好，不需特殊仪器，但方法较烦琐。如用核酸杂交技术可检测出耐万古霉素肠球菌的 vanA、vanB、vanC 与流感嗜血杆菌耐三甲氧嘧啶的 fo1H 等耐药基因。

3. 基因芯片

很多细菌耐药机制复杂，常有多重耐药，如结核分枝杆菌、大肠埃希菌、肺炎克雷伯菌等，可采用基因芯片技术在同一载体上进行多个耐药基因检测。目前已有集检测氨基糖苷类、甲氧苄啶、磺胺类、四环类、β-内酰胺类以及新的广谱 β-内酰胺类耐药基因等 47 个耐药基因于一体的基因芯片技术。该技术不仅可有效地鉴定病原菌，而且由于其明确了被鉴定病原菌的耐药性状，可为临床及时合理选用抗菌药提供参考。基因芯片的高通量特点将使之成为非常好的耐药性检测手段。目前因其样品处理和实验操作比较烦琐、价格昂贵，尚未在临床广泛应用。

4. DNA 测序

DNA 测序对于基因突变引起的耐药特别适用，已广泛用于喹洛酮类药物和抗结核杆菌药物的耐药基因的检测中。如大肠埃希菌耐喹洛酮类基因 gyrA 的扩增和测序，结核分枝杆菌耐利福平基因 rpoB 的扩增和测序。DNA 测序是目前公认的检测耐药细菌基因型的"金标准"，但该方法需要昂贵的仪器，并且操作费时、费用高，目前尚未在临床广泛使用。

（三）细菌耐药基因的分子生物学检测临床意义

分子生物学检验方法检测细菌耐药性具有其独特优势，目前细菌耐药基因的分子生物学检测其临床意义主要表现在：①指导临床治疗用药。如在耐甲氧西林的金黄色葡萄球菌（MRSA）中检测出 mecA 基因，临床上应首选万古霉素进行治疗。若在 MRSA 中检测出高水平的 β-内酰胺酶而无 mecA 基因，则指导临床可用半合成青霉素代替万古霉素。②精确控制医院或社区耐药菌株的流行。如检测出肠球菌 vanA 基因可有效预报多重耐药肠球菌的信息，而药物敏感试验不能区分该耐万古霉素肠球菌含有 vanA 或 vanB 耐药基因。③对生长缓慢或难以培养的微生物，直接测定耐药基因可比培养方法提前发药敏报告，在感染早期即可为临床提供细菌耐药的相关信息并指导用药，如检测出结核分枝杆菌 ropB 基因特定位点的突变即可指导临床不要使用利福平；katG 和 inhA 基因特定位点发生突变，则显示对异烟肼耐药；而 embB 基因第 306 位密码子突变则将导致对乙胺丁醇产生耐药等。

分子生物学检验方法检测细菌耐药性目前也存在一些不足。第一，当样品中菌量很少时，其敏感性会大大降低，需要发展更好的方法富集样品中的核酸量；第二，目前经国家市场监督管理总局（CFDA）批准使用的商品化的试剂盒仍然较少，而且仪器设备条件要求严格，检测费用较高；第三，目前仍有许多耐药分子机制是未知的，尚无法进行分子检测；第四，对许多耐药基因的检测方法，还缺乏多中心的临床对照研究以评价其准确性、重复性及临床应用价值。

七、细菌分子分型

细菌分型是指通过一定的实验方法对属于同一种或亚种的细菌分离株进行遗传特征分析，并结合分离菌株的流行病学资料，阐明被分析菌株间的遗传关系。细菌分型可以有效地对细菌传染性疾病病因溯源，明确疾病的传播途径，揭示菌株之间的遗传关系，区分是复发还是新的菌株引发的再感染，从而为细菌感染性疾病的预防、控制及临床诊断和治疗提供有效的依据。

目前用于细菌分型的方法主要包括传统的表型分型方法和基于 DNA 序列的基因分型方法两大类。表型分型方法主要包括生化分型、血清学分型、抗生素敏感性分型、噬菌体分型等传统的分型方法。但这些方法其分型能力、重复性及分辨力有限。基因分型方法即分子分型方法，是用分子生物学技术分析菌株间基因组的相似程度，从而弥补表型分型在分型能力、重复性及分辨力上的欠缺。基因分型方法与流行病学的方法有效结合，可以进一步解释细菌感染性疾病流行的内在规律、鉴别传染源与追踪传播路径。

1996年，由美国疾病预防控制中心发起建立了美国国家实验室分子分型监测网络-Pulse Net。Pulse Net网络依托各州监测实验室，通过分离的病原菌DNA"指纹图谱"分析以及网络化信息交流平台，发现传染病的跨地区和国际传播，开展传染病暴发流行的调查、追踪、溯源。2004年9月，由中国疾病预防控制中心（CDC）传染病预防控制所组织成立了我国细菌性传染病实验室分子分型监测网络（Pulse Net China），Pulse Net China旨在建立我国细菌分子分担监测的网络体系。

目前，常用的基于DNA序列的细菌分子分型方法包括：PFGE、多位点测序分型技术（multilocus sequence typing，MLST）、多位点可变数量串联重复序列分析（MLVA）、RAPD及重复序列聚合酶链式反应（Rep-PCR）等。在这些方法中，PFGE以其重复性好、分辨力强、结果稳定、易于标准化的优点，而被称为细菌分子生物学分型技术的"金标准"。

（一）脉冲场凝胶电泳

1. 脉冲场凝胶电泳技术原理

脉冲场凝胶电泳（pulsed-field gel electrophoresis，PFGE）技术是1984年由Schwartz和Cantor建立发展起来的，其基本原理是：采用多个电场交替地开启和关闭，使包埋在琼脂糖凝胶中的DNA分子的电泳方向随电场方向发生相应改变，一般较小的分子重新定向较快，在凝胶中移动快，大的DNA分子比小的DNA分子定向慢，在凝胶中移动比较慢，根据各DNA分子迁移距离的不同从而可以分离不同大小的DNA分子，通过比较核酸限制性内切酶图谱，进行细菌的分型。PFGE相较于其他方法有分辨率高、重复性好、结果稳定、易标准化的优点。

2. PFGE基本过程

主要包括：细菌培养与浓度测定，细菌的胶块包埋，细菌裂解与胶块清洗，胶块内DNA的酶切，然后经PFGE电泳获取图像，最后进行电泳图像分析和结果聚类分析。目前，Pulse Net China已公布了大肠埃希菌O157、沙门菌、痢疾杆菌、副溶血弧菌、霍乱弧菌、空肠弯曲菌及脑膜炎奈瑟菌的脉冲场凝胶电泳实验标准操作程序。

3. PFGE方法的局限与不足

PFGE已被广泛应用于菌株遗传关系比较、食源性疾病和自然疫源性疾病病因溯源、传染源追踪等各个方面。但是在实际的应用中仍然存在一些不足及需要改进的地方，主要表现在：①PFGE得到的仅仅是条带图谱，相同条带的基因序列也不一定相同，不同条带也不能认为它们是无关的，所以仅从图像上很难得出确切的结论，需要结合流行病学资料及其他方面的资料进行综合分析；②PFGE对实验条件及操作者的技术及熟练程度的要求比较高，实验室之间的结果比较难以开展；③PFGE的分析应当在菌株分离之后尽快进行，以免造成重排；④与普通的电泳相比，耗时是它的一大弊端，现经过改进后其电泳时间已经大大缩短，整个实验时间已缩短为4天；⑤实验用的器材以及试剂均比较昂贵。

（二）多位点可变数量串联重复序列分析

1. 多位点可变数量串联重复序列分析技术原理

多位点可变数量串联重复序列分析（multiple-locus variable number tandem repeat analysis，MLVA）是通过基因组中巧变数量串联重复序列（VNTR）的特征来实现对细菌的分型，具有简单、快速、通量高、分辨力强等特点。VNTR是存在于生物染色体中由短片段DNA序列头尾串联重复组成的重复DNA片段，其重复的次数在不同个体间存在高度的可变性，对不同可变位点重复序列重复次数的准确测定可用于生物的个体识别。VNTR位点由中间的核心区和外围的侧翼区组成，核心区含有两个或两个以上头尾串联重复的短片段DNA序列，每个重复片段长度6~40 bp，重复次数在几次至几百次不等，VNTR的多态性主要来自串联重复序列重复次数不同。同一种属的细菌之间表现为侧翼区相似而串联重复片段的重复次数不等，通过多重PCR方法对细菌染色体上多个VNTR位点进行扩增，并结合毛细管电泳方法精确测定VNTR位点的重复次数，而后通过聚类软性（如Bionumerics）对不同菌株VNTR位点重复次数进行聚类分析，以确定不同菌株间的亲缘进化关系。

2. MLVA 技术的特点

MLVA 技术具有以下优点：①实验设计方便易行，由于相应序列分析软性的开发及数据库的不断完善，通过软性即可在较短时间内完成实验设计；②实验操作简便快速，MLVA 方法是通过 PCR 扩增 VNTR 位点，由毛细管电泳分析重复序列的拷贝数，整个过程可在数小时内完成，且可以实现高通量分析；③提供数字化的实验结果，便于实验室间比对。美国疾病预防控制中心已将 MLVA 方法列为 Pulse Net 中仅次于 PFGE 的细菌分子分型方法。为了保证结果的重现性以及实验室间分析数据的可比性，Pulse Net 针对几种目的细菌制定了一套完整的标准操作程序，包括试剂的供应商、试剂的配制、电泳仪的选用以及工作条性等，标准化程序涉及 MLVA 过程的各个方面，通过严格的程序和质量控制，来实现结果的高重现性。目前，Pulse Net 已公布针对 O157 产志贺毒素大肠埃希菌、鼠伤寒沙门菌和肠炎沙门菌 MLVA 分析的标准化程序。

3. MLVA 技术的不足

MLVA 技术本身也存在一些不足：①难以设计高质量特异性引物。MLVA 引物设计首先需要全基因组序列信息。目前，同一种细菌已公布的参考菌株全因组序列太少，而不同种属菌株的侧翼区多态性较高，从而较难设计出与侧翼区相匹配的特异性较好的引物，因此 PCR 反应过程中会存在一些交叉反应，有扩增干扰和重复数确定干扰等现象发生。②采用不同仪器和电泳方法得到的实验结果间还不具有可比性，提高结果可比性是未来工作的重点。③标准物质的应用。目前，美国 Pulse Net 中 MLVA 的标准化程序主要通过标准化实验流程和实验设备来实现，如未来可建立针对 MLVA 实验的标准菌株，可更大程度上简化实验的标准化控制，有利于 MLVA 技术在不同实验室中推广应用。

第二节 真菌及其他感染性疾病的分子生物学检验

感染性疾病（infectious diseases）是人类常见的一大类疾病，由病原生物感染机体所致，主要包括细菌、病毒、真菌、原虫等病原体感染，严重威胁着人类健康。针对病原体感染的检测，传统的培养法、血清学方法和组织学方法已被广泛应用，但通常耗时长、阳性率较低。随着分子生物学技术的发展和成熟，聚合酶链式反应（PCR）及一系列以 PCR 技术为基础的衍生新技术、核酸分子杂交及基因芯片等技术被广泛研究并应用于病原体检测的临床实践，弥补了传统方法的不足，实现了病原体的鉴定从病原体表型到基因型的转变，突显出广阔的应用前景。

一、真菌的分子生物学检验

真菌（fungus）是一类真核细胞型微生物，广泛存在于自然界，种类繁多，其中绝大多数对人类无害，与人类疾病有关的约 400 余种。就医学真菌而言，根据其入侵组织部位深浅的不同，临床上把病原性真菌分为浅部真菌和深部真菌，前者主要包括表面感染真菌、皮肤癣真菌和皮下组织感染真菌，多侵犯皮肤、毛发、指甲、皮下组织，对治疗有顽固性，但对机体的影响相对较小；后者主要有假丝酵母菌、隐球菌、曲霉菌等，可侵犯深部组织和内脏，严重的可致死亡。近年，随着高效广谱抗生素、激素、免疫抑制剂和抗肿瘤药物的广泛使用，致使机体免疫功能下降，条件致病菌感染机会不断上升，同时新的菌种不断涌现，真菌病的发病率有明显攀升趋势，因此快速而准确地诊断是否感染及感染菌种对指导临床治疗至关重要。针对不同真菌基因组特征的分子生物学检测方法应运而生。

（一）白假丝酵母菌的分子生物检验

白假丝酵母菌（candida albicans），俗称白色念珠菌，为人体正常菌群之一，通常存在于人的口腔、上呼吸道、肠道和阴道黏膜上，当机体发生正常菌群失调或抵抗力降低时，可引起各种念珠菌病，以鹅口疮和酵母菌性阴道炎最常见。白假丝酵母菌是一种重要的条件致病菌，其致病性是假丝酵母菌中最强的，长期进化压力，特别是广谱抗菌药的选择，使白假丝酵母菌出现了不同的型别，临床上白假丝酵母菌引起的感染呈明显上升趋势，耐药现象也日益突出。

1. 白假丝酵母菌的基因组结构特征

白假丝酵母菌是二倍体真菌，其基因组长度约为 16 Mb（单倍体），有八对同源染色体；核型可变，电泳核型分析大小在 0.5~2.8 Mb 之间；基因组中有 6 419 个开放阅读框架（open reading frame, ORF），其中 5 918 个 ORF 编码蛋白质；基因组中存在高度重复序列，结构基因中内含子较少；含有 34 个 Sfi I 酶切位点；遗传密码不完全遵循通用性，大约 2/3 的 ORF 中 CUG 密码子编码丝氨酸，而不是通用的亮氨酸；功能基因不均匀地分布在八对染色体上，目前已克隆鉴定的功能基因大约有几百种，包括致病相关基因和耐药基因。

白假丝酵母菌基因组的一个重要特点是能够产生遗传多样性，包括染色体长度多态性和单核苷酸多态性，其中点突变频率大约是 1/273，远高于人类基因组和其他真核生物基因组。遗传多样性导致了表型变化或耐药。

2. 白假丝酵母菌的分子生物学检验

（1）PCR 技术：用于早期诊断和基因分型鉴定。PCR 技术应用于假丝酵母菌诊断研究，主要采用真菌核糖体 RNA 基因（rDNA）片段作为靶基因，因为核糖体 DNA 基因序列为多拷贝基因，且高度保守，故是 PCR 扩增常用的靶位。一般来说，5.8S rDNA、18S rDNA 和 28S rDNA 保守区序列分析适合于属间水平的鉴定；而 rDNA 保守序列的内转录间隔区（internal transcription spacer, ITS）ITS I/ITS II 可变性很大，具有一定种间特异性和种内保守性而被作为种间鉴定的靶点。

① FQ-PCR：FQ-PCR 技术通常应用真菌通用引物扩增 ITS 区域，结合分析 ITS 序列的溶解曲线，对临床标本中假丝酵母菌进行快速检测和鉴定。常用的引物序列为：上游引物 5'-GCTAAGGTGTTAGGGGTAT-3'；下游引物 5'TGACGCTGAGGGTGAAA-3'；扩增产物长度为 257 bp。

② PCR-ASO：这是多重 PCR 技术与特异性寡核苷酸探针反向斑点杂交技术相联合的新型检测技术。先用通用引物检测范围内的真菌，再根据真菌保守区内的可变区序列设计种特异性寡核苷酸探针，将探针加尾后固定于膜上，然后将膜上的探针与标记的 PCR 产物杂交，因为反向杂交可将多种探针同时固定于同一张膜上，这样可以一次检测多种医学真菌。鉴定白假丝酵母菌可用探针序列：5'-TAGGTTTTACCAACTCGGTGTTGAT-3'。

（2）DNA 指纹分析技术：包括 RFLP、RAPD、AFLP、脉冲电泳核型分析（pulsed field gelelectrophoresis, PFGE）和微卫星 DNA 多态性分析等，可用于比较不同菌株之间基因组多态性，进行基因分型鉴定和流行病学调查。

① RFLP：该技术首先用 PCR 扩增 5.8S rDNA 和 ITS 区，限制性核酸内切酶 Hae III 消化扩增产物，然后酶切产物经琼脂糖凝胶电泳或聚丙烯酰胺凝胶电泳，进行片段长度多态性分析。酶切图谱具有菌种或菌株特异性，据此鉴定、分型。如采用上游引物 5'-TCCGTAGGT-GAACGTGCGG-3' 和下游引物 5'-TCCTCCGCTTATTGATATGC-3' 扩增白假丝酵母菌 DNA 的 ITS 区，扩增产物长度为 520 bp，经 Hae III 酶切 PCR 产物，经琼脂糖凝胶电泳鉴定产生 90 bp 和 430 bp 的两个片段，而其他真菌无 Hae III 酶切位点（Hae III 识别序列及裂解位点为 5'…GG/CC…3'）。

② RAPD：RAPD 分析技术是利用随机合成的寡核苷酸片段作为引物，通过 PCR 扩增目的基因组 DNA，经凝胶电泳分析扩增产物 DNA 片段的多态性，与参照株比对，即可鉴定不同真菌，若两个菌体 DNA 扩增产物的电泳图谱相同，则证明是同型，若电泳图谱不同，则为不同类型。该法不需要专门设计特异性引物，随机设计长度为 10 个碱基的核苷酸序列即可（如 5'-GCGATCCCCA-3'），且可以检测出 RFLP 标记不能检测的重复顺序区。

③ 扩增片段长度多态性：AFLP 是 RFLP 与 PCR 相结合的产物，其首先对基因组 DNA 进行双酶切（如 Eco R I/Mse I 或 Bam H1/Pst I），形成分子量大小不同的随机限制片段；使用特定的双链人工接头与酶切片段连接作为 PCR 扩增反应的模板；再用含有选择性碱基的引物进行 PCR 扩增，根据扩增片段长度多态性的比较分析，用于基因分型与鉴定。AFLP 结合了 RFLP 和 RAPD 两种技术的优点。

④ 脉冲电泳核型分析：电泳核型分析是应用脉冲电泳方法发展起来的一种新的实验技术，把完整的染色体包埋在低熔点的琼脂糖凝胶中，在脉冲电场下，依赖染色体的大小和立体结构而使完整的染

色体通过在凝胶中迁移的速度不同，把基因组分离成染色体带，这就是所谓的电泳核型（electrophoretic karyotype）。该技术可用于真菌染色体数目及基因组的测定和染色体 DNA 长度多态性分析。

⑤微卫星 DNA 多态性分析：微卫星 DNA 多态性是由重复单元拷贝数的变异而引起的 DNA 分子多态，每个重复单元长度在 1～6 bp 之间。微卫星 DNA 广泛分布于真菌基因组中，基本单元重复次数在不同基因型中差别很大，呈现长度多态性。微卫星 DNA 多态性检测容易、重复性好、适用于自动化分析。

（3）DNA 序列分析：真菌小亚基 rRNA 的编码基因 rDNA 是常用于测序分析的靶基因，既可用于真菌通用引物的设计，也可用于真菌种间的鉴别。真菌的蛋白编码基因序列也是检测的靶位点之一，可用于分析由于基因突变引起的耐药性。

（4）基因芯片技术：基因芯片可被理解为一种反向杂交，能够同时平行分析数万个基因，进行高通量筛选和检测分析。随着对真菌基因组研究的不断深入，基因芯片探针的种类越来越丰富，不仅可以进行分类、鉴定，还可应用于筛选针对治疗药物产生耐药性的相关基因。

3. 分子生物学检验的临床意义

传统的检测方法主要为血培养和组织活检，但血培养耗时长、阳性率较低，组织活检取材困难且常常缺乏典型改变，影响早期及正确诊断。目前应用于临床的血清学检测方法主要是检测血液循环中的抗原，包括 β-D-1,3 葡聚糖（BDG）和半乳甘露聚糖（GM）等。血清学方法方便快速，然而不能精确到真菌的种。

应用分子生物学技术检测白假丝酵母菌具有简便、快速、灵敏、特异的优点，适合于白假丝酵母菌感染的早期诊断。基于真菌 DNA 序列差异建立的基因分型方法已被证明是菌株分型鉴定的有效方法。基因分型弥补了表型分型的不足，更为敏感、稳定、准确。基因芯片技术和 DNA 测序技术的应用，许多耐药相关基因相继被发现，为指导临床用药提供了依据。

（二）新生隐球菌的分子生物学检验

新生隐球菌（cryptococcus neoformans）是隐球菌属的重要条件致病性深部真菌，属环境腐生菌，其经呼吸道、消化道等侵入人体，主要侵犯人中枢神经系统或肺脏，引起新生隐球菌性脑膜炎或肺炎。

根据新生隐球菌形态学和生化特征的差异，将新生隐球菌分成 3 个变种；据细胞外膜荚膜多糖的抗原性差异，分为 A、B、C、D 和 AD 型 5 个型。即新生变种（血清型 D）、格鲁比（C. grubii）变种（血清型 A）、格特变种（血清型 B、C），AD 则为格鲁比变种和新生变种的杂合体。A、D 和 AD 血清型的新生隐球菌在世界范围内广泛分布，主要感染免疫缺陷人群（尤其是艾滋病患者）；新生隐球菌的格特变种则可引起健康个体感染，主要见于热带和亚热带地域。新生隐球菌病易发于细胞免疫功能受损的人群。近年来，该菌的感染率呈明显上升趋势，患者预后凶险，病死率高，是人类面临的一种严重真菌病。

1. 新生隐球菌的基因组结构特征

新生隐球菌为单倍体，有 14 条染色体，基因组大小约为 20 Mb，编码基因约 6 570 个。目前，全球范围内的新生隐球菌分为 8 种主要的基因型，即 VNI、VNⅡ、VNⅢ、VNⅣ、VGI、VGⅡ、VGⅢ 和 VGⅣ，基因型、变种与血清型的对应关系是 VNI 和 VNⅡ（格鲁比变种，血清型 A）；VNⅢ（AD 杂合体，血清型 AD）；VNⅣ（新生变种，血清型 D）；VGI、VGⅡ、VGⅢ 和 VGⅣ（格特变种，血清型 B 和 C）。不同基因型菌株间存在较大的遗传变异，同一基因型菌株内遗传相似度很高。新生隐球菌主要基因型的地域分布和致病特点存在明显差异。

2. 新生隐球菌的分子生物学检验

（1）PCR 技术：PCR 技术是新生隐球菌分子生物学检验常用的方法，其中 FQ-PCR、巢式 PCR 应用较多，常扩增的目的片段是 rDNA 的复合体。常用的引物序列为：上游引物 5'-ATCACCTTCCCACTAACACAT-3'；下游引物 5'-GAAGGGCATGCCTGTTTGAGAG-3'；扩增产物长度为 257 bp。

（2）斑点杂交：应用标记后的特异性探针与待检标本中的 DNA 或 PCR 产物进行斑点杂交，检测新生隐球菌。探针序列：5'-TGGTCAAGCAAACGTTTAAGT-3'。

（3）PCR-RFLP：PCR 联合 RFLP 分析，可用于临床常规快速诊断，也适用于流行病学中群体调查分析。

3. 分子生物学检验的临床意义

常规墨汁染色可发现隐球菌，但极易误诊，真菌培养仍然是确诊的"金标准"，但培养的阳性率低；血清学检测隐球菌荚膜多糖特异性抗原，已作为临床常规的诊断方法，具有较高的检测特异性和敏感性。

分子生物学方法不仅可以特异性地检测出新生隐球菌，还可以区别变种，对于了解新生隐球菌临床株在变种水平的分布及其基因特征具有重要意义。

二、衣原体的分子生物学检验

衣原体是一类严格细胞内寄生的原核微生物，包括沙眼衣原体（chlamydia trachomatis）、肺炎衣原体（chlamydia pneumoniae）、鼠衣原体（chlamydia muridarum）、豚鼠衣原体（caviae）和鹦鹉热衣原体（chlamydia psittaci）。引起人类感染的主要是沙眼衣原体和肺炎衣原体。沙眼衣原体不仅可致眼部疾病，也是导致世界范围内的性传播疾病（sexually transmitted dis-ease, STD）最为普遍的因素，能够引发尿道炎、宫颈炎、盆腔炎、异位妊娠、输卵管性不孕等各种综合征，世界卫生组织报道每年由沙眼衣原体引起的性传播新增病例高达9 000万。肺炎衣原体是一种流传广泛的呼吸系统感染的病原体，慢性感染增加了动脉粥样硬化、脑血管以及慢性肺部疾病发生的危险性。

（一）沙眼衣原体的分子生物学检验

人类是沙眼衣原体（chlamvciia trachomatis，CT）的2个生物变种（沙眼生物变种和性病淋巴肉芽肿生物变种）的自然宿主，与人类疾病密切相关，其主要寄生于机体黏膜上皮细胞。目前，根据CT主要外膜蛋白（major outer membrane protein，MOMP）的抗原部分的差异，将CT分为18个血清型：在沙眼生物变种中，血清型A、B、Ba、C型可引起沙眼，并可致盲，而D、E、F、G、H、I、J、K型则可致包涵体眼结膜炎、新生儿肺炎及非淋菌性尿道炎等；在性病淋巴肉芽肿生物变种中，血清型L1、L2、L3型可以引起性病淋巴肉芽肿。

1. 沙眼衣原体的基因组结构特征

CT原体和网状体内皆含有DNA和RNA两种核酸。CT染色体为一闭合环状双链DNA，约1.4 Mb。血清型D基因组大小为1.04 Mb，G + C含量占41.3%，另有一个7 493 bp的隐蔽性质粒，此质粒与其他生物间没有同源序列。整个基因组有894个编码蛋白的基因，存在强的DNA修复和重组系统。CT主要外膜蛋白MOMP，占外膜总蛋白的60%，是目前研究最多的候选疫苗抗原。MOMP基因omp1是编码MOMP蛋白的结构基因，包括5个稳定序列区和4个可变序列区，检测omp1可变区的差异，可对CT进行基因分型。

2. 沙眼衣原体的分子生物学检验

（1）PCR技术：目前，可采用PCR、实时荧光定量PCR、巢式PCR和竞争性PCR等检测CTDNA。检测CT的PCR扩增靶基因序列主要有外膜蛋白基因、隐蔽性质粒DNA和16S rRNA基因序列。另外，一种新的DNA体外扩增技术 - 连接酶链式反应（ligase chain reaction，LCR）技术，虽然扩增效率与PCR相当，但其使用耐热连接酶，只需用两个温度循环，变性和复性并连接，循环30次左右，方法简单、快速，适合于高危人群普查时大批量标本的检测。PCR检测常用的引物序列见表11-3。

表11-3 PCR技术检测沙眼衣原体基因常用的引物

扩增位点	引物序列	扩增产物大小（bp）
MOMP基因	5'-GATAGCGAGCACAAAGACTAA-3' 5'-CCATAGTAACCCATACGCATGCTG-3'	242
隐蔽性质粒DNA	5'-TGGCCAGCGAGTGAAGA-3' 5'-AATCAATGCCCGGGATTGGT-3'	241
16S rRNA基因	5'-GAAGGCGGATAATACCCGCTG-3' 5'-GATGGGGTTGAGCCATCC-3'	398

（2）PCR-RFLP 技术：PCR 联合 RFLP 分析 omp1 基因限制性片段长度多态性，可用于 CT 分型。该法比 ompl 基因可变区测序分型省时、快速，且费用低廉。

（3）RAPD 技术：RAPD 技术应用任意引物随机扩增 CT 基因组 DNA，可用于区分不同衣原体种及区分沙眼生物变种和性病淋巴肉芽肿生物变种，但不适用于血清学分型。

（4）DMA 序列分析：可用于耐药基因分析。首先经 PCR 分别扩增四环素耐药质粒 tetM 基因、大环内酯类耐药相关的 23S rRNA 基因、核糖体蛋白基因 L4 和氟喹诺酮耐药基因 gyrA 等，然后通过产物测序检测基因是否发生突变。

3. 分子生物学检验的临床意义

CT 的实验室检测方法主要有：①传统的分离培养或直接涂片镜检衣原体包涵体，敏感可靠，但易受标本取材、培养条件和操作者经验等影响；②血清学试验简便、快速，但该法特异性较低，易与金黄色葡萄球菌、链球菌、淋球菌等发生交叉反应；③分子生物学检测方法简便、快速、敏感和特异，尤其适用于 CT 的无症状携带者的筛查和早期诊断，还可应用于 CT 感染的流行病学调查、基因分型研究和耐药基因的检测。

（二）肺炎衣原体的分子生物学检验

肺炎衣原体（chlamydia pneumonia，Cpn）是一种重要的人兽共患的呼吸道病原体，目前已从人、马、猩猩、小鼠等宿主中分离到几十株 Cpn。人类 Cpn 的感染极为普遍，血清学证实 50%～90% 的成年人 Cpn 抗体阳性。该衣原体主要引起人的非典型性肺炎，还可导致支气管炎、咽炎、鼻窦炎等疾病，也是艾滋病、白血病等继发感染的重要病原菌之一，慢性感染与心血管疾病相关。

1. 肺炎衣原体的基因组结构特征

Cpn 只有一个血清型，全世界范围内分离的不同株肺炎衣原体 DNA 的同源性高达 94% 以上，其限制性内切酶图谱基本一致。代表株为 TWAR，其基因组 DNA 为双链环状结构，约含 1.23 Mb，G + C 含量为 40.6%，与 CT 和鹦鹉热衣原体的同源性小于 10%，限制性内切酶图谱差别较大，不含质粒，蛋白质编码基因有 1 052 个，结构 RNA 编码基因有 33 个。Cpn 基因组中存在 21 个主要外膜蛋白基因的新家族，比 CT 多 12 个。Cpn 的种特异性抗原为 98kD 的 MOMP，该抗原与 CT 和鹦鹉热衣原体抗血清没有交叉反应。

2. 肺炎衣原体的分子生物学检验

可采用 PCR、实时荧光定量 PCR 技术、巢式 PCR 和竞争性 PCR 检测 Cpn DNA。一般选择 Cpn 种特异性抗原 MOMP 基因为靶序列设计引物。PCR 检测常用的引物序列见表 11-4。

表 11-4 PCR 检测肺炎衣原体基因常用的引物

扩增位点	引物序列	扩增产物大小（bp）
MOMP 基因	5'-GTTGTTCATGAAGGCCTACT-3' 5'-TGCATAACCTACGGTGTGTT-3'	437
MOMP 基因	5'-GTGTCATTCGCCAAGGTTAA-3' 5'-TGCATAACCTACGGTGTGTT-3'	229

3. 分子生物学检验的临床意义

Cpn 的实验室检测方法有病原体分离培养、血清学和分子生物学检查。Cpn 分离培养方法复杂、费时，而且敏感性不高，一般不用于临床诊断；血清学检测虽具有良好的特异性和灵敏度，但不适合早期诊断；而分子生物学方法具有简便、快速、敏感性高和特异性强等特点，适用于 Cpn 感染的早期诊断和无症状携带者的早期检查，以及流行病学调查及耐药性分析等。

三、支原体的分子生物学检验

目前所知，支原体（mycoplasma）是一类在无生命培养基中能独立生长繁殖的最小原核细胞微生物，缺乏细胞壁。支原体的大小一般在 0.2 ~ 0.3 nm，内含一个环状双链 DNA，以二分裂方式进行繁殖，其分裂与 DNA 复制不同步，形态呈现多形性。支原体在自然界分布广泛，人体支原体至少有 15 种，大多是正常菌群，肺炎支原体、解脲脲原体、人型支原体和生殖器支原体已明确有致病作用。后三者均可引起泌尿生殖道感染，但以解脲脲原体感染率最高。

（一）肺炎支原体的分子生物学检验

肺炎支原体（mycoplasma pulmonis，MP）主要侵犯呼吸系统，是原发性非典型肺炎的病原体，其通过特殊的可变性末端结构黏附于宿主呼吸道上皮细胞，在老年人和青少年中引起非典型性肺炎（又称为支原体性肺炎），占全部肺炎的 15% ~ 20%，占小儿非细菌性肺炎的 50% 左右。

1. 肺炎支原体的基因组结构特征

MP 基因组为单一双股环状 DNA 分子，全长 816 394 bp，G + C 含量为 40%，含 688 个 ORF，其中 42 个 RNA 编码基因、458 个编码功能蛋白基因，大约 8% 的基因组具有重复序列。MP 携带较多的编玛黏附因子及跨膜蛋白的基因，从而有利于侵入宿主并逃逸宿主的免疫攻击，其主要黏附因子为一类对胰酶敏感的表面蛋白，称 P1 蛋白。肺炎支原体基因组具有偏嗜性，最常使用的编码是 AUU、AAA、UUU、GAA 和 UUA，最少使用的编码是 UGC、CGA、AGG 和 UGU。

2. 肺炎支原体的分子生物学检验

（1）PCR 技术：PCR 检测肺炎支原体的靶序列常选在 16S rRNA 基因组可变区、保守区和 P1 蛋白基因区。PCR 检测常用的引物序列见表 11-5。

表 11-5　PCR 检测肺炎支原体基因常用的引物

扩增位点	引物序列	扩增产物大小（bp）
16S rRNA 基因保守区	5'-AAGGACCTGCAAGGGTTCGT-3' 5'-CTCTAGCCATTACCTGCTAA-3'	227
P1 蛋白基因区	5'-CAATGCCATCAACCCGCGGTTAACC-3' 5'-CGTGGTTTGTTGACTGCCACTGCCG-3'	153

（2）核酸杂交：目前应用较多的是斑点杂交，即将待测标本加样于硝酸纤维素薄膜上，与标记的 MP DNA 寡核苷酸探针进行斑点杂交，进行定性或半定量分析。

（3）PCR-RFLP：采用 PCR-RFLP 方法可以对肺炎支原体进行分型；还可以采用 PCR 扩增耐药基因，产物经测序或用 RFLP 进行突变分析。

3. 分子生物学检验的临床意义

实验室检测 MP 的传统方法主要是分离培养法和免疫学方法。MP 在临床标本中含量低，于体外培养生长缓慢且容易污染，阳性率很低；用免疫学方法检测时，因与其他支原体存在共同抗原，假阳性率较高；而 PCR 技术可检测到极微量的 DNA，快速、简便、特异性高，在支原体感染的早期诊断上具有极其重要的意义；另外，利用分子生物学方法还可以进行流行病学调查和耐药基因分析。

（二）解脲脲原体的分子生物检验

解脲支原体（ureaplasma urealyticum，UU）又称为解脲脲原体，因生长需要尿素而得名，是引起非淋菌性尿道炎的主要病原体之一（仅次于沙眼衣原体），它所导致的泌尿生殖道感染日益受到重视。目前，UU 有 14 个血清型，可被划分为两大生物群：生物群 1/A 群（包括 2、4、5、7、8、9、10、11、12 血清型）；生物群 2/B 群（包括 1、3、6、14）。UU 的分群有助于探讨生物群或血清型与疾病或耐药之间的联系。另外，UU 除脂多糖抗原和蛋白质抗原外，还有脲酶抗原，后者是 UU 种特异性抗原，可与其他支原体相区别。

1. 解脲脲原体的基因组结构特征

UU 亦为环状染色体，基因组大小为 751 719 bp，小于肺炎支原体基因组，G + C 含量仅为 25.5%。基因组中含 613 个蛋白质编码基因，39 个 RNA 编码基因，遗传密码不完全遵循通用性，终止密码子

UGA 在此编码色氨酸。

2. 解脲脲原体的分子生物学检验

（1）PCR 技术：PCR 扩增靶序列常选择在 16S rRNA 基因区和脲酶基因区。PCR 检测常用的引物序列见表 11-6。

表 11-6　PCR 检测解脲脲原体基因常用的引物

扩增位点	引物序列	扩增产物大小（bp）
16S rRNA 基因	5'-GGTAGGGATACCTTGTTACGACT-3' 5'-GAAGATGTAGAAAGTCGCGTTTGC-3'	1300
脲酶基因	5'-CCAGGAAAAGATCCAGGAGC-3' 5'-CTCCTACTCTAACGCTATCACC-3'	460

（2）PCR-RBD：将 UU 不同生物群的特异探针固定在硝酸纤维素膜上，再与 PCR 扩增好的 DNA 进行杂交显色。如果使用不同血清型的特异性探针，不仅可以区分 UU 生物群的类型，还可以进一步鉴定不同血清型 UU。

（3）DNA 序列分析：基于 UU 14 个血清型的 23S rRNA 基因序列的差异，经 PCR 扩增后，对产物测序，可对 UU 进行基因分型。

（4）PCR-RFLP：采用 PCR 扩增耐药基因，产物经 RFLP 分析，判断耐药基因是否存在突变。

3. 分子生物学检验的临床意义

虽然培养法是 UU 检测的"金标准"，但 UU 的培养较为困难，且用时较长，敏感性和特异性远低于分子生物学方法。PCR 检测具有操作简便、快速、特异、敏感等优点，可为临床提供较为可靠的早期诊断依据。另外，分子生物学检测还可以对 UU 分群、分型，进行流行病学研究和耐药基因分析。

四、梅毒螺旋体的分子生物学检验

螺旋体（spirochete）是一类细长、柔软、弯曲呈螺旋状、运动活泼的原核细胞型微生物。梅毒螺旋体（treponema palli dum，TP）属于苍白密螺旋体的苍白亚种。它是梅毒的病原体，主要通过性接触、输血、胎盘或产道等途径感染人体，可侵犯皮肤黏膜、内脏器官，导致心血管及中枢神经系统损害；TP 可在胎儿内脏及组织中大量繁殖，引起胎儿死亡或流产。梅毒仍然是全球性的公共卫生问题。

（一）梅毒螺旋体的基因组结构特征

TP 为环状染色体，基因组大小为 1 138 016 hp，G + C 含量为 52.8%，共有 1 041 个 ORF，占整个基因组的 92%，55% 的 ORF 可能具有生物学功能。

人是梅毒的唯一传染源，TP 生物合成能力有限，不具备参与核苷酸从头合成、脂肪酸、三羧酸循环和氧化磷酸化的蛋白质编码基因，却编码 18 种转运蛋白，分别运输氨基酸，碳水化合物及阳离子，以从环境中获取营养。TP 毒力因子由 12 个潜在的膜蛋白家族和数个可能的溶血素组成。47 kD 膜脂蛋白是青霉素结合蛋白，具有羧肽酶活性。

（二）梅毒螺旋体的分子生物学检验

1. PCR 技术

PCR 检测 TP 的靶序列常选择在高度保守的 47 kD 膜脂蛋白基因（tpp47）、39 kD 碱性膜抗原基因（bmp）、42kD 膜蛋白基因（tmpA）和 TPF1 蛋白基因（tpfl）区，以检测 TP 的特异性核酸。PCR 检测常用的引物序列见表 11-7。

2. 核酸杂交

利用 TP 特异性探针与待测标本的 DNA、RNA 或 PCR 产物进行斑点杂交，对 TP 特异核酸进行定性或半定量分析。探针序列为 5'-GACCTGAGGACTCT-CAAATC-3'。

表11-7 PCR检测梅毒螺旋体基因常用的引物

扩增位点	引物序列	扩增产物大小（bp）
tpp47基因	5'-GACAATGCTCACTGAGGATAGT-3' 5'-ACGCACAGAACCGAATTCCTTG-3'	658
Tpf1基因	5'-CTCTTCAAGGAGCTCAT-3' 5'-AGACAGTGGTTATGCTC-3'	300

3. PCR-RFLP

用PCR-RFLP分析临床菌株23S rRNA基因是否存在基因突变，进行耐药性分析。

（三）分子生物学检验的临床意义

TP不能在体外培养，诊断梅毒的传统方法是暗视野显微镜镜检和血清学方法。镜检法简便、特异性高，适合于皮肤黏膜损害的早期诊断，但影响因素多，重复性较差；血清学检查普遍用于梅毒的筛查、疗效观察和流行病学检查，似对早期梅毒诊断不敏感；分子生物学方法不仅可早期诊断梅毒感染，也是耐药基因分析和流行学研究的首选方法。

五、原虫的分子生物学检验

原虫是由单个细胞构成的原生动物，是一类真核单细胞生物，由胞膜、胞质和胞核3部分组成，胞核内有染色质和核仁，分别富含DNA和RNA。原虫在自然界分布广泛，种类繁多，重要的致病原虫有弓形虫、疟原虫、阿米巴原虫、杜氏利什曼原虫。在此，以弓形虫和疟原虫为例，进行学习。

（一）弓形虫的分子生物学检验

刚地弓形虫（toxoplasma gondii，Tox）属球虫目，专性细胞内寄生，呈世界性分布，能够引起人畜共患的弓形虫病。弓形虫可通过先天性和获得性两种途径感染人体：先天性感染通过胎盘垂直传播，可造成胎儿神经系统发育障碍、畸形，甚至死亡；人体获得性感染通过进食弓形虫卵囊、滋养体（速殖子）或包囊污染的食物造成，多呈无明显症状的隐性感染，但在免疫功能低下时，可引起中枢神经系统损害和全身播散性感染。形虫感染成为艾滋病的主要并发症之一。

1. 弓形虫的基因组结构特征

弓形虫DNA有3种形式：染色体DNA、线粒体DNA和胞质DNA。除受精的大配子外，染色体DNA均为单倍体，约70 Mb，G + C含量为55%，没有甲基化碱基；线粒体DNA为双链环状，长度为36 kb，有10 kb的反向重复序列，主要编码与呼吸链有关的蛋白；胞质DNA呈环状，大小为30 kb，可能编码DNA依赖的RNA聚合酶的β和β亚基以及核糖体小亚基RNA。

主要基因有：P30（SAG1）基因，为单拷贝，编码的蛋白占速殖子全部蛋白的80%，是重要的虫体配体，与宿主细胞受体结合，感染宿主；P22基因（SAG2），为单拷贝，P22蛋白协助P30蛋白，使虫体入侵宿主；B1基因，是串联的多拷贝重复序列基因，具有高度保守性；棒状体蛋白基因家族（ROPs），编码棒状体蛋白，在弓形虫入侵宿主细胞中起重要作用，是研制弓形虫病疫苗的候选分子。

2. 弓形虫的分子生物学检验

（1）PCR技术：目前，主要侧重于B1和P30靶基因的检测。常用的引物序列为：上游引物5'-ACTGATGTCGTTCTTGCGATGTGGC-3'；下游引物5'-CGTCCACCAGCTATCTTCTGCTTCA-3' 扩增产物长度为282 bp。

（2）斑点杂交：应用标记的特异性探针与待测标本的DNA或扩增后的DNA进行斑点杂交，对弓形虫特异核酸进行定性或半定量分析。探针序列：5'-GGCGACCAATCTGCGAATACACC-3'。

3. 分子生物学检验的临床意义

传统诊断弓形虫感染主要依靠从患者组织中发现弓形虫速殖子或包囊，或用血清学方法检查特异性表膜抗原蛋白，血清学方法对免疫功能抑制的患者不适用。分子生物学检测在弓形虫感染的早期诊断中具有十分重要的意义，PCR 法只需取少量外周血白细胞，在几小时内就可以检测到弓形虫 DNA，且不受机体免疫力影响；羊水弓形虫 PCR 检测阳性表明宫内感染。

（二）疟原虫的分子生物学检验

疟疾是威胁人类生命最严重的传染病之一。疟原虫（plasmodium）是引起人体疟疾的病原体，通过蚊叮咬而感染人，寄生于人体的疟原虫有 4 种：即恶性疟原虫、间日疟原虫、三日疟原虫和卵形疟原虫，以恶性疟原虫的危害最为严重。

1. 疟原虫的基因组结构特征

在蚊体内的有性繁殖阶段，疟原虫的基因组为二倍体，而在人或动物体内的无性繁殖阶段，其基因组为单倍体。疟原虫的基因组由 3 部分组成：染色体 DNA（26 Mb）、质体 DNA（35 kb）和 6 kb 线粒体 DNA（6 kb）。基因组 DNA 的两个重要特点是：①富含 A/T 序列，A/T 的重复次数在不同虫株之间不同，在不同染色体上的位置也完全不同，可作为虫株及染色体分析的重要标志；②富含重复序列，存在于基因组的各个部分，包括编码区和非编码区，处于不同部位的重复序列的特点和功能各不相同。

2. 疟原虫的分子生物学检验

（1）PCR 技术：由于不同种株疟原虫编码 rRNA 基因序列之间具有相对稳定的保守区和相对固定的可变区，依此设计的特异性引物可同时检测不同种疟原虫。常用的引物序列为：上游引物 5'-GAGGGCAAGTCTGGTGCCAG-3'；下游引物 5'-CATCTGAATACGAATGTCCCCAAGC-3'；扩增产物长度为 400 bp。

（2）核酸杂交：以核酸探针诊断疟原虫感染具有较高的敏感性和特异性，可对疟原虫特异核酸进行定性和定量分析。探针序列：5'-ATTGTTGCAGTTAAAACGCTCGTAGTTG-3'。

3. 分子生物学检测的临床意义

针对 4 种疟原虫的特异性引物，利用多重 PCR，可同时检测出 4 种疟原虫的混合感染，比镜检的特异性和敏感性均高；以 rDNA 为靶基因设计的竞争 PCR、荧光 PCR 可对血样中的疟原虫进行定量分析。

第三节　染色体病的分子生物学检验技术

染色体（chromosome）是遗传物质和信息的载体，主要由 DNA 和蛋白质等组成，具有储存和传递遗传信息的作用。染色体是在细胞的有丝分裂期和减数分裂期，由分裂间期存在的染色质聚缩而成的，它们与分裂间期存在的染色质在组成上是完全相同的，染色质和染色体实质上是同一物质在不同细胞周期时不同的存在形式。染色体是细胞核遗传物质的载体和染色质螺旋化凝缩的最高级形式，分裂间期的染色质形式有利于遗传信息的复制和表达，而分裂期的染色体形式则有利于遗传物质的平均分配。

随着人类基因组计划（HGP）的成功完成以及结构基因组学、功能基因组学等学科的发展，结合诸如 PCR 技术、基因芯片技术、高通量 DNA 标记和检测技术等技术手段以及生物信息学技术的发展，人们对染色体异常与疾病关系的认识日益深入，可被检测的染色体疾病日益增多，而分子生物学检验技术以其进步快、发展潜力大的特点在染色体疾病的临床检验中应用日益广泛，已经逐步与传统细胞遗传学分析为主的染色体疾病检验技术融合，形成了两者相互结合、互为印证和发展的新趋势。

一、染色体异常与疾病

在同种生物中，染色体的数目和形态结构是恒定的。人类的二倍体细胞有两套基因组，每套基因组中的数万个基因在不同染色体上进行严格有序的线形排列，如果出现染色体数目增减或结构变化，可能使某个或多个基因增加或缺失，这些基因功能表达的改变可以导致机体的形态、结构和功能异常，从而在临床上表现出一组特定的疾病症状群。染色体异常的类型可分为染色体数目异常和染色体结构异常。

（一）染色体数目与结构

人类对染色体的研究已经有 100 多年的历史，早在 1888 年，德国解剖家 Waldeyer 就根据其在细胞有丝分裂和减数分裂时观察到的现象，提出了染色体这一概念。但是由于研究方法和实验技术的局限，为了确定人类染色体的具体数目，经历了漫长的等待，直到1956年，蒋有兴和Leven才证实人类体细胞中含有46条染色体，共23对，其中每对染色体互为同源染色体，44条为常染色体（共22对），2条为性染色体（女性为XX，男性为XY）。此后，染色体技术很快就被应用于临床检测。

在细胞周期中，染色体的形态最典型和清晰的阶段就是在有丝分裂中期，此时每条染色体均由两条形态结构完全相同的染色单体组成，互称为姐妹染色单体，两条姐妹染色单体仅在着丝粒即主缢痕处相连，着丝粒区是细胞分裂过程中纺锤丝连接之处。着丝粒将染色体分为短臂（p）和长臂（q）两部分，端粒是两臂末端均有的特化部分，起着维持染色体形态结构的稳定和完整的作用。

人类的染色体数目和形态是恒定的，将一个体细胞中的全部染色体按其大小、形态特征顺序排列，进行配对、编号和分组的分析过程，称为核型分析（karyotype analysis）。核型的描述包括两部分内容，首先是染色体总数，其次是性染色体组成，两者之间用","分隔，正常男性核型描述为：46，XY；正常女性核型描述为：46，XX，生殖细胞中成熟的卵细胞为22 + X，成熟的精子细胞为22 + Y或22 + X。根据人体细胞染色体长度大小递减顺序和着丝粒位置依次编号为1 ~ 22号染色体，并分为A、B、C、D、E、F、G共7个组（图11-1）。

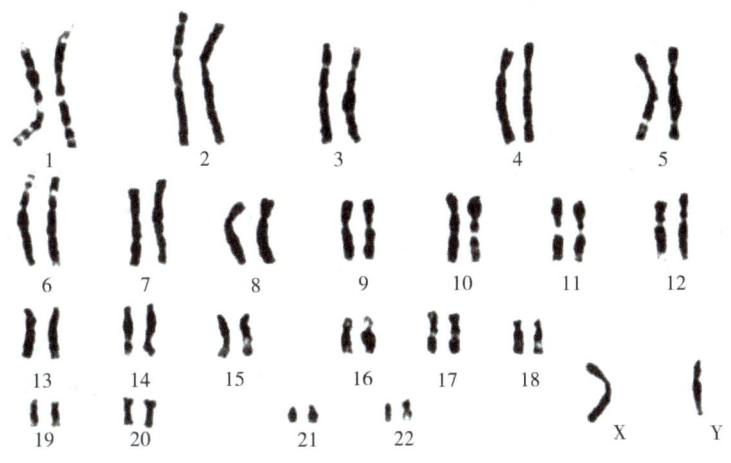

图11-1 人类染色体非显带核型

（二）染色体的数目异常与疾病

人类正常生殖细胞精子和卵子各含有23条染色体，为一个染色体组。因此，含有一个染色体组的精子、卵子细胞为单倍体（haploid），以n表示，而精子与卵子受精结合后的受精卵发育分化的体细胞含有46条染色体，两个染色体组，为二倍体（diploid），以2n表示。以人二倍体数目为标准，若体细胞的染色体数目的增加或减少，称为染色体数目异常或畸变（numericalaberration）。染色体数目异常有染色体组以倍数增加或减少的整倍性（euploidy）数目异常和单个或数个染色体增减的非整倍性（aneuploidy）数目异常两大类。

1. 多倍体和整倍性

体细胞含有的染色体组倍数超过2倍（2n）的细胞为多倍体（polyploid）细胞，体细胞表现出多倍体的性状称为多倍性。

（1）三倍体：在2n的基础上，如果增加一个染色体组，由三个染色体组组成的体细胞即三倍体（triploid），含有69条染色体。人类的全身性三倍性是致死的，很难活到出生，多见于自发流产的胎儿，占比例为18%。极少数存活到临产前或出生的三倍体胎儿多为2n/3n的嵌合体，其主要临床特征为智力低下、发育障碍、畸形，男性病例具有模糊的外生殖器。

（2）四倍体：四倍体（tetraploid）比三倍体更为罕见，往往是四倍体和二倍体的嵌合体（4n/2n），或在流产胚胎中发现，患者体细胞中含有92条染色体的四个染色体组，伴有严重的多发畸形。直至目前未见四倍体以上的多倍体报道。

2. 异倍性或非整倍性

因为在生殖细胞成熟过程或受精卵早期卵裂过程中，发生了染色体不分离或染色体丢失的情况，体细胞在二倍体的基础上增加或减少一条或数条染色体，此时体细胞的染色体数非23的整数倍，称为异倍体或非整倍体。如含有44、45条染色体的亚二倍体（hypodiploid），含有47、48条染色体的超二倍体（hyperdiploid），含有67条染色体的亚三倍体（hypotriploid）。

（1）三体型：三体型（trisomy）是指某对染色体数目多了一条，体细胞内染色体总数有47条，三体型染色体数目异常在临床上最为常见，在常染色体病中除了第17号染色体尚未有三体型的病例报道外，其他的染色体均有报道。性染色体三体型对机体的影响和危害程度要显著轻于常染色体三体型。最为常见的是第21、13、18号染色体三体型和性染色体三体型，前者如Down综合征，后者如Klinefelter综合征。

（2）单体型：单体型（monosomy）即某对染色体数目少了一条，体细胞内染色体总数只有15条。由于缺少了一整条染色体，基因剂量发生严重的不平衡，即使是最小的第21、22号染色体的单体型也难以存活。临床上往往只能见到X染色体单体型，多数流产，只有少数存活的个体，表现为Turner综合征。虽然X单体型体细胞缺乏的只是随机失活的X染色体，但其个体性腺发育仍然异常，因为Lyon化失活的X染色体上仍然有少数具有转录活性的对女性性腺和性征的发育很重要的基因。

（三）染色体的结构异常与疾病

在受到环境中物理、化学、生物、遗传和母亲年龄等因素的影响后，体细胞染色体的结构发生异常改变，被称为染色体结构异常或染色体畸变（chromosome aberration）。染色体结构异常往往导致基因的增减或位置的变化，从而使得遗传信息受到影响，继而造成器官和系统的发育、功能异常和损伤。染色体结构异常可以发生在体内不同的细胞、发育的不同阶段和细胞周期的不同时期，引起各种不同的后果。

1. 染色体结构异常的类型

临床上常见的染色体结构异常类型有缺失（deletion，del）、重复（duplication，dup）、倒位（inversion，inv）、易位（translocation，t）以及等臂染色体（isochromosome，i）和环状染色体（ring chromosome，r）等。

（1）缺失：缺失是染色体片段的丢失而形成的染色体结构异常。按照染色体断点的位置可分为末端缺失和中间缺失两类。当染色体仅发生一处断裂时，不含着丝粒的末端部分丢失，形成末端缺失。而当染色体同一臂上发生两处断裂，两断裂点之间的片段丢失，断裂端重接后则形成中间缺失。染色体末端缺失如46，XX，del（1）（q21），指1号染色体长臂的2区1带发生断裂，其远侧段丢失。染色体中间缺失如46，XX，del（3）（q21q25），指3号染色体长臂上的q21和q31发生断裂和重接，这两断点中间的片段丢失。

（2）重复：重复是一条染色体上某一片段增加一份以上的现象。重复通常是由于一对同源染色体在不同部位出现断裂，彼此断片互换重接，结果导致不等交换的发生，使得其中一条同源染色体的某个片段重复，另一条同源染色体的该片段缺失。根据重复片段与原染色体的方向异同可分为正向重复和反向重复。

（3）倒位：倒位是一条染色体上同时发生两处断裂后，形成三个断片，两个断点中间的断片倒转180°后重接，造成染色体上基因顺序的重排。染色体的倒位可以发生在同一臂内，也可以发生在两臂之间，分别称为臂内倒位和臂间倒位。体细胞内染色体的倒位，一般只是造成基因排列顺序的改变，没有发生遗传物质的增减，往往不会出现表型效应，这样的个体称为倒位携带者，这种个体的细胞在减数分裂时通常会形成带有异常染色体的配子，最终会导致受精卵或胚胎致死，或者产生染色体异常的后代。在临床上，多见臂间倒位。

（4）易位：易位是指当两条非同源染色体同时发生断裂，两断片互换位置重新连接的现象。常见的易位方式有以下三种：

①相互易位（reciprocal translocation）：是两条非同源染色体同时发生断裂，其断片相互交换位置后重接，形成两条新的衍生染色体，如46，XX（XY），t（2；5）（q21；q31）。第一次减数分裂中期的

同源染色体配对使得易位染色体形成相互易位型的四射体（quadriradial），最终可以形成 18 种不同类型的配子，和正常配子受精后，能够形成 18 种不同类型的受精卵细胞，其中仅 1 种正常，1 种为表型正常的易位携带者，其余 16 种类型的胚胎均早期自发流产。

②罗伯逊易位（Robertsonian translocation）：又称着丝粒融合，专指近端着丝粒染色体在着丝粒处融合（centric fusion）的易位。当染色体断裂发生在着丝粒部位或其附近，两条染色体的长臂于着丝粒处结合在一起形成大的衍生染色体，而两个短臂也结合成小的衍生染色体，但因其所含遗传物质少或不含着丝粒，故往往会在第二次分裂时丢失，但一般不影响机体的表型效应。根据发生易位的两条染色体是否为同源染色体可分为同源罗伯逊易位和异源罗伯逊易位两种类型，同源罗伯逊易位如第 14 号与第 14 号染色体易位，核型 45，XX，-14，-14，+t（14；14）（p11q11）；异源罗伯逊易位如第 14 号与第 21 号染色体易位，核型 45，XX，-14，-21，+t（14；21）（p11q11）。

③插入易位（insertional translocation）：是指两条非同源染色体同时发生断裂，其中一条染色体的断裂片段插入另一条染色体的非末端部位，最终结果是其中一条染色体发生中间缺失，而另一条染色体发生插入。只有发生了染色体的三次断裂时，才可能发生插入易位。

（5）等臂染色体：一条染色体的两个臂从形态到遗传结构都完全相同，如 46，X，i（Xq）和 46，X，i（Xp）。

（6）环状染色体：指一条染色体含有着丝粒节段的染色体长、短臂相互连接后形成，如 46，XX，r（2）（p21q31）。

2. 染色体结构异常与疾病

在人的各组染色体均发现存在不同的结构异常核型，视其严重程度会有流产、不同先天畸形、生长发育迟缓和智力低下等病症发生。有些染色体的结构异常属于携带者异常，本身的表型一般正常，但是他们在婚后常有较高的流产、死胎率和新生儿死亡率，并有可能生育各种先天畸形患儿。

Down 综合征也称为 21 三体综合征，是发现最早、最常见，也是最重要的染色体病。1866 年，英国医生 Down 最早描述，故命名为 Down 综合征（Downsyndrome）。Down 综合征在新生儿中发病率为 1/800～1/600；随着母亲年龄愈大，本病的发病率也就愈高，其中 60% 的 21 三体胎儿早期即夭折流产。大约有 5% 的 Down 综合征为易位型，其最常见的核型为 46，XX（XY），-14，+t（14q21q），即细胞少了一条 14 号染色体，而多了一条由 14 号和 21 号染色体经罗伯逊易位形成的衍生染色体（图11-2）。

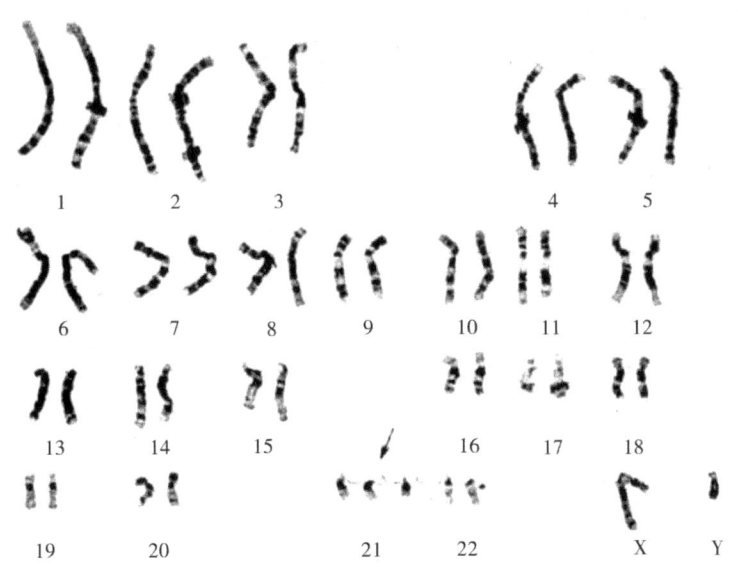

图 11-2 21 三体型 Down 综合征患儿核型

Turner 综合征（45，X 或 45，XO 综合征）98% 的胚胎死于胎儿期。新生女婴中发病率 1/5 000～1/2 500。

大约20%的患者为X等臂染色体46，X，i（X）（q10）和46，X，i（X）（p10），13%为X染色体一个短臂缺失46，XXp-或一个长臂缺失46，XXq-。不同核型的Turner综合征患者的共同之处是他们的X染色体全部或部分片段缺失。因为X染色体缺失片段的不同而造成表现的症状有所不同。

5p-综合征，1963年首次报道，因为患儿具有特有的猫叫样哭声，故又称为猫叫综合征，发病率约1/50 000。80%的猫叫综合征患者为5p15缺失纯合体46，XX（XY），5P-，10%的患者为不平衡易位，极少数患者为环状染色体嵌合体。

脆性X染色体综合征[核型46，fraX（q27）Y]占男性的1/1 500～1/1 000，患者智力低下，是仅次于先天愚型的另一种染色体病，是由于在Xq27.3处存在致病基因FMR-1（脆性X智力低下基因-1），该基因在5'端非翻译区有一不稳定的（CGG）$_n$三核苷酸重复序列，导致患者染色体该区域呈细丝样结构，且所连接的长臂末端形似随体称为脆性X染色体（fragile X. fraX）。因为fra X部位易断裂、丢失，易形成染色体末端缺失，所以会导致智力低下等一系列病症。

第1号环状染色体综合征是两条1号染色体中的一条染色体形成环状染色体所致的先天性疾病。此病最早由Gordon（1964年）等发现报道，核型为46，XX（XY），r（1）临床特征是显著的侏儒症和其他发育异常并有智力发育不全。

二、染色体病的分子生物学检验技术

传统的细胞遗传学分析主要进行显微镜观察，检验周期较长，费时费力，且对操作者的实践经验要求较高。与之相比，分子生物学检验技术利用最新发展的技术，直接针对遗传的核心物质DNA进行检测，具有快速和高通量的优势，近年来，在染色体病的检验中得到广泛应用。

（一）荧光原位杂交技术

荧光原位杂交（fluorescence in situ hybridization，FISH）是1986年出现的由分子生物学和细胞遗传学结合的一种非放射性原位杂交技术，是在染色体核型分析的基础上进一步针对特定核酸分子序列进行分析。FISH技术已经广泛应用于分子细胞遗传学检测和靶基因DNA序列的染色体定位等研究中。目前该技术已经开始逐步从医学科研实验室走进临床实验诊断领域。

1. FISH技术的原理

FISH是利用标记的核酸探针在组织切片、细胞或染色体切片上进行分子杂交检测，再用与荧光素分子耦联的单克隆抗体与探针分子特异性结合，来检测DNA序列在染色体或DNA纤维切片上的定性、定位和相对定量分析的方法。将已经标记好的核酸探针变性，然后与被检标本上已变性的靶核酸在退火温度下进行复性，进行分子杂交形成杂交体，对于较大的靶核酸序列（大于1 kb）可以采用直接标记荧光的核酸探针，而对于较小的靶核酸序列以及较弱杂交的信号采取先用生物素或地高辛标记核酸探针，再用荧光标记的单克隆抗体进行免疫化学检测，进行杂交信号的放大，最后使用荧光显微镜观察探针荧光信号，在保持被检样本原位不变的情况下，对待检靶核酸序列进行定位、定性和相对定量分析。

用于FISH的探针既可以是DNA，也可以是RNA。核酸探针的标记方法可用缺口翻译法、随机引物法、PCR法和体外转录法等方法。

目前在染色体FISH分析中，应用直接、多色荧光标记的DNA探针越来越成为临床检验工作者的首选，因为其可省去间接法中免疫荧光抗体检测的诸多步骤和繁杂操作，并且同时使用多种不同荧光探针，可以在同一标本上同时检测多种不同的染色体异常。

2. FISH技术的特点

采用非放射性的荧光标记系统则可克服上述不足，FISH技术作为非放射性检测体系，有以下优缺点。

（1）优点：①采用的荧光试剂和探针经济、安全；②探针性质稳定不降解，一次标记后可在两年内储存使用；③实验周期短，杂交特异性好、定位准确；④可准确定位长度在1 kb的靶DNA序列，其灵敏度与放射性探针相当；⑤多种不同荧光探针在同一个核中显示不同的颜色，可同时检测多种靶序列；⑥对染色体数目异常检测准确率和成功率高，结果直观可靠。

（2）缺点：不能保证达到100%杂交，特别是在应用较短的cDNA探针时杂交效率明显下降。对于可能存在染色体结构异常的样本，如果单纯只使用FISH进行检测可能会发生漏诊。疑有染色体结构异常的样本，在进行FISH检测时，必须同时进行细胞染色体核型分析。

3. FISH技术的基本方法

（1）FISH的标本：FISH检测中采用的标本包括羊水细胞、脐带血和外周血、未经培养的胎儿细胞或培养的细胞等，标本一般在采样后24 h内完成检测，如果使用改良的检测流程在6 h内即可完成诊断。

（2）FISH的探针：检测13、18、21、X、Y染色体非整倍体数目异常的探针，目前主要采用多色荧光法进行标记，可以同时检测被检标本13、18、21、X、Y染色体是否出现非整倍体异常。一种临床上针对上述染色体数目异常进行检测的FISH探针由两组探针组成，分别为CSP18/CSPX/CSPY探针和GLP13/GLp21探针，前一组3个探针为着丝粒探针，包含3种DNA探针，分别结合18、X、Y染色体的p11.1~q11区域，覆盖整个着丝粒，其荧光信号分别为天蓝色（DEAC）、绿色（FITC）和橘红色（Rhodamine），后一组2个探针为特异基因探针，包含2种DNA探针，GLP13探针结合13号染色体长臂13q14区域，覆盖整个DLEU2基因，荧光信号为绿色（FITC）；GLp21探针结合21号染色体长臂21q22区域，覆盖整个DSCR2基因，荧光信号为橘红色（Rhodamine）。

（3）FISH的检测过程及结果判断：FISH检测的一般过程包括以下步骤：①标本玻片制备；②标本预处理；③探针和标本的变性；④原位杂交；⑤杂交后洗脱和复染；⑥荧光显微镜观察信号。

FISH结果判定的标准以荧光显微镜下观察为准，每个杂交区随机计数至少50个信号质量好的杂交细胞，如90%以上的杂交细胞正常提示为正常样本，如60%的杂交细胞出现异常则提示为异常样本，如果无法判断则扩大计数到100个杂交细胞。在FISH检测结果的准确性方面，根据临床对比统计，发现一些研究证实FISH快速产前诊断技术的准确性高，特异性强，对13、18、21、X和Y染色体数目异常的检出率与金标准细胞遗传学检查没有差异。

4. FISH技术的影响因素与注意事项

FISH技术的影响因素与注意事项如下：①制备探针，染色体原位杂交所用的探针纯度要求更高，而且标记率也要求更高；②探针和待测DNA变性必须完全，载玻片最好提前预热至所需温度；③如果使用一般的探针片段小于1 kb，较难得到令人满意的杂交信号。这种情况下采用整个质粒DNA作为探针进行标记或许能改善结果；④加入硫酸葡聚糖能使溶液中的DNA复性速率提高10倍，而且能够使两相（液-固相）核酸杂交速率提高100倍；⑤本底过高，优化杂交条件；⑥分裂间期的细胞进行FISH不需要体外培养，对非分裂细胞可直接进行快速检测；⑦采用不同的荧光染料标记，同时进行多重原位杂交。早在1992年，运用这种方法已能在中期染色体和间期细胞检测中同时使用7个探针，现在的发展目标是同时实现24种不同颜色来观察所有的22条常染色体和X、Y染色体。

5. FISH技术的应用

虽然传统细胞遗传学技术如核型分析等，可以准确检出胎儿染色体是否存在数量或结构异常，是产前诊断的金标准，但是此类方法需要穿刺后培养羊水或绒毛细胞，而且制片及核型分析流程较长，最终完成产前诊断的整个流程需要2~4周时间，并且要求操作人员具有丰富的实践经验，否则失败率较高。而FISH技术因其特点可以有效解决上述问题，国家卫生主管部门已经批准了包括孕妇和婴儿产前诊断在内的5个FISH检测项目。①FISH在产前诊断中的临床应用主要是对常见非整倍体异常的检测；②能分析一些显带技术不易分辨的染色体异常；③人类基因在染色体上的定位；④原癌基因的定位和癌变机制的研究；⑤研究病毒基因组在染色体中的整合情况；⑥与细胞形态学结合，有助于进一步深入理解相关疾病的发病机制。

（二）多重连接依赖性探针扩增技术

多重连接依赖性探针扩增技术（multiplex ligation-dependent probe amplification，ML-PA）于2002年由荷兰的Schouten等人首先报道，利用多重PCR扩增反应检测探针杂交和连接反应的组合，可在一次反应中同时检测被检样本45个不同的核苷酸序列的拷贝数变化。MLPA是近几年发展起来的可以进行定性和相对定量的分子生物学新技术，因其在基因检测和基因诊断方面具有较高特异性和可靠性，从而获得了快速发展。

1. MLPA 技术的原理

MLPA 技术的基本原理包括探针和靶 DNA 序列进行杂交，然后通过连接、PCR 扩增，产物通过毛细管电泳分离和进行数据收集，分析软件对收集的数据进行分析最后得出结论。

针对样本中每个被检测位点的 MLPA 探针包括 2 条荧光标记的特异的寡核苷片段探针，1 条由化学合成（5' 端探针），另 1 条通常由 M13 噬菌体衍生法制备（3' 端探针）；每条探针都包括一段引物序列和一段特异性序列，其中 5' 端探针包括探针 5' 端一段通用引物序列 X 和一段探针的 3' 端与靶序列识别杂交的特异性序列，而 3' 端探针包括始于探针 5' 端的一段与靶序列识别杂交特异性序列、中间的填充序列和探针 3' 端的通用引物序列 Y。

在 MLPA 反应过程中，首先 2 条探针的特异寡核苷片段都与靶序列进行杂交，之后使用连接酶连接两条探针，由于连接反应具有高度特异性，只有当 2 条探针都与靶序列完全杂交，即靶序列与探针特异性序列完全互补时，连接酶才能将 2 条探针连接成 1 条完整的 DNA 单链；反之，如果靶序列与探针特异性序列不完全互补，即使只有 1 个碱基的差别，都会导致杂交不完全，使连接反应无法进行。当连接反应完成后，用 1 对通用引物扩增连接好的探针，每对探针的扩增产物的长度都是唯一的，范围在 130～480 bp。最后，通过快速高效的毛细管电泳分离扩增产物，由检测器输出 DNA 长度和扩增峰的丰度数据，再由专用软件分析，得出结论。只有当靶序列与探针特异性序列完全互补时连接反应顺利完成，才能进行随后的 PCR 扩增并收集到相应探针的扩增峰；如果检测的靶序列发生点突变或缺失、扩增突变，那么相应探针的扩增峰便会出现缺失、降低或增加，因此根据扩增峰发生的改变就可判断靶序列是否有拷贝数的异常、缺失、重排或点突变存在（图 11-3）。

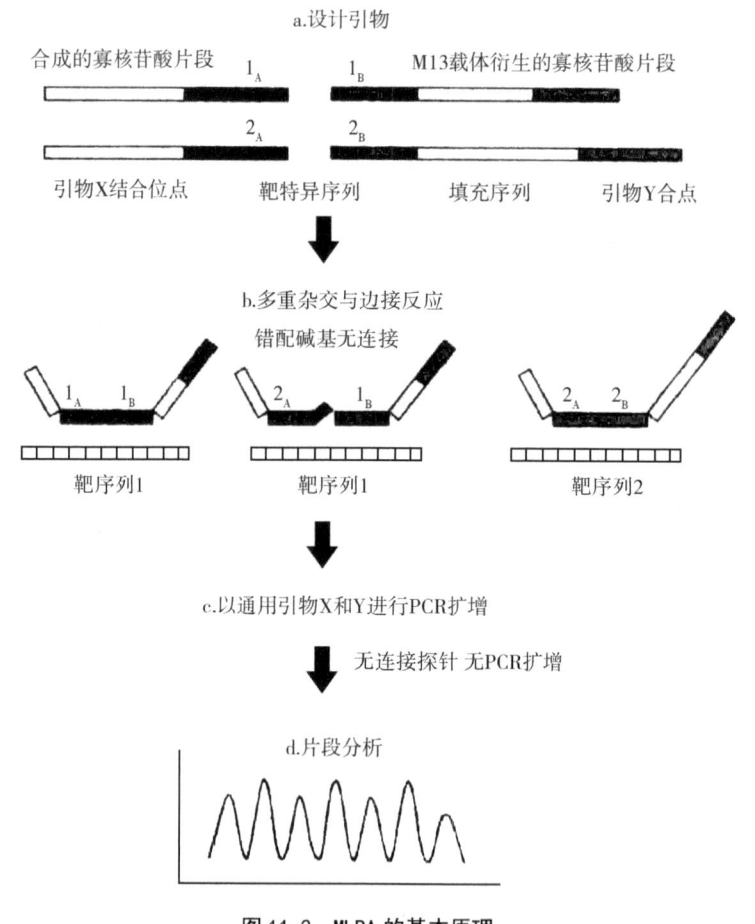

图 11-3 MLPA 的基本原理

2. MLPA 技术的特点

MLPA 技术结合了 DNA 探针杂交和 PCR 两种技术，具有以下优点：①高效，一次反应可以同时检测 45 个靶序列拷贝数的改变；②特异，可以直接检测点突变；③快速，一次检测可以在 24 h 内完成；④简便，不同公司的试剂盒操作方法基本相同，容易掌握。

MLPA 技术虽然具有以上优点，但也有其局限性：①需要精确定量检测样本 DNA 的浓度，而且样本容易被污染；②与 FISH 相比，不能用于单个细胞的检测；③ MLPA 如果用于检测基因的缺失或重复，不能够检测未知的点突变类型；④ MLPA 无法检测染色体的平衡易位。

总之，作为一种新的技术，随着医学检测与生物技术的发展，MLPA 将会日益完善，其应用领域也将会日益广泛。

3. 常用的 MLPA 方法

（1）MS-MLPA：甲基化特异的 MLPA（methylation-specific MLPA，MS-MLPA）是由 MLPA 技术衍生的技术，是将 MLPA 的基因拷贝数检测与对甲基化敏感的限制性核酸内切酶结合使用的新技术，目前主要在基因表观遗传学调控检测领域，应用 MS-MLPA 对甲基化谱进行半定量分析。

除了用于杂交的靶序列含有一个限制性核酸内切酶的识别序列（可被甲基化）外，MS-MLPA 的探针与标准的 MLPA 完全相同。在检测过程中，每个样品在标准的 MLPA 反应的第一步即杂交完成后，将反应液分成两部分，其中一部分进行标准的 MLPA 反应，用于检测靶序列的拷贝数；另外一部分加入限制性核酸内切酶，同时进行连接反应，未甲基化的杂交分子被限制性核酸内切酶降解而无连接产物，而甲基化的杂交分子则不被降解，其探针的连接产物可以被 PCR 扩增出来。

（2）RT-MLPA：首先对样本的 mRNA 以逆转录酶催化进行逆转录反应，合成 cDNA，然后以逆转录合成的 cDNA 为靶序列进行 MLPA，检测靶基因的拷贝数，此方法称逆转录酶 MLPA（reversetranscriptaseMLPA，RT-MLPA），可以对靶基因的表达水平进行相对定量分析。

（3）Array-MLPA：与 FISH、Western-blot 等传统的基因分析手段相比较，MLPA 技术具有明显的进步和优势，但该技术的检测能力相对不足。为了解决这一问题，可以将 MLPA 检测和芯片（array）技术结合形成 MLPA-微阵列技术（Array-MLPA），不但可以增加 MLPA 的检测能力，而且可以使检测过程更加简单和快捷。该技术与普通 MLPA 的主要不同在于，其是使用现代分子检测领域的微阵列和芯片替代普通 MLPA 中的毛细管电泳，从而检测 MLPA 扩增的 DNA 片段。

Array-MLPA 的芯片使用的是一种多孔渗透微阵列技术，它通过将大量用于检测的探针固定于氧化铝基片的微孔内壁，然后在检测过程中与 MLPA 反应探针的标签序列特异结合，可以定量检测样品的扩增产物，并且可以通过调节基片上下的空气压力，使样品在基片的微孔中来回渗透反应，从而增加了反应的接触面积，提高了反应效率。充分反应后，可以用洗液来回进行渗透，洗脱没有发生杂交的多余探针，从而降低了背景噪声的干扰。最后，激发荧光成像，并将之转换成信号的强度信息，通过与芯片配套的相应软件进行信号分析，获得不同靶位点 MLPA 检测的基因拷贝数的信息。

4. MLPA 技术的应用

（1）检测染色体的非整倍性改变：目前，检测染色体的非整倍性改变的方法主要是核型分析，但是它在进行羊水细胞、绒毛或是其他胎儿细胞检测时，需要进行体外细胞培养，当培养失败、细胞数量过少或染色体形态较差时，常常影响检测结果。应用 MLPA 检测上述标本时，不需要进行体外培养，直接取少量标本即可直接进行检测，针对常见的非整倍性改变的染色体（13、18、21、X、Y）上的几个热点基因的序列设计特异性探针，检测后根据特定基因拷贝数的改变情况，即可确定染色体数目是否发生异常。

（2）检测染色体亚端粒的基因重排：智力低下是遍及全世界的严重危害儿童身心健康的一类疾病，包括亚端粒在内的染色体基因重排是引起智力低下的重要原因。因为亚端粒的基因数量非常丰富，即使微小的改变也会累及数量众多的基因，从而导致相关疾病的发生，包括染色体亚端粒微小缺失造成的智力低下以及许多由染色体微小缺失造成的微小缺失综合征（microdeletion syndrome），如 DiGeorge 综合征以及 Sotos 综合征。目前，应用较多的检测染色体亚端粒的方法包括核型分析和 FISH 技术等，但是核型分析不能检出亚端粒微小的基因重排，而 FISH 费时、费力、又非常昂贵，不易推广。MLPA 法能够针对体细胞每一个染色体的亚端粒都设计有 1 对特异性探针，可以经济、高效、快速地用于检测亚端粒的基因重排。

（3）甲基化异常检测：甲基化异常检测见前述 MS-MLPA，可以对染色体微小缺失患者如 Prader-Willi 综合征（PWS）和 Angelman 综合征（AS）的 15q11-q13 甲基化异常进行检测，从而鉴别染色体发生单亲二体性的父本或母本的二体来源。另外，MS-MLPA 还可以应用于肿瘤细胞中抑癌基因的异常甲基化失活的检测，如对脑瘤细胞中 MGMT 基因启动子区 CpG 岛高甲基化异常进行检测。

（4）检测单核苷酸的多态性和点突变：根据 MLPA 的原理可知，只要当靶 DNA 序列出现 1 个碱基的突变，便可导致杂交不完全而无法进行连接，从而使其扩增产物缺失，因此 MLPA 可用于多种 SNP 和点突变的检测，如 Duchenne 型肌营养不良（DMD）和脊髓性肌肉萎缩症（SMA）。但是，MLPA 在 SNP 和点突变检测的应用效果并不比其他的 SNP 和点突变分析技术如 PCR-RFLP 更好。

（5）基因表达检测：见前述 RT-MLPA。

（三）比较基因组杂交技术

比较基因组杂交（comparative genomic hybridization，CGH）技术，是 1992 年 Kallioniemi 等人在荧光原位杂交（FISH）基础上建立发展起来的一种分子细胞遗传学技术。该技术不需染色体的培养，只需通过单一的一次杂交，即可对样本细胞整个基因组的全套染色体或 DNA 拷贝数量的异常进行全面的检测，同时可以对异常位点进行初步的染色体定位。因此，该技术一经报道，很快就广泛应用于各种基因不平衡性的检测。

1. CGH 技术的原理

CGH 的基本原理是同时采用两种不同颜色荧光染料标记物，通过缺口平移法，分别对待测全基因组 DNA 和正常对照全基因组 DNA 进行荧光标记作为探针使用，一般用绿色荧光素（FITC 等）标记待测 DNA；用红色荧光素（TRITC 等）标记正常对照 DNA。将两种探针等量混合后，将之与正常人淋巴细胞的有丝分裂中期染色体进行原位抑制杂交，杂交时先使用过量的 Cot-1DNA 进行预杂交，用于抑制封闭分散重复序列（inter spersed repetitive sequence，IRS），待检 DNA 探针和对照 DNA 探针竞争性地与染色体上的靶序列杂交，最后通过染色体上绿色/红色两种荧光信号的相对强度比率显示这种竞争性杂交的结果。通过对检测结果的分析，可以了解患者染色体 DNA 拷贝数的变化，并能同时在染色体上进行定位。

2. CGH 技术的特点

CGH 技术的优点：①检测所需的 DNA 样本量较少，不需预先知道变异发生的具体部位或设计特殊探针，只需做单一的一次杂交即可检查待检细胞整个基因组的染色体拷贝数量的变化；②不仅能够检测到相对详尽的染色体丢失或扩增信息，还能将检测到的异常 DNA 序列在染色体上进行初步定位；③材料来源不受限制，此方法不仅适用于外周血、培养细胞和新鲜组织样本的检测，还可用于对存档组织（冰冻组织或石蜡包埋组织）的检测，也可用于因 DNA 量过少而经过 PCR 扩增的样本的检测。

CGH 技术的局限性：CGH 技术所能检测到的最小的 DNA 扩增或丢失是在 3~5 Mb 左右，所以对于低水平的 DNA 扩增和小片段的丢失会出现漏检。此外，CGH 只能检测待测细胞的基因组相对于正常细胞基因组平均拷贝数的变化，不能用于检测染色体的平衡易位、倒位、环状染色体、部分嵌合体和其他拷贝数没有变化的染色体畸变，包括基因重排和点突变。

3. CGH 技术的基本方法

CGH 的主要过程包括：正常细胞中期染色体玻片的制备、基因组 DNA 的分离和鉴定、基因组 DNA 的荧光标记、原位杂交、洗片和复染、荧光观察、图像分析和质量控制等。CGH 技术对缺失检测的灵敏度要高于对扩增检测的灵敏度，据研究报道，CGH 对缺失检测的分辨率在 2 Mb 左右，而对扩增检测的分辨率在 10~20 Mb。

由于 CGH 技术能在一次检测中发现出所有染色体的不平衡变化，从而得到了迅速发展。为了提高 CGH 检测的分辨率和准确性，在传统 CGH 技术的基础上，通过以高分辨的染色体取代中期染色体，发展出了高分辨比较基因组杂交技术（high resolution comparative genomichybridization，HR-CGH），HR-CGH 能使检测的分辨率大大提高，从而使得该技术成为了分子遗传学和细胞遗传学之间的"桥梁"。在分析评价标准上，动态标准参照阈值已经取代了传统 CGH 的固定阈值，从而使得 CGH 检测的敏感性和特异性日益提高。

4. CGH技术的应用

CGH技术最初主要应用于涉及多条染色体改变的肿瘤遗传学领域，用于监测肿瘤的发生、发展，并对肿瘤治疗的预后进行评估。随着这项技术的不断成熟和发展，现在已经被推广应用到染色体病的产前诊断、遗传病、血液病等临床多个领域的监测工作中。

（四）微阵列比较基因杂交技术

随着生命科学和自然科学的发展以及学科交叉的不断深入，各种技术方法之间的联合应用逐渐成为趋势。目前，一种将芯片技术和CGH相结合的新技术-微阵列-比较基因组杂交（microarray-CGH，Array-CGH）技术已经日趋成熟，并且因其具有独特的优势而备受瞩目。

1. Array-CGH的原理与基本方法

Array-CGH的基本原理与传统CGH基本相同，其特殊之处在于用DNA芯片取代传统CGH中玻片上杂交的染色体核型即中期分裂象，使荧光标记的待测DNA探针和对照DNA探针竞争性地与芯片上的短片段靶序列进行杂交。芯片上固定的可以是针对性的cDNA，也可以是基因组的DNA克隆片段。Array-CGH比传统CGH具有更高的精确度、灵敏度、高通量和自动化，从而具有明显的优势和更大的发展潜力。

（1）微阵列制备：DNA探针微阵列又称基因芯片，微阵列可以为DNA克隆微阵列或cDNA微阵列。根据待测组织基因组的大小和检测要求，微阵列上的核苷酸靶序列可来源于不同的基因组文库，如BAC（300 kb左右）、PAC（130-150 kb）或YAC（0.2 ~ 2 Mb）等文库载体中克隆的DNA片段。cDNA微阵列是从细胞中提取纯化mRNA，然后进行逆转录，将得到的cDNA进行PCR扩增，最后再固定于芯片上。用专门的设备将DNA克隆片段或cDNA逐个点样至特定材料（硅片或玻璃片）的芯片上，点样顺序按照各自在染色体上的分布或cDNA的基因确定靶点的排列顺序。目前最新的、分辨率最高的是无须点样，直接在芯片上合成核酸靶序列的寡核苷酸-CGH芯片。

（2）待检DNA和对照DNA探针制备：待检DNA样本可以来自细胞、冷冻或石蜡包埋的组织，对于微量组织样品提取的小量DNA，可先用变性引物介导的PCR（DOP-PCR）扩增和标记。对照DNA来源于正常人血中的白细胞或同一患者同一器官中的正常组织。

（3）杂交：将等量的不同荧光标记的待测和对照DNA探针混合，与足量的人Cot-1混合进行预杂交，封闭非特异重复序列，降低本底。然后，将待测和对照DNA探针加热变性，孵育后与微阵列杂交，杂交后洗涤微阵列。

（4）数据处理和图像分析：使用共聚焦扫描装置或带有CCD的光学设备获取微阵列荧光图像信号，并用配套的分析软件处理数据。通过对检测进行归一化处理并确定拷贝数变化的界限，最终确定待测DNA样本的特定基因组DNA片段或表达标签的扩增和缺失情况。

2. Array-CGH的特点

与传统CGH相比，Array-CGH技术在以下两方面具有明显的优势：①灵敏度和精确性：Array-CGH避开了复杂的染色体结构，探针所杂交的靶序列仅为包含了少数基因的一段段短的DNA片段，因而能够鉴别出传统CGH检测不出的DNA序列拷贝数的差异，与此同时能够将扩增或缺失的位置精确地定位在某个或某几个已知的基因或EST上。②自动化、程序化：Array-CGH技术不需要进行染色体核型的制备分析，与使用普通的基因芯片检测基因表达谱的过程一样，其过程完全可以由机器和计算机自动操纵控制，综合分析后即可获得样品中高通量的基因拷贝数变化信息，既快速又直观。

三、染色体病的分子生物学检测

前面介绍了染色体病的常用分子生物学检验技术，但对于具体的染色体病如何去选择和应用这些分子生物学检验技术是这部分需要回答的问题。本节主要讨论染色体数目异常、染色体结构异常的分子生物学检测，并以Down综合征、儿童发育迟缓和智力低下为例来说明分子生物学检验技术在染色体病检测中的应用。

(一)染色体数目异常的分子生物学检测

染色体数目异常的发生,可以出现在减数分裂阶段、受精过程和有丝分裂阶段等时期。一般认为,染色体数目异常形成的主要机制包括双雄受精(diandry)、双雌受精(digyny)、核内复制(endoreduplication)和核内有丝分裂(endomitosis)、细胞分裂时的染色体不分离(non disjunction)、染色体丢失(chromosome loss)等原因。下面以非整倍体异常特别是Down综合征为例介绍染色体数目异常的分子生物学检测。

1. 非整倍体异常的分子生物学检测

(1)FISH检测非整倍体异常:FISH技术在产前诊断中的应用,临床主要是进行常见非整倍体异常的检测。虽然利用细胞遗传学技术进行核型分析,可以准确检出胎儿染色体的结构和数量异常,是目前产前诊断的金标准。但是该方法需要进行羊水或绒毛细胞培养,而且制片与核型分析的流程较长,整个产前诊断的流程需要2~4周时间,并且要求操作人员具有丰富的实践经验,否则其失败率较高。应用FISH技术进行常见非整倍体异常的检测,可以避免以上问题。

(2)MLPA检测非整倍体异常:作为一种高准确率、低成本和高通量的辅助技术,MLPA在产前诊断中的应用具有非常广阔的前景。在进行染色体的非整倍体数目异常检测方面,除了FISH得到广泛应用,荧光定量PCR(QF-PCR)依据染色体特异的STR位点进行扩增,也广泛地应用于染色体非整倍体数目异常检测中。但是与QF-PCR法相比,MLPA能够消除因为不同引物扩增效率不同而引起的误差,从而极大地提高了结果的准确性。同时,应用已经成熟的商品化试剂盒保证了MLPA结果的稳定性和可靠性,也相应降低了应用的技术难度。

目前临床应用的MLPA染色体非整倍体检测专用试剂盒,能够针对常见的染色体数目非整倍体异常的各种类型。试剂盒共包含预先设计的36对检测探针,其中4对探针针对Y染色体,而针对13、18、21和X染色体分别各有8对MLPA反应探针。这些探针通过杂交、连接和扩增的一系列步骤最终生成PCR产物。将得到的PCR产物变性后置于毛细管电泳仪进行电泳分离,得到的检测数据经相应软件分析,最后得出包括检测的峰高、峰面积和DNA片段长度等一系列参数。这些得到的参数经过MLPA试剂盒配套的分析软件进行数据分析处理待测标本的13、18、21、X及Y染色体比值和标准差,然后计算待测样本与正常样本的对照数据的差异显著性,由此来判断待测样本的这些染色体是否存在非整倍性异常。

2. Down综合征的分子生物学检测

Down综合征(唐氏综合征)即21三体综合征的临床表现主要有:①患儿具明显的典型的特殊面容体征,如眼距较宽,鼻根低平,眼裂较小,眼外侧明显上斜,外耳较小,舌胖,并且常伸出口外和流涎多等;②患儿常呈现嗜睡和喂养困难等症状,并且其智能低下表现随年龄增长而逐渐明显,动作发育和性发育都存在延迟现象;③男性患儿长大后也不具有生育能力,而女性患儿长大后有月经,有可能具有生育能力;④患儿如能够存活长大,常在30岁后即出现老年痴呆等症状。

(1)FISH技术检测Down综合征:无论是采用外周血中的淋巴细胞或羊水细胞来进行Down综合征检查,都可以21号染色体的相应部位序列作探针,进行FISH杂交检查诊断。在FISH杂交的结果中,Down综合征患儿的细胞中呈现3个21号染色体的荧光信号,而正常的细胞只能呈现2个21号染色体的荧光信号。若选择Down综合征的基因关键区带(又称为Down综合征区,如21q22区)的特异序列作为探针,进行FISH杂交检测,则可精确地定位21号染色体的异常区域,进一步提高对21号染色体数目和结构异常检测的精确性。

(2)荧光定量PCR检测Down综合征:1993年,荧光定量PCR就开始被应用于Down综合征的诊断。常选用21号染色体上的几个微卫星重复序列STR作为检测目标,利用PCR扩增时降解针对目标的探针从而产生荧光,根据荧光强度的变化,可以确定是否存在染色体数目的异常。对包括Down综合征在内的普通染色体非整倍体疾病,该方法检测的灵敏度非常高,平均可以达到99.2%,因此现已在国内外多个诊断中心广泛应用,并将荧光定量PCR的阳性结果作为终止妊娠的指征。

(二)染色体结构异常的分子生物学检测

在人的各组染色体均发现不同的结构异常核型,视其程度会有流产、不同先天畸形、生长发育迟缓、智力低下发生。有些染色体的结构异常属于携带者异常,可以是新突变的、也可以是父母遗传的。下面以儿童发育迟缓与智力低下、部分先天性心脏病为例介绍染色体结构异常的分子生物学检测。

1. 儿童发育迟缓和智力低下的 Array-CGH 检测

儿童发育迟缓(developmental delay,DD)和智力低下(mental retardation,MR)的发病率约为3%。尽管传统的细胞遗传学检测方法包括常规染色体 G 带分析、FISH 和新近发展的 MLPA 等技术,能够提高 MR/DD 患儿的病因检出率,但仍有50%的患儿病因不明,难以检出。近年来,随着 Array 分辨率的不断提高,科研人员利用 Array-CGH 技术,对不明原因的 MR/DD 患儿进行了全基因组拷贝数变异(copy number variations,CNV)的筛查,发现不明原因的 MR/DD 患儿存在大量以前未发现的 CNV 和一些罕见的 CNV,从而鉴别出一系列新的微缺失或重复综合征。

Array-CGH 平台的重要特征是其极高的分辨率,而对分辨率和灵敏度最重要的影响因素则是杂交芯片上的靶 DNA 的长度和其基因组中的彼此相互距离,因为相对短的靶 DNA 和彼此在基因组中距离的缩小,能够使寡核苷酸-CGH 芯片的分辨率高于 BAC 衍生的 CGH 芯片。

目前在产前诊断中,作为分辨率和灵敏度更高的精细分析手段,Array-CGH 技术在一些核型分析和 FISH 无法确诊的病例当中,以及在出生遗传缺陷的分析和验证中,正起到越来越重要的作用。

2. 部分先天性心脏病的 MLPA 检测

染色体的 22q11 区域发生基因拷贝数异常(22q11 微缺失),是大部分先天性心脏病(congenital heart disease.CHD)常见且已经明确的遗传学病因。此类 CHD 患者如不能早期诊断和进行适当干预,在手术治疗时,则可能发生难以预测的感染、心脏停搏和呼吸衰竭等,导致手术风险大为增加以及预后不良。所以,CHD 患儿手术前或 CHD 胎儿产前进行 22q11 微缺失的诊断,有着极为重要的临床意义。

目前临床上针对染色体 22q11 区域微缺失或微重复的检测,主要是在此区域设计了进行 MLPA 反应的一组高密度的48个检测探针,其中针对 22q11.2 的 LCR 缺失的核心区域的探针有25个,其余的23个探针则作为对照。

MLPA 的检测反应主要步骤包括多重探针杂交、多重探针连接和多重 PCR 反应等。应用遗传分析仪或毛细管电泳仪,对 MLPA 反应产生的 PCR 扩增产物进行毛细管电泳和采集数据,以相应软件采集和处理数据,获得各探针检测位点的峰高和峰面积。所采集的数据经过 MLPA 配套软件进行分析,最终得出基因相对拷贝数的比值。再通过确定基因拷贝数正常、缺失和重复的相对拷贝数比值的阈值标准,最后分析和得出检测的结论。

利用 MLPA 技术检测人类基因组内发生的拷贝数变异,具有较高的稳定性和可靠性,所以对于检测基因组内拷贝数变异所引发的疾病等,具有较高的应用潜力。

四、产前染色体异常的分子生物学检测

据统计,染色体异常占出生儿的 1/150~1/120。产前诊断中发现的最常见的染色体异常有:染色体数目异常、染色体结构异常和微结构异常等各种染色体疾病。据文献报道,我国每年出生染色体异常的新生儿约有10万人,在活婴儿中染色体异常者占0.3%。因此,普及针对染色体疾病的产前筛查和产前诊断,对降低出生缺陷的发生有着非常重要的临床意义。

随着医学遗传学、分子生物学及影像医学的发展,出生缺陷染色体异常的筛查和诊断出现了很多快速、准确、有效、可行的先进方法。但是,在各种检测方法中,胎儿细胞染色体核型分析目前仍是染色体异常产前诊断的金标准,在用各种分子生物学方法检测后,往往还需要进一步进行核型分析。

(一)羊水,脐带血胎儿染色体异常的检测

胚胎发育期间羊膜腔中的液体称羊水(amniotic fluid),妊娠早期的羊水主要是由母亲血浆通过胎膜进入羊膜腔的漏出液组成,这种漏出液也可以通过脐带和胎盘表面的羊膜产生。因为胎儿生活在羊水中,所以其皮肤的上皮细胞,呼吸道、消化道或泌尿道的细胞可能会脱落在羊水中。羊水穿刺检查一般

在妊娠 16～20 周期间进行，通过羊膜穿刺术，采取羊水中的胎儿脱落细胞进行检查。这些细胞经培养等特殊处理，可进行染色体核型分析和各种分子生物学检测，能准确获知胎儿细胞染色体的数目和结构是否正常，从而对染色体异常疾病进行诊断。

FISH 是将分子遗传学和免疫学相结合，采用特定核酸序列作为探针，荧光素直接标记后与靶 DNA 进行原位杂交，最后在荧光显微镜下对标本中待测核酸进行定性、定位分析。FISH 具有快速、准确的优点，可用于检测羊水胎儿细胞的染色体数目和结构异常。目前国产的已用于临床的染色体异常诊断的 FISH 探针有：① β-卫星 DMA 序列探针位于近端着丝粒染色体（即 21、18、13/21、13/18 号和 X、Y 等探针）的短臂；② 具有特异性的一些染色体微小缺失探针，如染色体 22q11.2 微小缺失综合征、7q11.23 微小缺失综合征和 15q11～q13 微小缺失综合征等。

1993 年，Mansfield 等人首次报道可以利用短串联重复序列（STR）作为遗传标记，用 QF-PCR 对 Down 综合征患者进行基因诊断。STR 位点是 QF-PCR 技术中检测染色体数目异常最适合的遗传标记，其数量多、状态稳定，并且具有高度的多态性，可为检测提供较多的信息量，而且在世代的传递过程中遵循孟德尔共显性遗传定律。Lee 等人用 QF-PCR 技术扩增 21 号染色体上的 4 个 STR 位点，结果显示，诊断结果的敏感性、特异性和有效率达到 95.4%～99.5%。

FISH 和 QF-PCR 是两种比较成熟的检测技术，对常见染色体数量异常的检测准确率相似，而且不论 FISH 方法还是 QF-PCR 方法，误诊的概率都相当小。目前两种技术已得到较广泛地使用，但仅用于快速非整倍体的检测，随后仍需进行常规染色体 G 显带检测，以便进一步确定染色体核型。

（二）孕妇外周血检测胎儿染色体异常的检测

进行产前诊断是降低出生缺陷、提高出生质量和发展优生优育的重要手段。目前，产前诊断的金标准仍然是对羊水或脐带血细胞进行染色体核型分析，已有一些分子生物学方法对羊水或脐带血细胞进行检测，但是因为取材方法具有创伤性，甚至可能出现宫内感染、出血、流产和死胎等并发症，因此许多孕妇不愿意接受产前诊断。通过孕妇外周血检测胎儿染色体异常，是近年来开展的通过检查母血中特殊的胎儿游离 DNA 片段，继而检查胎儿染色体异常的一种检查方法，与羊水穿刺等技术相比，因其无创性和准确率较高，且具有很高的敏感性和特异性，是对已行产前筛查和产前诊断技术的有效补充，已经得到较为广泛的认可和接受。

基于孕妇外周血进行胎儿染色体非整倍体基因检测，是通过采集孕妇外周血（5 mL），提取其中的胎儿游离 DNA，然后采用新一代高通量测序技术，结合生物信息分析，检测胎儿患染色体非整倍性疾病的风险率。为不接受或错过有创产前诊断（绒毛、羊水或脐带血穿刺）的孕妇，提供一条新的检测途径。

孕妇外周血检测胎儿染色体异常的技术特点和优势：① 无创：只需要抽取 5 mL 母体的外周血，不需要进行穿刺；② 安全：可以避免穿刺导致的胎儿宫内感染及流产；③ 早期：孕 12 周即可无创产前基因检测；④ 准确：采用新一代测序技术，其准确率高达 99% 以上。

孕妇外周血检测胎儿染色体异常的适应人群：① 所有希望通过检测排除胎儿染色体非整倍性疾病的孕妇；② 孕早、中期 Down 综合征筛查高风险或临界风险的孕妇；③ 有穿刺禁忌证的孕妇（包括胎盘前置、流产征兆、感染乙肝、HIV 和 TP 等）；④ 试管婴儿、习惯性流产及其他原因的"珍贵儿"；⑤ 发现有胎儿超声波检查结果异常者（NT 增厚、鼻骨缺失等）；⑥ 夫妇一方具有致畸物质接触史者。

参考文献

［1］于涛. 临床检验实用指南［M］. 石家庄：河北科学技术出版社，2015.
［2］王谦. 检验医学手册［M］. 济南：山东科学技术出版社，2016.
［3］吕世静，李会强. 临床免疫学检验［M］. 北京：中国医药科技出版社，2015.
［4］朱中梁. 检验医学与临床［M］. 昆明：云南科技出版社，2016.
［5］刘成玉，林发全. 临床检验基础［M］. 北京：中国医药科技出版社，2015.
［6］李莹. 临床检验基础［M］. 长春：吉林大学出版社，2016.
［7］汪川. 分子生物学检验技术［M］. 成都：四川大学出版社，2016.
［8］张吉才，刘久波，朱名安. 实用检验医学手册［M］. 武汉：华中科技大学出版社，2015.
［9］陈文明，王学锋. 临床血液与检验学［M］. 北京：科学出版社，2016.
［10］陈筱菲，黄智铭. 消化系统疾病的检验诊断［M］. 北京：人民卫生出版社，2016.
［11］周立，刘裕红. 药物检验技术［M］. 成都：西南交通大学出版社，2016.
［12］郑铁生，鄢盛恺. 临床生物化学检验［M］. 北京：中国医药科技出版社，2015.
［13］洪秀华，刘文恩. 临床微生物学检验［M］. 北京：中国医药科技出版社，2015.
［14］夏金华，舒文. 免疫检验技术［M］. 北京：科学出版社，2016.
［15］顾兵，张丽霞，张建富. 临床血液检验图谱与案例［M］. 北京：人民卫生出版社，2016.
［16］崔艳丽. 微生物检验技术［M］. 北京：人民卫生出版社，2016.
［17］续薇. 医学检验与质量管理［M］. 北京：人民军医出版社，2015.
［18］蒋健，张一鸣，董一善，等. 内分泌疾病的检验诊断与临床［M］. 上海：上海交通大学出版社，2016.
［19］张曼. 医学检验结果导读［M］. 北京：化学工业出版社，2015.
［20］尚红. 全国临床检验操作规程［M］. 第4版. 北京：人民卫生出版社，2015.
［21］胡丽华. 临床输血学检验技术［M］. 北京：人民卫生出版社，2015.
［22］殷立奎，刘建华，刘彩欣. 现代临床检验技术［M］. 南昌：江西科学技术出版社，2018.